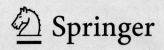

老年女性乳腺癌的管理

Management of Breast Cancer in Older Women
Second Edition

·第二版·

主 编
[英] 马尔科姆·里德（Malcolm Reed）
[意] 里卡多·A.奥迪西奥（Riccardo A. Audisio）

主译　李靖若

Breast Cancer

科学技术文献出版社
SCIENTIFIC AND TECHNICAL DOCUMENTATION PRESS

图书在版编目（CIP）数据

老年女性乳腺癌的管理：第二版 /（英）马尔科姆·里德（Malcolm Reed），（意）里卡多·A.奥迪西奥（Riccardo A. Audisio）主编；李靖若主译. —北京：科学技术文献出版社，2022.10

书名原文：Management of Breast Cancer in Older Women（Second Edition）

ISBN 978-7-5189-9113-6

Ⅰ.①老⋯ Ⅱ.①马⋯ ②里⋯ ③李⋯ Ⅲ.①老年人—乳腺癌—治疗 Ⅳ.①R737.9

中国版本图书馆 CIP 数据核字（2022）第 101081 号

著作权合同登记号　图字：01-2022-2863

中文简体字版权专有权归科学技术文献出版社所有

First published in English under the title

Management of Breast Cancer in Older Women (2nd Ed.)

edited by Malcolm Reed and Riccardo A. Audisio

Copyright © Springer Nature Switzerland AG, 2019

This edition has been translated and published under licence from

Springer Nature Switzerland AG.

老年女性乳腺癌的管理（第二版）

策划编辑：张 蓉	责任编辑：帅莎莎 郑 鹏		责任校对：张永霞	责任出版：张志平

出　版　者　科学技术文献出版社

地　　　址　北京市复兴路15号　邮编 100038

编　务　部　（010）58882938，58882087（传真）

发　行　部　（010）58882868，58882870（传真）

邮　购　部　（010）58882873

官 方 网 址　www.stdp.com.cn

发　行　者　科学技术文献出版社发行　全国各地新华书店经销

印　刷　者　北京地大彩印有限公司

版　　　次　2022 年 10 月第 1 版　2022 年 10 月第 1 次印刷

开　　　本　889×1194　1/16

字　　　数　346千

印　　　张　12.5　彩插12面

书　　　号　ISBN 978-7-5189-9113-6

定　　　价　135.00元

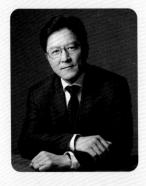

吴 炅

主任医师，教授，肿瘤学博士，博士生导师，复旦大学附属肿瘤医院副院长，上海市疾病预防控制中心药物临床试验机构主任。

学术任职

中国抗癌协会乳腺癌专业委员会主任委员，中国抗癌协会软组织肿瘤专业委员会委员。

工作学习经历

1993 年毕业于原上海医科大学医学系，1998 年获得肿瘤学博士学位，1998 年获得国际抗癌联盟（Union for International Cancer Control，UICC）的 ICRETT 奖学金资助，赴美国加利福尼亚州立大学洛杉矶分校深造，研究乳腺肌上皮细胞旁分泌对乳腺癌生长与浸润的作用。2004 年 7 月赴美国得克萨斯州休斯敦市 MD 安德森癌症中心整形外科进修一期乳房重建手术。擅长乳腺癌的手术及综合治疗，特别是新的外科诊疗技术在乳腺疾病中的应用，包括乳腺癌保乳手术、前哨淋巴结活检、乳房切除术后一期乳房重建手术等。

获奖情况

荣获上海市科技进步奖二等奖、三等奖各 2 项；上海市卫生健康委员会首批"医苑新星"、先进工作者、复旦大学"世纪之星"等荣誉称号；入选上海市青年科技启明星计划，并获得上海市科学技术协会第八届青年优秀科技论文二等奖。

学术成果

在国内外学术期刊上发表论文 190 余篇，参与编写《现代乳腺肿瘤学进展》《乳腺肿瘤学》等多部专著。

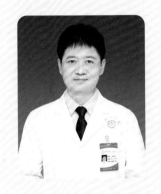

谷元廷

主任医师，教授，医学博士，硕士研究生导师，郑州大学第一附属医院（河医院区）乳腺外二科主任，郑州大学第一附属医院（东院区）乳腺外科主任。

学术任职

现任中国抗癌协会乳腺癌专业委员会委员，中国健康促进基金会乳腺癌防治专项基金管理委员会委员，河南省抗癌协会理事，河南省抗癌协会乳腺癌专业委员会副主任委员。

工作学习经历

1987 年毕业于河南医科大学医学系，1994 年获同济医科大学外科硕士学位，2006 年获华中科技大学同济医学院乳腺外科博士学位。对乳腺癌等有着丰富的诊治经验，尤其擅长"乳腺癌保留乳房手术""乳房整形术""前哨淋巴结活检替代腋窝清扫术（乳腺癌保乳保腋窝手术）"等，对乳腺癌的化疗、内分泌治疗、分子靶向治疗等综合治疗有较深的研究。多年来收治患者数位居全院第一。

学术成果

发表论文 40 余篇，参编专著 5 部；获省科技进步奖二等奖、三等奖各 1 项，河南省教育厅科技成果进步奖二等奖 1 项，国家专利 1 项。

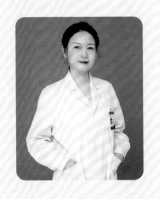

李靖若

主任医师，副教授，硕士研究生导师，郑州大学第一附属医院乳腺外科行政副主任。

学术任职

现任中国抗癌协会肿瘤整形外科专业委员会委员，河南省健康科技学会乳腺专业委员会主任委员，河南省抗癌协会乳腺癌专业委员会副主任委员，河南省肿瘤质控中心乳腺癌专家委员会副主任委员。担任《中华实验外科杂志》期刊编委。

工作学习经历

1991 年毕业于河南医科大学临床医学系并获得学士学位，2002 年获郑州大学病理学与病理生理学专业博士学位。对乳腺良、恶性疾病诊治有较丰富的临床经验，擅长乳腺癌根治术、保乳手术、前哨淋巴结活检、乳腺癌一期乳房重建手术及乳腺癌的综合治疗。

学术成果

近年来共承担省部级科研课题 10 余项，发表 SCI 及核心期刊论文近 50 余篇；参编专著 3 部（副主编），译著 1 部；获省级科研成果 3 项，市级科研成果 1 项。

编 委 会

主 审

吴　炅　复旦大学附属肿瘤医院

谷元廷　郑州大学第一附属医院

主 译

李靖若　郑州大学第一附属医院

副主译

裴新红	郑州大学第一附属医院	李　林	郑州大学第一附属医院
王　芳	郑州大学第一附属医院	吕鹏威	郑州大学第一附属医院
何娟娟	郑州大学第一附属医院	杜　闯	郑州大学第一附属医院

译 者（按姓氏拼音排序）

陈　阔	郑州大学第一附属医院	王燕燕	郑州大学第一附属医院
陈　卓	郑州大学第一附属医院	熊有毅	郑州大学第一附属医院
迟江瑞	郑州大学第一附属医院	徐晓东	郑州大学第一附属医院
段　馨	郑州大学第一附属医院	薛兵建	郑州大学第一附属医院
高东程	郑州大学第一附属医院	杨　雪	郑州大学第一附属医院
刘馨蔚	郑州大学第一附属医院	张　哲	郑州大学第一附属医院
米海龙	郑州大学第一附属医院	张健华	郑州大学第一附属医院
钱学珂	郑州大学第一附属医院	张临风	郑州大学第一附属医院
王　静	郑州大学第一附属医院	张莹莹	郑州大学第一附属医院
王　楠	郑州大学第一附属医院	张质钢	郑州大学第一附属医院
王　燕	郑州大学第一附属医院	朱明智	郑州大学第一附属医院
王新星	郑州大学第一附属医院		

原版序言

老年女性乳腺癌的治疗研究在不断发展中。在过去的几年里，我们对乳腺癌生物学特征的研究及乳腺癌亚型、基因特征的评估有了更深入的了解。这些促使了预测模型的出现，从而使个性化治疗得到了发展。我们越来越深刻认识到，许多老年女性乳腺癌患者预后不良，尤其是患三阴性乳腺癌的老年女性，因此这类高危人群的药物治疗方案应当引起关注。然而，在临床试验中，老年患者的代表性证据并不充分，因此，临床医师需要从包含一小部分老年患者的大型试验中推断相关数据。此外，这些临床试验中的患者往往有更好的性能和功能状态，不能真正代表临床中的所有患者。这些患者往往有更多的老年并发症及更多相关药物的应用，因此，临床医师需要了解老年病学的一些基本原理，并指导临床患者的用药及治疗。目前研究人员已开发并验证了毒性和生存预测模型以帮助临床医师。进一步开展临床试验、建立老年患者数据库可为患者的个体化精准治疗提供更多的信息。本书是对执业肿瘤学家理念的宝贵补充，涵盖了关于老年乳腺癌患者治疗的广泛问题，包括筛查、诊断和初步评估，同时讨论了对相关的手术、药物治疗及长期治疗可能引起的相关并发症（如骨骼事件）的预防。希望这本书能够进一步满足老年乳腺癌患者的治疗需求。

Stuart M. Lichtman, MD

Weill Cornell Medical College, New York, NY, USA

Memorial Sloan Kettering Cancer Center, Commack, NY, USA

International Society of Geriatric Oncology, Les Charmilles, Switzerland

一位乳腺癌幸存者的介绍

2001 年，我是一个健康的单身妈妈，也是一家大型国际 IT 公司的项目经理，生活忙碌，对未来没有顾虑。当我发现腋下有个肿块，随后相关检查证实是乳腺癌的时候，这一切都改变了。我很幸运能够在国际知名的得克萨斯州休斯敦市 MD 安德森癌症中心接受治疗，在那里我接受了肿瘤切除术和淋巴结清扫术，接着进行了化疗和激素治疗。经过深思熟虑，我后续选择了双侧乳房切除和乳房重建手术，之后出现了淋巴水肿。让我高兴的是乳腺癌腋窝淋巴结清扫术逐渐减少，因为淋巴水肿对于老年女性来说是一个特殊负担。我也很高兴看到这本书详细介绍了乳房再造方面的问题。作为欧罗巴·唐纳的患者及科学治疗老年女性乳腺癌的倡导者，这段经历让我注意到，一些偏见的声音认为乳房再造不是老年女性应该追求的，从而使她们错过了乳房再造这一选择。

我与欧罗巴·唐纳的合作使我的生活质量得到了真正的提高。2008 年，我作为患者顾问委员会成员，代表欧罗巴·唐纳出席 ECCO，并参加临床试验方案制定会议和许多其他活动，最终于 2014 年世界癌症日在斯特拉斯堡的欧洲会议上发布了《欧洲癌症患者权利法案》。

我热衷于评估老年患者的生活质量，并参与了国际老年肿瘤学会一份重要出版物的工作。该出版物强调了评估老年患者生活质量的重要性，并回顾了评估老年患者生活质量的方法 [1]。

本书阐述了老年女性乳腺癌患者和临床医师面临的许多重要问题。本书强调了目前尚无将这一群体的女性纳入治疗指南所依据的临床试验，以及我们面临着发达国家和发展中国家人口结构的重大转变，对支持可能患有多种合并症和虚弱的老年女性乳腺癌治疗的循证指南的需求迅速增加。通过这本书，可以确保老年女性受益于许多令人兴奋的治疗进展，而这些进展将会在未来几年持续出现。

Mrs. Sema Erdem,

Europadonna Treasurer,

Turkey

---

[1] SCOTTÉ F，BOSSI P，CAROLA E，et al. Addressing the quality of life needs of older patients with cancer：a SIOG consensus paper and practical guide. Ann Oncol，2018，29（8）：1718-1726.

中文版序言

　　老年乳腺癌的发病率不断增加，并且已成为乳腺领域临床实践的重要组成部分。不过，由于乳腺癌的高度异质性，并且缺乏针对老年人的临床研究证据，故对该人群的乳腺癌治疗存在挑战，其治疗决策不应仅根据年龄，还应根据老年学评定及对预计寿命、死亡竞争风险及患者偏好的深思熟虑来决定。

　　随着人口老龄化及乳腺癌患者生存期的延长，老年患者的比例明显增加。乳腺癌平均确诊年龄为 62 岁。通过回顾既往临床研究发现，随着时间的推移，辅助治疗研究中老年患者入组比例在增加，而新辅助及转移性研究中老年患者比例在下降。这很可能与试验设计的入组标准有关，年轻患者具有较好的 ECOG 评分、对治疗的耐受性更好，而老年患者并发症较多、预期生存时间相对短、对疾病控制期望低等，影响了老年患者的入组。设计针对老年癌症患者的临床试验已成为当务之急。

　　老子云："治大国，若烹小鲜。"现代的解释就是："治国如同做菜，既不能操之过急，也不能松弛懈怠，只有恰到好处，才能把事情办好。"这种恰到好处的处理模式同样适用于对老年乳腺癌的治疗，如同在表面狭窄的"平衡木"上腾挪，需要临床医师很好地把控治疗的准确性和平衡性。

　　为更好地服务广大乳腺科临床医师，李靖若主任组织翻译了本书。希望本书能够进一步满足老年乳腺癌患者的治疗需求，共同推进对老年乳腺癌患者的精准治疗。翻译中难免有不完善之处，恳请同道不吝指正！

吴　炅
复旦大学附属肿瘤医院

译者前言

　　日益严重的人口老龄化引发了全球对老年肿瘤学的关注。乳腺癌位居女性恶性肿瘤的第一位且随着年龄的增长，女性罹患乳腺癌的风险也会增加。老年女性作为其中的特殊群体是不应该被忽视的。目前纵览与老年女性乳腺癌相关的医学著作少之又少，而 Malcolm Reed 和 Riccardo A. Audisio 编著的《老年女性乳腺癌的管理》一书则弥补了这个遗憾。

　　老年女性乳腺癌的管理有其独有的特点：①老年的定义，目前并没有一个公认的定义"老年"的标准，在老年肿瘤学中常以 70 岁来定义老年患者；②这部分人群中有不同的疾病生物学特性，相互影响的合并症，较短的预期寿命，对患者身体状况的担忧，使早期乳腺癌的决策更为棘手；③基于循证医学证据的治疗是当前乳腺癌治疗的金标准。指南常通过收集、评价、总结所有可用的科研数据来制定诊疗的规范用于指导临床。然而作为国内的权威指南，无论是 CACA 指南还是 CSCO 指南都缺乏专门针对老年女性这一特殊群体的治疗建议。老年患者往往存在更多的基础疾病和合并症，更需要个体化的治疗方案。这也是指南主要侧重疾病诊疗的最佳准则和质控标准这个特点所不能解决的问题。

　　当偶然看到这本系统化阐述老年女性乳腺癌的著作时，我由衷的感到惊喜。这本书全面的涵盖了从老年女性的定义到老年女性乳腺癌的筛查、诊断、评估、手术相关、内科治疗、长期治疗安全性等相关内容，较为完整的呈现了老年女性乳腺癌的诊治情况及亟待解决的问题。作为译者，我们力求准确的还原原著的内容，供大家阅读及学习。尽管经过我们团队多轮逐字审校，本书的翻译和编辑仍可能存在不当之处，敬请广大读者批评指正。

李靖若

2022 年 10 月于郑州

目 录

第一章　临床流行病学与合并症对生存率的影响

Adri C. Voogd, Marieke J. Louwman, and Jan Willem W. Coebergh

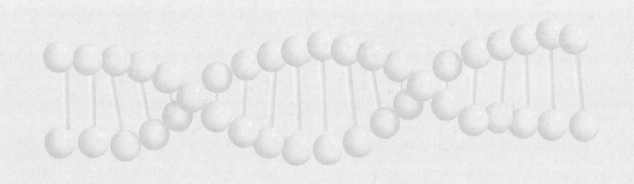

摘要： 乳腺癌对老年患者的生存影响越来越大，尤其是在发达国家。在过去的 30 年中，乳腺癌的早期诊断和规范治疗降低了其死亡率，使得各年龄段的女性都能从中获益。由于暴露于较高风险因素和非致死性、侵袭性乳腺癌检出率的增加，乳腺癌发病率正逐年升高，因此诊断和治疗的获益也被升高的发病率所抵消。同时，人口统计资料显示老年人口逐年增加，这在未来几十年将会更加显著，因此，在较高年龄组中，乳腺癌新增患者和长期生存患者（存在有复发风险或继发性乳腺癌风险）的绝对数量正显著增加，在荷兰，老年患者的比例从 2000 年的 3.5% 增加至 2015 年的 7%。逐渐增加的患者使很多临床医师和科研人员投入到对老年乳腺癌的研究之中。

关键词： 流行病学；合并症；生存

1.1 老年乳腺癌：不断发展与变化

乳腺癌对老年患者的生存影响越来越大，尤其是在发达国家。在过去的 30 年中，乳腺癌的早期诊断和规范治疗降低了其死亡率，使得各年龄段的女性都能从中获益。由于暴露于较高风险因素和非致死性、侵袭性乳腺癌检出率的增加，乳腺癌发病率正逐年升高，因此诊断和治疗的获益也被升高的发病率所抵消。同时，人口统计资料显示老年人口大量增加，这在未来几十年将会更加显著，因此，在较高年龄组中，乳腺癌新增患者和长期生存患者（存在有复发风险或继发性乳腺癌风险）的绝对数量正显著增加，在荷兰，老年患者的比例从 2000 年的 3.5% 增加至 2015 年的 7%[27]。逐渐增加的患者使很多临床医师和科研人员投入到对老年乳腺癌的研究之中[5]。作为近期针对老年乳腺癌患者临床流行病学文献的综述，文章从 PubMed 中筛选了 22 项研究描述年龄因素在乳腺癌的检查、分期、治疗和预后中的差异[21]。

这篇综述针对老年乳腺癌患者的主要结论如下。

有相当一部分患者（7% ~ 16%）至今未进行分期；与年轻患者相比，老年患者疾病进展（Ⅲ期和Ⅳ期）的比例明显较高；与年轻患者相比，老年患者的治疗更为保守；尽管自 20 世纪 90 年代初以来，越来越多的患者接受了化疗，但化疗在老年患者中的使用仍比较有限；与年轻患者相比，老年患者接受放疗的比例较低，其主要通过乳房切除术进行治疗，而非保乳治疗；疾病相关存活率较年轻患者更低；合并症更常见，且与治疗有关。

本章对这篇综述中的结果进行了扩展，呈现了多个机构提供的老年乳腺癌的发病率、治疗和预后的最新的发展趋势并对此进行了解释。这些趋势将通过埃因霍温癌症中心的数据（因为其关于合并症的独特临床数据）和欧洲的数据进行深入说明。基于人群的数据显示了不同年龄段的检测、分期和治疗模式存在实际的差异，从而为改善护理、喂养指南和未来随机临床试验提供了空间。然而，由于老年患者进行随机试验的局限性，因此需要开发更多信息整合的研究策略。

1.2 老年乳腺癌的流行病学和治疗的最新趋势

1.2.1 诊断

早在 20 世纪 70 年代和 80 年代初就有明显的乳腺癌早期诊断的趋势，尤其是在年轻患者组中，如埃因霍温癌症中心的数据所示[7]，肿瘤 ≤ 2 cm 的患者比例从 20% 上升至接近 45%。自 20 世纪 70

年代中期以来，早期检测和筛查策略的使用稳步增加，加上公众对乳腺癌的认识不断提高，医疗机构和患者的行动及观念的改变促使发展趋势的变化。然而，自 20 世纪 80 年代中期以来，< 50 岁的患者的分期分布未发现有进一步改善。对 50 ~ 69 岁的患者而言，由于引入了乳腺钼靶的筛查，分期分布持续改善，患者就诊率显著提高（85%）[1]。在 1998 年将筛查项目的年龄上限延长至 75 岁之后，70 ~ 79 岁的女性也发现了类似的改善。近期数据显示，现在 70 ~ 79 岁患者的分期分布几乎与年轻患者组相似（图 1-1）。然而，80 岁以上的女性被诊断为晚期疾病的风险仍然较高。

通过粗针穿刺和病灶定位等方法检测不可触及的小病灶促进了微创筛查方法的引入和发展[10]。尽管 75 岁以上的女性没有参加此筛查项目，但未来肯定也会从这些发展中受益。

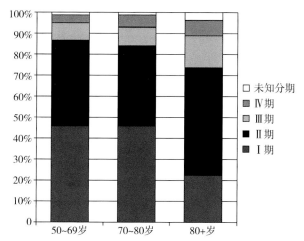

图 1-1　按年龄组划分的 50 岁或以上浸润性乳腺癌患者的分期分布。诊断时期为 2000—2005 年

（来源：埃因霍温癌症中心）

1.2.2　预后

相对生存率是描述老年乳腺癌患者预后的首选方法，因为此方法考虑了除乳腺癌之外的其他疾病死亡的风险；另一种方法则是计算疾病特异性生存率。然而，获得死亡原因的信息会伴随错误分类的风险，尤其是当患者患有不止一种肿瘤时。对老年患者来说，得到充分的诊断或找出死亡原因可能更难，尤其是在存在合并症的情况下，研究显示 14%

的 70 ~ 79 岁的初次诊断患者和 22% 的 80 岁以上的患者同时患有 ≥ 2 种的严重疾病，这类患者常常被送入养老院，因此无法得到这部分的临床数据。在欧洲护理组织的研究中，癌症生存率预估的国际比例也可能因单纯根据死亡证明信息登记的病例比例计算（DCO 病例）而出现偏倚。最近一项关于癌症病例不完全确定和 DCO 病例存在的影响的分析得出结论，在比较不同人群（尤其是老年患者）的生存估计时[29]，应考虑这些现象，因为不完全性和 DCO 登记与年龄增长相关[28]。

埃因霍温癌症中心的最新数据显示，40 ~ 75 岁的乳腺癌患者相对生存率基本一致（图 1-2），观察发现 75 岁以上患者的相对存活率稍低，欧洲护理组织的数据证实了这些结果，包括 1995—1999 年在 20 个欧洲国家诊断的 40 多万患者的数据。根据这些欧洲数据，15 ~ 44 岁、45 ~ 54 岁、55 ~ 64 岁、65 ~ 74 岁和 75 岁以上患者的 5 年相对生存率分别为 82%、85%、83%、79% 和 71%。老年患者相对存活率稍差这一现象可以用较差的分期分布、治疗不足或两种因素同时存在来进行解释。然而，当观察肿瘤特征时，在诊断年龄的增加和肿瘤存在更有利的生物学特征之间似乎也存在关联。

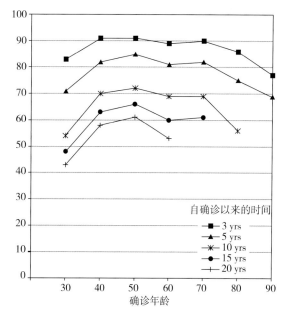

图 1-2　根据诊断时的年龄（* 为 10 年年龄间隔的中点）和自诊断以来的时间，1990—2002 年在荷兰东南部诊断的乳腺癌患者的相对存活率

尽管肿瘤体积较大，但老年患者的肿瘤显示类固醇受体表达较高，肿瘤细胞增殖较慢，二倍体细胞较多，*p53* 基因正常表达，HER2/neu 受体表达水平降低[8, 25]，因此，老年乳腺癌患者的较差分期的预后影响似乎被更具惰性的肿瘤生物学指标所抵消。此外，生长较慢的肿瘤可能长时间未被发现。就像其他年龄组一样，老年乳腺癌的侵袭性可能存在较大差异，因此需要更好地了解肿瘤生物学行为，以改善预后和明确治疗选择[22]。大规模基因组分析可能有助于明确肿瘤的预后特征，并确定分子亚型作为潜在治疗靶点的基础，特别是对老年患者这一群体[2]。

1.2.3 治疗

与年轻乳腺癌患者一样，老年乳腺癌患者也会受益于发展侵入性更低的分期和治疗方法以及应用新药。尽管如此，年龄因素仍然在治疗决策中发挥重要作用，例如，荷兰癌症中心的数据表明，70 岁以下的患者和 70 ~ 79 岁的患者在保乳手术和手术后放疗的选择方面没有太大差异[30]。然而，对于80 岁及以上的女性来说，情况完全不同，她们占患者总数的 8%。在埃因霍温癌症中心，年龄似乎比合并症更能预测保乳手术后是使用手术还是放疗[34]（图 1-3）。事实上，行乳房保乳手术后，80 岁或以上的患者接受放疗的可能性比 50 ~ 64 岁的患者低10 倍（*OR* 0.1，95% *CI* 0.1 ~ 0.2），原因大致有以下几方面：到放射治疗设施的距离、长期的放射治疗疗程、虚弱的身体状态、有限的社会支持、心理和经济因素以及患者或家属的偏好。

在腋窝淋巴结分期方面观察到类似的年龄相关模式。1997 年，在荷兰东南部引入前哨淋巴结活检之前，23% 的 70 ~ 80 岁女性没有接受腋窝分期手术，而 80 岁或以上患者的比例为 42%（图 1-4）。考虑到与前哨淋巴结活检相关的有限的发病率和由此产生的有价值的预后信息，我们可以预期此手术的引入将导致未进行腋窝分期的老年患者比例的显著下降，这仅适用于 70 ~ 79 岁的女性，比例降低至 13%。2005 年，只有 33% 的 80 岁及以上的患者接受前哨淋巴结手术，41% 的患者仍未进行腋窝分期。

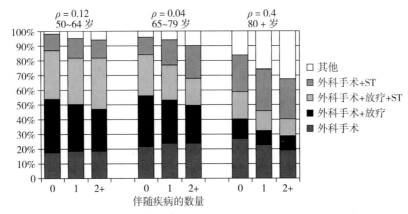

图 1-3　1995—2002 年间浸润性乳腺癌患者的初次治疗，根据年龄和伴随疾病划分

（来源：埃因霍温癌症中心）

年龄在是否选择化疗中也起着重要作用。像许多其他研究机构的数据一样，埃因霍温癌症中心的数据显示：化疗在 2006 年的使用，无论是单用还是与激素治疗联合应用，都随着年龄的增长而减少。在 50 ~ 69 岁腋窝淋巴结阳性的患者中，几乎60% 均接受了化疗，而在 70 岁及以上的患者中，接受化疗的占比不足 2%（图 1-5）[33]。而在意大利等其他国家观察到的比例要高得多，该国最近一项涵盖 2000—2002 年的多中心观察队列研究报告称，在所有 70 ~ 75 岁的患者中，有 45% 的患者接受化疗，75 岁以上的患者中，17% 接受了化疗[26]。这种国际差异几乎可以肯定是对老年患者化疗获益现有证据不同解释的结果。

先前数据表明，应致力于研究毒副作用较轻的治疗计划的安全性，如术中放疗和毒性更小的化疗药物，以及在临床实践中实施此类替代方案。实际上，忽略腋窝分期、术后放疗和不进行乳房保乳手术在老年患者中仍相当常见，尤其是 80 岁及以上的

患者；这些差异只能用这些患者中的并发疾病的存在来解释，但意味着老年患者往往与慢性病相混淆。老年人在实践指南治疗方案中的偏差已经在其他研究中观察到[14, 16]，但具体原因仍需后续的研究。

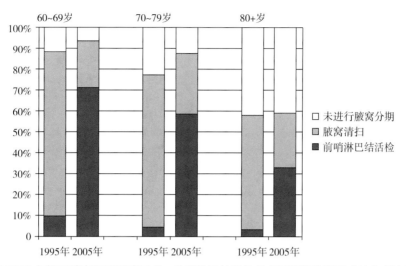

图 1-4 1995 年和 2005 年接受腋窝淋巴结清扫术、前哨淋巴结活检术或无腋窝分期手术的患者比例，按年龄组划分

（来源：埃因霍温癌症中心）

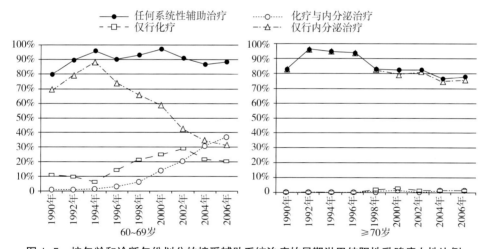

图 1-5 按年龄和诊断年份划分的接受辅助系统治疗的早期淋巴结阳性乳腺癌女性比例

1.3 当前的困境和未来研究的方向

癌症治疗的进步大多归功于临床试验。临床试验的实施和可重复性的主要思路是在随机对照试验中选择性地纳入老年患者，因为他们存在合并症、对知情同意程序的理解缺乏以及缺乏社会支持。与专门为没有器官功能障碍的患者设计的试验相比，

测试相对保守和轻松的治疗策略并针对大多数老年人的试验更有可能成功纳入足够数量的患者并提供普适性的结论[31]。

有研究表明，对患者的选择可以解释入组患者和未入组患者之间的结果差异[4]。然而，很少有证据表明在老年癌症患者中存在有效试验策略[12, 20]。为了有效地概括试验结果，需要对每个参与中心符合条件的患者总数以及未被纳入试验的原因进行管理。

在现代的临床试验中，比较局部或全身治疗差异的试验不再进行明确的年龄限制。然而，许多老年人因为合并症或其他因素妨碍了知情同意程序、强化治疗和试验方案一般流程的随访而不符合条件。在某些情况下，试验的总体结果显示对整个组的获益，但是这种获益随着年龄的增长而不断变化。近期研究结果显示，96% 的乳腺癌随机临床试验中只有 28% 按年龄评估结果。而且亚组分析往往不能解决问题，因为大多数试验设计之初不具备根据年龄组进行分析的能力，导致不同年龄层的人数很少，尤其是老年人。这解释了为什么将重要试验甚至荟萃分析的结果应用于老年患者时仍然无法得到理想的结果，例如，对雌激素受体（estrogen receptors，ER）阴性的乳腺癌患者应用化疗，尤其是含蒽环类药物的方案[6]，对浸润性乳腺癌进行保乳治疗后应用放疗[3]以及对 DCIS 进行肿瘤切除术后应用放疗[18]。这些问题可以通过以老年人为主要纳入对象的试验来解决。为了保证此类试验的充分利用，我们需要广泛的纳入标准，允许不同疾病严重程度和多种合并症的患者随机分组。此类试验也有利于研究毒性更小、对患者日常生活影响更轻的干预措施，如术中放疗。

在缺乏循证指南的情况下或在等待随机临床试验结果的过程中，应根据每个患者的风险收益分析指导决策制定，并考虑肿瘤特征以及患者相关因素。如今，大量标准化和经过验证的工具可用于确定肿瘤水平的个体异质性，范围从 TNM 分期系统到肿瘤分级、激素受体状态、HER2/neu 受体和不同肿瘤增殖相关标志物的检测。目前，这些项目库通过基因检测得到扩展，这使得在分子水平上区分高、低风险肿瘤成为可能。与年轻患者相比，老年患者的个体差异主要不是疾病特征差异的问题，而是在身体和心理健康、社会网络和患者的期望方面上，个体间存在较大差异。在老年患者中，这些因素在提供个体化治疗方案中与疾病特征同等重要，因此，应更加致力于开发和验证评估这些因素的工具。

对老年患者开发和执行随机对照试验的困难，以及结果对一般临床实践适用性的不确定性，为关于癌症登记或医院登记数据的描述性研究[17]留下了充足的空间（表 1-1）。收集关于肿瘤分期、疾病特征（即分级、激素受体状态）、分期程序和治疗（即手术、放疗和系统辅助治疗）的标准数据，将足以监测对指南的依从性或新指南的实施情况。需要注意的是，不同医院之间的大的分期和治疗差异不应该总是用护理不充分来解释，但也可能表明有些医院缺乏指南支持，治疗指征缺乏精确性，或者由于指南中给出的建议因证据不足而缺乏共识。

表 1-1 了解和改善老年癌症患者护理的研究策略

策略	优势	局限性
随机对照试验	试验的受控条件为因果关系提供了强有力的证据。有了充分的准备和参与，大规模和快速入组是可行的	由于选择性纳入老年患者（与合并症、缺乏对知情同意程序的理解和社会支持有关），实施和重复性受限
描述性研究	收集关于肿瘤分期、疾病特征和治疗的标准数据将足以监控对指南的遵循或新指南的实施情况。向数据库中添加合并症条件将有助于找到不符合指南的解释。随访数据的收集将给出生活质量研究的结果（如局部控制、治疗相关并发症和医疗保健利用）抽样框架的印象	高龄患者的数据记录与临床实践所提供的一样重要。数据的完整性和质量取决于医师在其临床档案中记录信息的持续准确性。这些关于数据完整性和质量的限制可能会妨碍空间和时间的可比性
定性导向（识别和准确记录每个患者诊断和治疗前的关键步骤）	可以认识到乳腺癌护理结构或组织的模式、潜在的次优诊断和治疗以及不利的治疗结果。支持对新概念的评估，例如共享决策的作用以及对患者和医师偏好的评估	需要相当长一段时间的资料。数据的完整性和质量取决于医师和其他人员提供额外工作方式信息的意愿

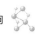

向基于人群或医院的癌症登记中添加合并症这一条件将有助于找到不依从指南的解释。此外，这种癌症登记有助于收集随访数据，以给出治疗结果的印象。疾病的局部控制可能是这样一个参数，但对随机抽样患者随访期间的生活质量、治疗相关并发症和医疗保健利用的评估应该由癌症登记处组织。

以下示例说明了如何使用这些数据来填补认知空白，并为我们改进临床决策过程提供证据。

Marinello 等人最近的一项前瞻性研究显示了观察性研究如何通过使用合并症和体能状态的信息来协助定义化疗耐受性良好的老年患者亚组[24]：在110 名 70 岁以上的肺癌、结肠癌或乳腺癌患者中，

只有 1/3 的患者完成了计划的化疗方案，66% 的患者发生不良事件，如过早死亡（$n = 14$）和药物的 III 级和 IV 级毒性（$n = 40$）。其中治疗失败的几个预测因素有疾病晚期、治疗相关的毒性、合并症评分和卡氏表现状态。

Smith 等人的一项研究显示了如何使用预期寿命和合并症评分数据来计算需要放疗以预防第二原发乳腺癌事件的患者人数（表 1-2）[32]。这个"需要治疗的数字（number needed to treat，NNT）"是一个十分有用的工具，可以衡量乳腺癌特异性干预的获益与每个患者死于其他原因（短期内）的危害和竞争风险[15]。

表 1-2 预防第二次乳腺癌事件所需的照射次数

年龄组（岁）	合并症得分	研究入组人数	8 年生存率（%）（95% CI）	校正的 NNT（95% CI）
70 ~ 74	0	2188	84（83 ~ 89）	21（16 ~ 31）
	1	540	72（68 ~ 76）	24（18 ~ 36）
	2 ~ 9	226	47（40 ~ 55）	37（28 ~ 55）
80 ~ 84	0	1096	51（57 ~ 64）	29（22 ~ 43）
	1	388	47（40 ~ 53）	38（28 ~ 56）
	2 ~ 9	218	29（21 ~ 36）	61（46 ~ 90）

Doyle 等人使用来自监测、流行病学和最终结果（Surveillance，Epidemiology and End Results，SEER）数据库的肿瘤数据，并将其与 Medicare 文件联系起来，以估计 65 岁或以上女性化疗后发生心肌病、充血性心力衰竭等心脏病的风险，同时考虑到基线检查时心脏病的存在[9]。此研究得出的结论是：化疗，尤其是蒽环类药物的化疗，与心肌病风险显著增加相关。

但基于癌症中心的研究也有其局限性（表 1-1）。高龄患者的数据记录与临床实践同样重要，而且可能会发生变化。数据的完整性和质量取决于医师在其临床档案中按照规定准确地记录信息。具有预定义数据字段的电子患者记录可以提高数据的完整性，并且可以被癌症中心用来与其他相关临床数据

和随访数据链接。但即使有多种手段来提高数据的准确性和完整性，也可能不足以可视化和分析决策过程的复杂性。

高质量的策略是通过准确记录诊断和治疗前的步骤来分析每个患者的决策过程（表 1-1），例如，在做出医疗决策时，哪些临床信息可用、哪些信息被考虑在内、决策过程涉及哪些学科？结合对数据的结构化评估和讨论，这种方法可能会导致识别出潜在的次优护理和不利治疗结果的乳腺癌护理结构或组织模式，否则这些模式将被忽视。这种策略也可能有助于发现综合老年学评估的潜在贡献和新的概念[13]，例如在老年患者中通过评估患者和医师的偏好来共享决策[22]以提高护理质量[11, 19, 23]。

参考文献

（遵从原版图书著录格式及出现顺序）

［1］ Annual report 2005 in Dutch. 's（2006）Hertogenbosch: Stichting Bevolkingsonderzoek Borstkanker Zuid.

［2］ ANDERS C K, HSU D S, BROADWATER G, et al. Young age at diagnosis correlates with worse prognosis and defines a subset of breast cancers with shared patterns of gene expression. J Clin Oncol, 2008, 26（20）: 3324-3330.

［3］ BARTELINK H, HORIOT J C, POORTMANS P M, et al. Impact of a higher radiation dose on local control and survival in breast-conserving therapy of early breast cancer: 10-year results of the randomized boost versus no boost EORTC 22881-10882 trial. J Clin Oncol, 2007, 25（22）: 3259-3265.

［4］ BIJKER N, PETERSE J L, FENTIMAN I S, et al. Effects of patient selection on the applicability of results from a randomised clinical trial（EORTC 10853）investigating breast-conserving therapy for DCIS. Br J Cancer, 2002, 87（6）: 615-620.

［5］ BOUCHARDY C, RAPITI E, BLAGOJEVIC S, et al. Older female cancer patients: importance, causes, and consequences of undertreatment. J Clin Oncol, 2007, 25（14）: 1858-1869.

［6］ CLARKE M, COATES A S, DARBY S C, et al. Adjuvant chemotherapy in oestrogen-receptor-poor breast cancer: patient-level meta-analysis of randomised trials. Lancet, 2008, 371（9606）: 29-40.

［7］ COEBERGH J W, CROMMELIN M A, KLUCK H M, et al. Breast cancer in southeast North Brabant and in North Limburg; trends in incidence and earlier diagnosis in an unscreened female population, 1975-1986. Ned Tijdschr Geneeskd, 1990, 134（15）: 760-765.

［8］ DIAB S G, ELLEDGE R M, CLARK G M. Tumor characteristics and clinical outcome of elderly women with breast cancer. J Natl Cancer Inst, 2000, 92（7）: 550-556.

［9］ DOYLE J J, NEUGUT A I, JACOBSON J S, et al. Radiation therapy, cardiac risk factors, and cardiac toxicity in early-stage breast cancer patients. Int J Radiat Oncol Biol Phys, 2007, 68（1）: 82-93.

［10］ DUIJM L E, GROENEWOUD J H, ROUMEN R M, et al. A decade of breast cancer screening in The Netherlands: trends in the preoperative diagnosis of breast cancer.

Breast Cancer Res Treat, 2007, 106: 113-119.

［11］ DURIC V, STOCKLER M. Patients' preferences for adjuvant chemotherapy in early breast cancer: a review of what makes it worthwhile. Lancet Oncol, 2001, 2（11）: 691-697.

［12］ EAKER S, DICKMAN P W, BERGKVIST L, et al. Differences in management of older women influence breast cancer survival: results from a population-based database in Sweden. PLoS Med, 2006, 3（3）: e25.

［13］ EXTERMANN M, AAPRO M, BERNABEI R, et al. Use of comprehensive geriatric assessment in older cancer patients: recommendations from the task force on CGA of the International Society of Geriatric Oncology（SIOG）. Crit Rev Oncol Hematol, 2005, 55（3）: 241-252.

［14］ GIORDANO S H, HORTOBAGYI G N, KAU SW, et al. Breast cancer treatment guidelines in older women. J Clin Oncol, 2005, 23（4）: 783-791.

［15］ GORIN S S, HECK J E, CHENG B, et al. Delays in breast cancer diagnosis and treatment by racial/ethnic group. Arch Intern Med, 2006, 166（20）: 2244-2252.

［16］ HEBERT-CROTEAU N, BRISSON J, LATREILLE J, et al. Compliance with consensus recommendations for the treatment of early stage breast carcinoma in elderly women. Cancer, 1999, 85（5）: 1104-1113.

［17］ HILLNER B E, MANDELBLATT J. Caring for older women with breast cancer: can observational research fill the clinical trial gap? J Natl Cancer Inst, 2006, 98（10）: 660-661.

［18］ HOLMBERG L, GARMO H, GRANSTRAND B, et al. Absolute risk reductions for local recurrence after postoperative radiotherapy after sector resection for ductal carcinoma in situ of the breast. J Clin Oncol, 2008, 26（8）: 1247-1252.

［19］ JANSEN S J, OTTEN W, STIGGELBOUT A M. Review of determinants of patients' preferences for adju-vant therapy in cancer. J Clin Oncol, 2004, 22（15）: 3181-3190.

［20］ KIMMICK G G, PETERSON B L, KORNBLITH A B, et al. Improving accrual of older persons to cancer treatment trials: a randomized trial comparing an educational intervention with standard information: CALGB 360001. J Clin Oncol, 2005, 23（10）: 2201-2207.

［21］ LOUWMAN W J, VULTO J C, V ERHOEVEN R H, et al. Clinical epidemiology of breast cancer in the elderly. Eur J Cancer, 2007, 43（15）: 2242-2252.

［22］ MANDELBLATT J. Treating breast cancer: the age old

dilemma of old age. J Clin Oncol, 2006, 24（27）: 4369-4370.

［23］ MANDELBLATT J, KRELING B, FIGEURIEDO M, et al. What is the impact of shared decision making on treatment and outcomes for older women with breast cancer? J Clin Oncol, 2006, 24（30）: 4908-4913.

［24］ MARINELLO R, MARENCO D, ROGLIA D, et al. Predictors of treatment failures during chemotherapy: A prospective study on 110 older cancer patients. Arch Gerontol Geriatr, 2008, 48（2）: 222-226.

［25］ MOLINO A, GIOVANNINI M, AURIEMMA A, et al. Pathological, biological and clinical characteristics, and surgical management, of elderly women with breast cancer. Crit Rev Oncol Hematol, 2006, 59（3）: 226-233.

［26］ MUSTACCHI G, CAZZANIGA M E, PRONZATO P, et al. Breast cancer in elderly women: a different reality? Results from the NORA study. Ann Oncol, 2007, 18（6）: 991-996.

［27］ van de Poll-Franse L V, Coebergh J W, Houterman S, Mols, F, Alers JC, van den Berg FA, Haes, Koning, Leeuwen, Schornagel, Oost, Soerjomataram, V oogd, & Vries（2004）SignaleringscommissieKanker. Kanker in Nederland. Trends, prognoses en implicaties voor zorgvraag. KWF Kankerbestrijding, Amsterdam.

［28］ POLLOCK A M, VICKERS N. Why are a quarter of all cancer deaths in south-east England registered by death certificate only? Factors related to death certificate only registrations in the Thames Cancer Registry between 1987 and 1989. Br J Cancer, 1995, 71（3）: 637-641.

［29］ ROBINSON D, SANKILA R, HAKULINEN T, et al. Interpreting international comparisons of cancer survival: the effects of incomplete registration and the presence of death certificate only cases on survival estimates. Eur J Cancer, 2007, 43（5）: 909-913.

［30］ SIESLING S, VAN DE POLL-FRANSE L V, JOBSEN J J, et al. Explanatory factors for variation in the use of breast conserving surgery and radiotherapy in the Netherlands, 1990-2001. Breast, 2007, 16（6）: 606-614.

［31］ SIU L L. Clinical trials in the elderly—a concept comes of age. N Engl J Med, 2007, 356（15）: 1575-1576.

［32］ SMITH B D, GROSS C P, SMITH G L, et al. Effectiveness of radiation therapy for older women with early breast cancer. J Natl Cancer Inst, 2006, 98（10）: 681-690.

［33］ SUKEL M P, VAN DE POLL-FRANSE L V, NIEUWENHUIJZEN G A, et al. Substantial increase in the use of adjuvant systemic treatment for early stage breast cancer reflects changes in guidelines in the period 1990-2006 in the southeastern Netherlands. Eur J Cancer, 2008, 44（13）: 1846-1854.

［34］ VULTO A J, LEMMENS V E, LOUWMAN M W, et al. The influence of age and co-morbidity on receiving radiotherapy as part of primary treatment for cancer in South Netherlands, 1995 to 2002. Cancer, 2006, 106（12）: 2734-2742.

第二章 老年女性乳腺钼靶筛查

Lynda Wyld and Rosalind Given-Wilson

摘要： 在过去的 30 年里，乳腺钼靶检查在发达国家广泛使用并且显著提高了乳腺癌患者的存活率。乳腺癌筛查是基于大量的随机和非随机试验实施的，这些试验在 20 世纪 80 年代发表了可喜的结果，结果表明筛查可以明显减少晚期患者的比例并增加患者的生存获益。大多数早期试验入组了 65 岁以下的女性，其中仅有两项试验入组了 70 或 75 岁以下的女性。现在获得的这些试验的长期随访资料证实在所有试验组中除了年龄在 70~75 岁之间的乳腺癌患者，其余所有患者均有生存受益，可能是这部分患者参与人数太少，无法显示统计学差异。然而，这些研究结果在 2001 年 Olsen 和 Gotzsche 的一篇综述发表后出现争议，大多数试验（所有支持筛查的试验）被认为得出结论的方法存在偏倚。唯一被认定为方法设计有效的研究是加拿大试验，也是唯一的不支持筛查获益的试验。该研究在 2013 年进行了更新且提出了一些折中的观点，认为虽然筛查带来 15% 的生存获益，但是筛查获益并没有预期的那么大且会带来过度诊疗的风险。这份报告的首次发表引发了一场激烈的学术和公众争论，许多人对报告的结论提出了异议。这篇文章引发了许多国家对筛查的重新评估，包括美国、英国和瑞士。人们主要担忧的筛查危害是过度诊断和过度治疗，这在临床上虽然被认为很重要，但其程度尚有争议。过度诊断问题是指在筛查过程中发现癌症时就会发生，反之有些女性在一生中都不会发现自己患有癌症。这更有可能会发生在老年女性的筛查中。过度治疗的影响可能也是显著的，因为治疗方法包括乳房切除术、腋窝清扫术、放射治疗［其中可能会增加心脏病死亡率（$RR\ 1.3$，$CI\ 1.15 \sim 1.45$）和肺癌风险，特别是吸烟者］和化疗（中性粒细胞减少相关败血症，高达 19% 的老年女性会出现；神经方面疾病；甚至少数人会死亡）。它还强调了筛查的其他潜在危害，比如焦虑和医疗服务成本的增加，还提出了对真正知情同意和信息提供的担忧。这些问题都与考虑进行筛查的老年女性高度相关，比年轻女性更常见。这是由于老年女性预期寿命减少和伴随疾病率增加，且老年女性乳腺癌的生物学侵袭性减弱。所有这些都可能弱化生存获益并增加过度诊断和过度治疗相关的风险。

为了确定筛查对老年女性的影响，英国国家医疗服务体系在英国大多数乳腺筛查单位进行一项名为 AgeX 的乳腺筛查大样本随机试验。在被邀请参加筛查的女性中，其中 50% 的年龄上限延长到 73 岁，其他 50% 的女性是正常的 70 岁上限。因为 AgeX 也在评估筛查对年轻女性的影响，所以年龄 47~50 岁的年轻女性也会被邀请参加筛选。虽然数据要到 21 世纪 20 年代中期才能获得，但非常希望这项研究能阐明筛查为 70~73 岁女性带来的获益和风险。如果数据表明筛查对这部分人群是获益的，筛查对超过这一年龄段的影响依然没有证据。该研究出于多种原因，对基于大量人群进行筛查试验所诱发的伦理问题也引起了大家的关注，其中包括英国政府决定无论如何都要扩大年龄范围的声明以及部分欠发达地区女性未在筛查范围之内。全面筛查的资金目前没有到位，因此利用现有的试验基金进行收集证据，对高于和低于当前年龄限制的妇女进行筛查。也有人提出尽管试验完全符合群体随机设计并获研究伦理批准，但并不是每个女性都获得知情同意。

本章节将会回顾上述问题。

关键词： 乳腺癌；筛查；老年人；钼靶

2.1 乳腺钼靶筛查

英国国家卫生服务乳腺筛查计划（The National Health Service Breast Screening Programme，NHSBSP）是在 1987 年《福雷斯特报告》发表后建立[1]。最初是为所有年龄 50 ~ 64 岁的英国女性提供乳腺钼靶检查，基于来自美国[2]、英国[3]、瑞典[4]和加拿大[5]的大量筛查试验的证据（表 2-1）。随后的年龄扩展到 70 岁，并在 2009 年完成此更改。起初筛查年龄的上限设置为 65 岁的原因有三种：其他原因死亡的比例；随着年龄的增长，老年女性乳腺癌的发生率降低和乳腺癌恶性程度降低。虽然这些因素仍然存在，但有一个新的问题必须考虑到：女性的预期寿命已经从 1987 年的 75 岁增加到 2017 年的 83 岁（英国国家统计局，2017）。因此，必须重视年龄上限相关的筛查获益与预期寿命的相关性。

表 2-1　大型乳腺钼靶筛查试验综述

试用名	年龄范围（岁）	患者数	乳腺钼靶频次	随访时间（年）	相对死亡风险	置信区间（95%）	参考文献
健康保险计划	40 ~ 64	60995	1 年	18	0.78	0.61 ~ 1.0	[2]
爱丁堡试验	45 ~ 64	44268	2 年	14	0.79	0.60 ~ 1.02	[6]
加拿大试验	50 ~ 59	39405	1 年	13	1.02	0.78 ~ 1.33	[7]
芬兰试验	50 ~ 64	158755	2 年	4	0.76	0.53 ~ 1.09	[8]
瑞典的马尔默试验	45 ~ 70	42283	2 年	19.2	0.81	0.66 ~ 1.00	[9]
瑞典两县试验	40 ~ 74	133065	每年 2 ~ 3 次	20	0.68	0.59 ~ 0.8	[10]

最初筛查试验的原始数据以及现在非常成熟的随访数据初步显示这种筛查可以将乳腺癌相关的死亡风险降低 30% ~ 40%[11]。然而，随后对试验再次分析发现，筛查相关的死亡风险降低比例有所下降[12]，但更加重视筛查相关的风险和潜在获益。独立的乳房筛查试验[12]回顾了现有的证据，并得出结论，对于年龄 50 ~ 69 岁的女性，常规乳房钼靶检查降低了 20% 的乳腺癌相关死亡率，与之一致的是，每挽救一个患者生命就有三种癌症被过度诊断。他们还表示，没有足够的证据来评估 70 岁以上筛查的风险和获益，并支持继续 AgeX 试验以提供证据。

NHSBSP 已经运行了 30 年，它的数据表明根据试验的预测接受筛查的女性存活率有所提高。英国筛查发现的乳腺癌患者的 5 年生存率为 97.4%，而有症状就诊的患者的 5 年生存率为 77.6%[13]，尽管这种显著的差异很大程度上来自于前置时间偏差，但也在一定程度上说明了问题。

英国每年提供 3 次双视野的数字乳腺钼靶检查。图像由 2 人阅读。乳腺钼靶检查显示可能有异常的女性被召回到筛查单位进行进一步评估，评估涉及临床检查、进一步乳腺钼靶检查、断层摄影、超声和超声引导的活检针检查，发现患有癌症的女性会被转诊接受治疗。自 1987 年英国引进筛查技术以来，技术的改进包括数字乳腺钼靶检查、双人读片和空心针活组织检查。癌症的检出率也有相应的提高，2016 年总体平均每筛查 1000 人中有 8.4 例乳腺癌患者[14]。癌症的检出率和存活时间可能会随着新技术的发展而增加，例如层析 X 射线摄影合成技术随着更广泛的使用可能会越来越多地用于筛查[15]。

目前在英国，NHSBSP 每年邀请 50 ~ 70 岁的女性做 3 次乳腺钼靶筛查，年龄在 70 ~ 73 岁的女性被随机纳入 AgeX 试验，其余 70 岁以上的女性可以自行参加。自行参加的老年女性的比率很低，但是数量在增加，因为现在很少有老年女性因为年龄太大而无法接受筛查，并且常规筛选邀请的年龄已经超过 70 岁。此外，老年女性现在普遍更健康，比建立筛查方案时的预期寿命要更长。图 2-1（同见文后彩图 2-1）显示了英国老年女性自我推荐的比率，这清楚地显示了那些现在超过常规邀请年龄的人的上升趋势。70 岁以上女性参加筛查的比例普遍

较好，英国国家医疗服务体系数据显示，65 ~ 70 岁的女性筛查率最高为 73%，而 50 ~ 52 岁的女性筛查率为 69.5%，而年龄在 70 ~ 74 岁的女性为 69.6%，后者可能由于 AgeX 试验入组的关系并没有显示完全的筛查率。

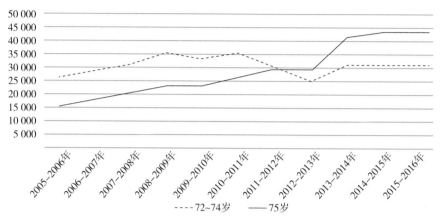

图 2-1　按年龄和年龄组划分的 NHS 乳腺筛查自我转诊率

[NHS BSP 数据（2017 年）]

2.2　高龄女性对乳房检查的态度

在英国，随着筛查年龄的延长，70 岁以上人群的接受率正在提高，但许多老年女性仍然不知道到自己有资格接受筛查[16]。此外，许多人不知道他们有资格进行自行筛查，或者如果他们愿意却不知如何去自行筛查。然而，当被问到，95% 的老年女性愿意继续接受乳腺钼靶检查并希望可以一直进行下去[16]。此外，打算继续进行筛查的老年女性非常抗拒医师劝他们停止筛查，这表明很多女性对筛查持非常积极的态度[17]，即使了解筛查的潜在危害后也只有 3% 的人表示对乳腺钼靶检查有所担心[16]。

老年女性对乳腺癌的了解较少[18-19]，对乳腺癌症状和自身患病风险水平的了解也较少。在这种情况下，常规筛查的价值可能会在这一年龄组的女

性中得到提高，该年龄组的女性因为很少自我检查所以往往首诊即为晚期[20]。

许多年龄较大的女性认为她们比年轻女性更不容易罹患乳腺癌[16, 21]，这一印象是由于她们一旦超过了筛查年龄，就不会被邀请进行钼靶筛查。有可能还有一种看法，认为其他健康问题更重要，人们普遍认为，如果没有肿瘤症状，乳腺钼靶检查是没有帮助的，这表明大家对筛查的初衷缺乏正确的认识[21]。

一些女性可能因为一些顾虑而不敢参加（表 2-2），但最常见的一种观念是，不继续邀请她们筛查意味着她们不需要再进行筛查了。

我们已经做了一些工作来帮助老年女性了解乳腺癌的症状。这些工作在提高人们对癌症的认识方面上是有效的，但并没有因此提升女性自我要求筛查的比率[22]。

表 2-2　超过 70 岁的 382 个英国女性未能参加筛查的原因的问卷调查

70 岁以上未参加乳腺筛查的原因	N（%）
未被邀请进行筛查，因此认为不必要（n=382）	199（52.1）
不知道我可以推荐我自己（n=382）	134（35.1）

70 岁以上未参加乳腺筛查的原因	N（%）
在我这个年龄不需要乳腺钼靶检查（n=382）	72（18.8）
其他健康问题似乎更为重要（n=383）	66（17.2）
我不做更多的乳房 X 线片（n=382）	47（12.3）
我忘了（n=382）	35（9.2）
乳腺钼靶检查疼痛和（或）不适（n=382）	17（4.5）
担心去筛查中心（n=382）	15（3.9）
担心乳腺钼靶检查的风险（n=382）	3（0.8）

资料来源：经 Collins 等人许可复制，2010 年[16]。

2.3 乳房钼靶检查在老年患者中有效吗?

对老年女性进行乳腺钼靶检查比年轻女性更有效，有几个潜在的原因。该组的癌症检出率比年轻人群高得多，从 45～49 岁年龄组筛查的每 1000 名女性中有 6.2 名癌症检出增加到 70 岁以上年龄组的每 1000 名女性中有 14.6 名癌症检出［图 2-2（同见文后彩图 2-2）为英国 NHS 乳腺筛查计划 2017 年数据］。这反映了与年龄有关的癌症发病率的增加，同时老年女性乳腺密度减少后 X 线摄影的敏感性相应增加。目前尚不清楚的是，筛查是否能提高这一年龄组的生存率以及相关危害的发生率。年龄组之间几个关键的差异可能会限制筛查的影响（在后面详细阐述）。寿命预期值会因年龄和年龄相关的疾病而降低，高龄患者被诊断出癌症的生物侵袭性更低（更有可能是 ER 阳性和人表皮细胞生长因子受体阴性）[24]。这意味着必须延长更长的时间进行分析，这个时间又很难被确切定义[25]。

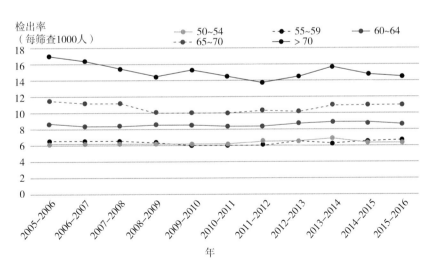

图 2-2 2005 年至 2016 年英国 NHS 乳腺癌筛查计划中各年龄组的癌症检出率（每 1000 名接受筛查女性的检出率）[23]

对于被排除在大多数大型筛查试验之外的老年女性，缺乏直接的随机对照试验数据（表 2-1）。因此，几乎没有直接证据表明获益，必须寻求不同形式的证据。这些包括：根据较年轻人群的随机对照试验数据推断（受众多假设影响）、非对照病例系列和队列研究（受分配偏倚影响）、替代标志物的使用（比如诊断时的分期下降作为改善预后的替代，转移性疾病的发病率的下降作为死亡率的替代等）和建模数据。

筛查确实能在老年女性中诊断出早期癌症（表 2-3），这意味着筛查发现的乳腺癌应与老年女性的预后改善相关。然而，有些人会认为筛查发现的癌症本身就有良好的预后，因为预后良好的癌症更容易被筛查发现，而侵袭性癌症更有可能出现在

筛查间隔期。还有其他混杂因素可能会破坏这些替代结果指标的影响，因此它们不会转化为生存率的提高（见下文）。筛查到到预后良好的癌症可能表明过度诊断增加，因为侵袭性较低的肿瘤可能没有临床表现。它们也可能与过度治疗有关。

表 2-3　各年龄组的筛查组和症状组的预后因子[26]

预后因素	方法介绍	年龄范围（年）		
		< 50（%）	50 ~ 64（%）	65+（%）
淋巴结疾病，（已知病例的百分比）	筛查组	20	29.2	21.2
	有症状组	46.6	41.3	40.6
诺丁汉预后指数，优秀预后组	筛查组	33	26.7	26.9
	有症状组	6.7	9.6	8.3
乳腺切除率	筛查组	33	27.2	26.5
	有症状组	45.9	45.3	56.1

2.4　老年女性筛查效果的证据

2.4.1　随机对照试验

随机对照试验为筛查提供了最有力的证据，因为它们避免了时间效应偏倚、病程长短偏倚以及选择偏倚等因素。20 世纪 70 年代和 80 年代进行的大多数大型随机对照试验都是招募了 64 岁或 70 岁以下的女性，只有两项试验招募了年龄在 74 岁以下的女性（瑞典 2 县试验和瑞典马尔默试验），没有其他试验超过此年龄[9]。在对瑞典研究的联合分析中，没有足够的检验效能确定接受筛查的 70 ~ 74 岁女性队列是否有生存优势，因此，以前的随机对照试验缺乏足够的证据评估筛查对 70 岁以上女性的影响。AgeX 试验的结果，数据量大且使用当前能提供高质量证据的乳腺钼靶技术，但是数据预计要到 2020 年中期才能统计完成。

2.4.2　队列研究

目前有许多对比接受筛查与未接受筛查的老年女性的回顾性队列研究，但这些队列研究是有偏倚的，包括时间效应偏倚、病程长短偏倚以及选择偏

倚。队列研究提供的证据没有随机对照研究可靠。一项美国研究调查了 3 个年龄组（67 ~ 74 岁、75 ~ 85 岁和 85 岁以上）中经常使用或不使用乳腺钼靶检查的人死于乳腺癌的风险以及 Ⅰ 期或 Ⅱ 期疾病的发生率。研究者们发现在两组稍年轻的人群中，乳腺癌的死亡风险在不使用钼靶筛查者中显著增加（75 ~ 84 岁年龄组，RR 3.69，CI 2.58 ~ 5.27；67 ~ 74 岁年龄组，CI 3.18，CI 2.27 ~ 4.46[27]）。即使考虑到 1.25 年的时间效应偏差，显著差异仍然存在（这是基于在瑞典两县试验中发现 70 ~ 74 岁的年龄组存在时间效应偏倚。尽管如此，有一些人认为由于老年女性肿瘤侵袭力较低，所以更长的时间效应偏倚存在是可以接受的[28]）。该试验还使用了改良的查尔森合并症指数（charlson comorbidity index，CCI）[29]校正了队列间的并发症误差，并发现结果继续显示生存优势。另一项队列研究显示，在 68 ~ 83 岁的队列中，接受筛查的女性比未接受筛查的女性生存率高[30]。研究者们发现筛查组的相对存活率为 0.8，尽管此差异不显著（CI 0.53 ~ 1.22），而且因为样本量小，也没有按年龄组进行亚组分析。

基于荷兰国家癌症登记机构登记的 70 ~ 75 岁

女性数据，荷兰的一项回顾性研究探索了延长筛查年龄带来的影响，发现早期癌症的诊断率增加，晚期癌症的诊断率下降。但结论是过度诊断对这些结论是有影响的[31]。

一项进一步的回顾性队列研究发现接受筛查的老年女性相较未接受筛查的女性有直接生存获益[32]。70 岁以上所有年龄组中的相对生存率都有显著提高（70 ~ 74 岁组，筛查组 vs. 未筛查组，生存率 RR 值为 1.0 : 0.66，*P* < 0.001；75 ~ 79 岁组，筛查组 vs. 未筛查组，生存率 RR 值为 1.0 : 0.54，*P* < 0.001；80 ~ 84 岁组，筛查组 vs. 未筛查组，生存率 RR 值为 0.89 : 0.76，*P* < 0.039；> 85 岁组，筛查组 vs. 未筛查组，生存率 RR 值为 1.0 : 0.39，*P* < 0.007）。然而，研究者们在检查数据的选择偏倚时（比如健康状况不佳的女性没有被推荐进行筛查）发现虽然这种情况只发生在 75 ~ 79 岁年龄组而其他年龄组没有，但是这种回顾性数据评估的准确性还是有待商榷的。这些数据没有根据时间效应偏倚、病程长短偏倚进行校正，因此可能影响结果。

现有筛查计划的数据也已报告，在 70 ~ 75 岁年龄组中，相较于未将筛查引入该年龄组的女性，进行筛查的女性乳腺癌特异性死亡率降低了 29.5%（1986—1997 年比 1997—2003 年）[33]。这些数据可能有缺陷，因为治疗期间可能存在其他治疗差异来解释这两个治疗阶段之间的一些变化（比如他莫昔芬的使用减少、化疗的减少以及化疗方案的有效性降低等）。

2.4.3　替代标志物

替代标志物研究再次受到可能的偏倚因素的影响，并且不如随机对照试验那么稳健。使用生存替代标志物的研究发现定期行乳腺筛查的老年女性患者（66 ~ 79 岁）在诊断时患转移性疾病的相对风险比没有定期行乳腺筛查的老年女性患者低，数值为 0.57（*CI* 0.45 ~ 0.72）；患局部乳腺癌的相对风险偏高，数值为 3.3（*CI* 3.1 ~ 3.5）[34]。最近（2015—2016 年）英国对有症状癌症的研究发现，与有症状的癌症组相比，筛查组诺丁汉预后指数更低[23]，淋巴结阳性率几乎减半，乳房切除率也减半。法国最近的一项研究发现，对 75 岁以上的女性进行筛查确实可以

缩短诊断时的分期，淋巴结阳性率从 35% 下降到 8.8%，从而提高了乳房保乳率（筛查 vs. 未筛查，74% vs. 26%）并提高患者的无病生存率[35]。

2.4.4　建模研究

由于该年龄组的随机对照试验数据非常有限，且很少有高质量的队列研究可用，许多研究人员使用建模技术来估计筛查对老年组的潜在益处。所有这些研究都表明，与 50 ~ 69 岁年龄组的筛查相比，筛查老年女性的相对获益随着年龄的增长而降低[36]，例如，Mandelblatt 及其同事[37] 发现 70 ~ 74 岁组的相对受益率为 83%，75 ~ 79 岁组为 61%，80 ~ 84 岁组 45%，85 岁以上组仅为 32%。其他研究者也得出了类似的结论[38-39]。就年龄上限的建议而言，一些人认为，至少在 80 岁之前仍有可能产生获益，但不良反应的增加意味着该年龄组的相对获益下降[25]。

最近，利用英国注册数据开发了一个模型，以探索筛查的获益阈值，并建议阈值是在 78 岁[40]，且清楚地显示了年龄上限超过 70 岁以后每增加 3 岁就会出现寿命年数减少以及质量调整寿命年（quality adjusted life years，QALY）的增加减少。澳大利亚研究小组最近评估了将筛查范围扩大到 74 岁（与 69 岁相比）的影响，发现筛查可以使每 1000 名女性中乳腺癌死亡人数减少 1 人，78/1000 假阳性，28/1000 诊断为乳腺癌，其中 8 人诊断过度[41]。最后，一个美国小组开发了一系列健康状况分层模型，发现这种方法有助于选择 70 岁以上可能受益于筛查的患者[42]。

2.5　为什么老年女性的乳腺筛查结果存在差异性？

不能简单地将筛查有效性的随机对照试验试验数据外推至老年女性的原因有很多。

2.5.1　乳腺对钼靶检查的敏感性

与年轻女性相比，老年女性在每 10 000 次乳腺钼靶检查中被检测出的乳腺癌更多，因为乳腺癌的发病率及乳腺腺体对钼靶检查的敏感性随年龄增长

而增加[43-45]。一项美国研究报告称，65岁以上女性的乳腺钼靶检查的癌症检出率为9.2/1000，而50～64岁的女性的乳腺癌检出率为5.7/1000[46]。乳腺钼靶检查的敏感性在40～44岁女性中为68%，而在80～89岁的女性中为83%[46]，其他的研究者也报道过类似的数据[45]。美国的一项大型研究显示在40～49岁、50～59岁、60～69岁和70岁以上年龄组女性的钼靶结果中，致密型乳房的比例分别为74%、57%、44%和36%，乳腺密度（与灵敏度呈负相关）与年龄呈负相关[43]。

2.5.2 死亡风险控制

乳腺癌早期筛查给女性带来的获益必须通过足够长的生存期才能被发现。预期寿命与年龄有关，70岁女性的平均预期寿命为15年，而80岁女性的平均预期寿命为7年。然而老年人的情况非常复杂，如患有合并症则会对预期寿命产生重大影响。合并症的发生率随着年龄的增长而增加。对于超过80岁的女性，即使她患有乳腺癌，她死于非乳腺癌原因的可能性也更大，例如，在50～54岁年龄组的乳腺癌患者中，73%的死亡是由乳腺癌引起的；而在85岁以上年龄组中，这一比例仅为29%[24]。一项针对老年女性乳腺癌患者的大型研究表明，患有3种或更多合并症的患者的非乳腺癌死亡率增高20倍，而这一现象与这些患者确诊时的乳腺癌分期无关，这意味着乳腺癌的早期诊断并没有给她们带来生存获益[47]。在乳腺癌的筛查中，无论年龄大小，患有严重合并症的女性无法通过早期筛查获得生存获益，而中度合并症对早期筛查的生存获益的降低与年龄相关[32]。

认知障碍在老年女性中也很常见，85岁的老年女性罹患认知障碍的概率为50%。其包括不同的疾病严重程度，从轻微的认知障碍（对预期寿命影响不大，但可能会损害女性权衡筛查利弊和做出知情选择的能力）到严重认知障碍（预期寿命将显著减少）[48]。

对身体虚弱的老年人进行不适当的乳腺筛查可能会带来负面影响。在一项为216名平均年龄为81岁的疗养院候选人提供乳腺钼靶检查的研究中，有91%的人无法完成日常生活活动，有49%的人患

有一定程度的认知障碍[49]。在筛查结束后这216名女性中有18%被召回，其中的2/3是因为需要进行进一步检测（磁共振成像、活检或手术）以排除假阳性。最终有4名女性确诊乳腺癌并接受了治疗，但其中2名在15个月内死于无关疾病，其中1名在手术后出现严重伤口感染并患有慢性伤口疼痛。在接受治疗的乳腺癌患者中，只有2个人获得生存受益（占总队列的0.9%）。但是在被召回的女性中，几乎一半的人产生了因召回及进一步检测所导致的焦虑或抑郁。这些相互关联的死亡原因稀释了对乳腺癌的干预措施的效果，并且使其带来的生存获益更难以被证明。此外，大多数情况下对预期寿命＜5年的女性进行乳腺癌筛查几乎没有价值，因为在开始筛查后至少5年才会体现出特异性生存曲线的差异[50]，而乳腺癌筛查的最大获益要到开始筛查10年后才能看到[9]。

从卫生经济学的角度来看（这在任何大规模筛查干预的评估中都很重要），评估成本效益的常用方法是确定每单位成本获得的生命年数。因此，在预期寿命要低得多的老年人群中，单位成本的生命年收益将不可避免地降低。

根据其不同的预期寿命，老年女性从筛查中可能获益不同，因此一些研究人员探索了基于乳腺癌风险或预期寿命的评估策略。尽管绝对年龄和预期寿命是相关联的，但可以通过使用计入并发症、机体功能状态、是否患有痴呆或所有这些因素的组合的评分系统来实现更精确的预测[51]。Kerlikowske[52]等人使用建模技术来计算对所有79岁以上的女性进行乳腺筛查的成本效益比与对通过筛选乳腺癌高风险人群的技术（采用高骨矿物质密度作为风险增加的标志）所筛选出的高风险女性进行筛查的成本效益比。他们发现，虽然对所有79岁的女性均进行乳腺筛查有一定获益，但如果只对其中的高风险人群进行筛查则获益会增加。他们还发现对79岁以下人群进行乳腺筛查只使每位接受筛查的女性的预期寿命延长7小时，而筛查年龄截至69岁可使每位接受筛查的女性的预期寿命延长48小时。

2.5.3 乳腺癌的过度诊断

进行乳腺筛查的人群的乳腺癌发病率高于未进

行筛查的人群，而这些额外发现的乳腺癌不会影响被筛出的女性的预后，这意味着乳腺筛查会导致乳腺癌的过度诊断，由于老年女性的预期寿命较短，这种影响在老年女性中可能更为显著，因此在进行成本效益分析时，必须考虑到治疗这些无临床意义癌症的相关成本、副作用和其对患者生活质量的不利影响。不同文献对乳腺癌的过度诊断率的报告存在差异，从 0 [53] 到 59% [54-57] 不等。英国 Marmot 发表的基于一项详细荟萃分析的综述表明，在筛查年龄范围内进行乳腺筛查而诊断的乳腺癌患者中，有 11% ~ 19% 属于过度诊断 [12]。美国一项针对过度诊断（即筛查发现的乳腺癌患者死于其他原因）的研究表明老年女性乳腺癌患者的过度诊断率更高。该研究发现 40 岁女性乳腺癌患者的过度诊断率仅为 1%，而 80 岁以上女性乳腺癌患者的过度诊断率为 22% [58]。

此外，在 66 ~ 79 岁的女性中，接受筛查的人群的乳腺原位癌诊断发病率是未接受筛查人群的 3.5 倍 [34]。对于预期寿命较短的女性，尤其是那些患有小面积的低级别导管原位癌（ductal carcinoma in situ，DCIS）的女性，这种疾病在患者剩余寿命中一般不会出现明显症状。DCIS 进展为侵袭性疾病的风险取决于其范围大小和病理级别。在未治疗的情况下，大范围的高级别 DCIS 在 4 年内发生进展的风险为 75% [59]，但小范围的低级别 DCIS 在未治疗的情况下 30 年内的进展率仅为 40% [60]。通常 DCIS 的发病率会在乳腺筛查停止后急剧下降 [61]。目前一些评估是否可以仅通过观察来管理 DCIS 患者中的低风险人群的试验（例如 LORD [62] 和 LORIS [63]）正在世界范围内进行。这可能与被诊断为低风险 DCIS 的老年女性密切相关。

乳腺癌过度诊断的年龄相关性已通过一项使用英国注册数据的建模研究得到证实，该模型清楚地表明，乳腺癌的诊断率随着年龄的增长而增加，而其中被过度诊断的乳腺癌的比例也随着年龄的增长而增加（图 2-3 [40]）。

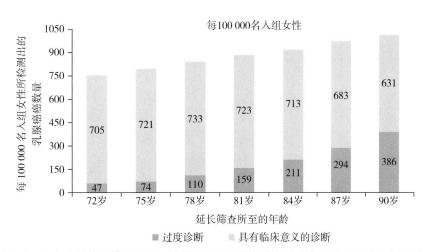

图 2-3 与之前的筛查策略相比，该模型所预测的每个年龄组每 100 000 名入组女性中被发现和被过度诊断的乳腺癌病例的数量 [40]

2.5.4 年龄相关的肿瘤生物学差异性

老年女性乳腺癌侵袭标志物的表达与年轻女性存在差异。其往往具有 ER 表达水平较高、HER2 表达水平较低、肿瘤等级较低和增殖标志物表达水平较低的特点 [24, 64-65]，因此在设计筛查计划中应考虑到，通过筛查获得的提前期偏差可能在老年女性中时间更长。但在设计老年人的乳腺筛查时，这一点经常被忽略。

2.5.5 成本

大多数数据表明在所有年龄段女性中进行乳腺癌筛查均可以获得成本效益 [36, 37, 40, 66-67]，尽管老年组的获益较小，而且相对其他组的成本要高得多 [40, 68]，例如，Mandelblatt [37] 对 65 岁以上的 5 个年龄组的女性进行了研究，并列入了 3 种不同程度的合并症

（平均健康水平、轻度高血压或充血性心力衰竭）。他们发现每年通过乳腺癌筛查而挽救生命的成本在 65～69 岁年龄段女性为 23 212 美元，在 70～74 岁年龄段女性为 27 983 美元，在 85 岁以上女性为 73 000 美元（均属于平均健康类别）。考虑到可能存在健康状况不佳的情况，这些成本甚至更高。最近，Rafia 等报道根据 NHSQALY 阈值计算出对女性进行乳腺癌筛查的成本效益收益仅持续到 78 或 80 岁[40]。

成本增加有几个原因：该年龄组的预期寿命年数的减少、相互影响的死亡原因、无临床意义的乳腺癌发病率的增加、老年女性因更长的住院时间及更多的手术和麻醉副作用而使治疗费用增加[69]。

尽管 Mandelblatt 等[37]通过他们的建模研究发现在模型里年龄最大（85 岁以上）和最不健康（充血性心力衰竭）的队列中，不良的生活质量影响可能超过了存活率的小幅增加。但是由于缺乏相关研究，乳腺癌筛查在老年女性中的质量调整生命年成本数据很难获得。另一个在对老年女性进行乳腺癌筛查时需要考虑的问题是实际的筛查过程可能成本更高，因为其中一些体弱的女性在进行筛查时会需要更多的时间和帮助。这个问题在 < 69 岁的人群中影响不大[70]，但随着筛查对象年龄范围的扩大，更多的问题可能会出现。另一个与老年组相关的问题是筛查的可及性和实用性。在 70 岁以上的年龄组中进行乳腺癌筛查需要额外增加时间成本，因为 29% 的老年女性需要更长的时间来完成筛查，而 15% 的老年女性需要亲属协助讲解才能完成筛查。完成乳腺癌筛查所需的时间通常为 6 分钟，但在某些情况下可能会增加到 15 分钟，例如，需要坐着检查、脊柱后凸造成的检查困难、认知障碍和钼靶在老年女性乳腺检查难度增加[71]。这将对乳腺筛查在该年龄组的成本效益产生重大影响。

2.6 乳腺筛查老年女性中的风险

乳腺筛查的相关风险包括心理困扰、不必要的活检（经皮和手术）以及辐射暴露本身带来的轻微风险。乳腺钼靶检查的辐射可能会增加某些癌症的发生率，尽管这种低剂量辐射暴露的风险极低（通常认为每百万次乳腺钼靶检查中会出现 2 个因此诱

发的乳腺癌），而且这种风险在绝经后的女性中更低[72]。对于以单次 2 mGy 剂量的乳腺钼靶检查进行乳腺癌筛查的女性，在 40～49 岁的筛查人群中每百万女性会出现 4.5 例因此诱发的乳腺癌，而在 50～59 岁的筛查人群中每百万女性会出现 1.5 例因此诱发的乳腺癌[73]。辐射对于老年女性群体的风险更小，70 岁以上的女性甚至可以忽略辐射的风险，主要有以下几个原因：她们的预期寿命相对较短；她们对乳腺钼靶检查的敏感性增加从而接受较低辐射剂量即可获得高质量的胶片；绝经后乳腺上皮的增殖率较低从而对辐射的敏感性降低[74]。然而，乳腺钼靶检查的诊断剂量并不是与乳腺筛查相关的唯一辐射暴露风险。被诊断患有乳腺浸润性癌或原位癌的女性可能会接受治疗性放疗，而放疗具有一定潜在风险，如增加心脏死亡风险（吸烟者为 1%，非吸烟者为 0.3%）和增加肺癌的发生率（吸烟者为 4%，非吸烟者为 0.3%）[75]。在低风险的 DCIS 或浸润性癌的情况下，特别是在吸烟的老年女性中，进行辅助放疗的风险可能会抵消其临床受益。

对于那些在乳腺筛查中被诊断出乳腺癌的人群来说，筛查可能降低了她们的生活质量。初始生活质量的降低来自于以下几个方面：初期对疾病的认知（对疾病的深入认识，对不会影响寿命的疾病的了解）；接受乳房手术所导致的身体形象下降，接受腋窝手术造成的不良影响（慢性疼痛、僵硬、淋巴水肿）、接受抗雌激素辅助内分泌治疗和辅助化疗的不利影响。英国的 Marmot 的研究显示，有 11%～19% 的乳腺癌患者被过度诊断，她们原本可以避免这些会降低生活质量的事件的发生[12]。

2.7 乳腺筛查对象的选择以及筛查标准

有证据表明，乳腺筛查受益人群的年龄范围可能会超过 70 岁。但是这种较高的获益年龄是否意味着乳腺筛查适用于所有女性，乳腺筛查带来的获益会在什么年龄停止？一些研究发现乳腺筛查的获益年龄临界值为 75 岁，而另外一些研究认为该临界值应该在 79 岁[76]，对于超过这个年龄的女性进

行乳腺筛查仅适用于其中预期寿命在前 25% 的人群。这是基于乳腺筛查仅对预期寿命超过 5 年或 10 年的人群有益的研究结果而建立的一种假设[77-78]。75% 的 79 岁女性人群拥有 10 年的预期寿命，而 85 岁及以上女性中拥有 10 年的预期寿命的人群仅占 25%[76]。显然受筛人群的个人的健康状况将对筛查获益的临界年龄产生显著影响。McPherson 等[32]评估 65 ~ 101 岁的女性乳腺筛查获益性的研究发现，对于没有合并症或轻度至中度合并症的女性，在任何年龄进行乳腺筛查均可获益，即使对于 80 岁以上的女性也是如此。只有对于患有严重的合并症女性，乳腺筛查才会失去获益。

然而，将乳腺钼靶检查的受益人群设定为 70 岁以上的健康女性会带来设定健康水平的临界值这个重要问题，怎样确定这个临界值？最重要的是，老年女性如何看待这种选择过程？在美国，筛查率与医师的推荐相关，年龄本身是一个推荐乳腺筛查的独立负面预测因素，老年女性不太可能被建议参加乳腺筛查，而医师往往更倾向于选择推荐更健康的老年女性进行乳腺筛查[79]。目前由于医师对筛查获益人群了解不足，还存在大量不适合的筛查推荐。在老年女性中，在疗养院住院和患有痴呆症是乳腺筛查推荐率的负面影响因素，但慢性疾病问题则不会对此产生影响[80]。在另一项美国的研究中显示，在接受乳腺钼靶检查的 80 岁或以上的女性中有超过 50% 的人处于该人群健康状况最差的四分之一组，这表明她们的筛查获益率很低[81]。美国的一项研究进一步发现，合并症较多的女性被建议进行筛查的可能性更高，这归因于有其他健康问题的女性与医师接触的频率增加[82]。在美国，由于乳腺筛查对象的选择取决于医师的主观判断，筛查过度和筛查不足的发生率都较高。最近在以色列进行的一项对 65 ~ 79 岁女性人群进行的研究发现，接受乳腺筛查的女性中有 56% 的人群预期寿命不足 10 年，尽管有证据表明她们已无法从乳腺筛查中获益[83]。

在英国，70 岁以上的女性会由她们自己决定是否进行乳腺筛查。如果连医师都觉得决定是否应该进行乳腺筛查很困难，那如何能期望患者可以做出正确的决定呢？

一些经过验证的模型可以用来评估患者的健康状况并以此来预测被评估者的预期寿命。随着计算机模型的发展，这些模型变得越来越复杂。有人建议，判断一名老年女性是否适合进行乳腺筛查不应基于其合并症本身或年龄，而应基于其预期寿命是否超过 5 ~ 10 年。现在有大量地将合并症、年龄与预期寿命联系起来的数据集而且模型预测的准确性不断提高，例如 e-Prognosis（http://cancerscreening.eprognosis.org/）。然而，以个案为基础指导的这种大规模筛查项目是不可行的。e-Prognosis（电子预后）网站现在可以为老年女性提供基于年龄和健康状况的乳腺筛查获益性风险评估，这可以为老年女性就乳腺筛查事项面诊时提供参考信息。最好的筛查方案是将乳腺筛查阈值设置在大多数女性可获益的年龄，对于超过此阈值的女性，可根据患者的偏好和医师的建议量身定制筛选方法。该方案已在世界各地的多个卫生系统中实施，但在细节上略有差异。临床医师根据发布的指南判断需要进行乳腺筛查的人群，而 79 岁以上女性的乳腺筛查通过家庭医师来进行，这种方案似乎更为适宜。

在英国，针对 70 岁以上老年女性的现行筛查体系已经具备了一些用以确保更健康的女性参加乳腺筛查的筛查机制，但普及率很低。因为健康状况较好的女性可能更关心自己的健康维护，她们的医师在她们参加例行体检时建议其参加乳腺筛查的概率更高。

目前国际上在确定乳腺筛查的目标人群的问题上正在趋同。在美国，建议进行乳腺筛查的目标人群为所有预计预期寿命超过 10 年的女性，且没有年龄上限[84]。这种方案在实施中是将确定适宜进行乳腺筛查的目标人群的责任交给了医师，而这样的决策制定可能很困难。最近的一项研究发现，70% ~ 86% 的美国初级保健医师对 80 岁以上的女性建议进行乳腺筛查[85]。欧洲各国的推荐进行乳腺筛查人群的标准各不相同，但大多数推荐人群年龄上限为 69 岁到 75 岁（表 2-4）。国际老年肿瘤学会建议 70 岁以下的女性进行乳腺筛查，对 70 ~ 75 岁的女性，建议根据患者要求、生理年龄和预期寿命制定个性化方案[86]。

2.8 总结

是否应该对 70 岁以上的女性进行乳腺筛查目前存在争议。乳腺筛查可能对健康的老年女性有益，但对预期寿命不到 5 年的女性来说可能弊大于利。制定国家乳腺筛查项目需要参考类似于 AgeX 试验结果这样的进一步证据。另外制定国家乳腺筛查项目还必须考虑对老年女性进行筛查的成本效益比，80 岁以下女性的筛查成本效益比尚可获得收益，80 岁以上女性的筛查成本则高到令人望而却步。需要向老年女性普及关于如何平衡乳腺筛查的风险和获益的知识，以便她们在了解情况后决定是否进行乳腺筛查。乳腺筛查应针对那些更有可能从对患者及其医疗保健提供者的科普中受益的老年女性。这将优化获益和成本的比例并最大限度地减少风险。

表 2-4　西方国家筛查实践总结（2018 年更新）

国家	筛查对象年龄范围	筛查周期	是否为国家项目	备注
英国	50～69 岁（在 Age Ex 研究中是 47～73 岁），所有组每年 3 次	3 年	是	70（73）岁者按需提供
美国（美国癌症协会）[84]	40～54 岁人群每年筛查 1 次，55 岁以上人群每两年筛查 1 次。预期寿命大于 10 年可以继续筛查，没有年龄上限	1～2 年	否	无年龄上限：建议筛查至预期寿命少于 10 年
瑞典	40～55 岁人群，每 18 个月筛查 1 次 56～74 岁人群，每 24 个月筛查 1 次	18～24 个月	是	74 岁以上者按需提供
芬兰	50～69 岁	2 年	根据当地要求	70 岁以上女性无正式筛查，但可以由私人诊所和家庭医师进行筛查
匈牙利	45～65 岁	2 年	是	不为老年女性提供筛查
澳大利亚	50～74 岁	2 年	是	40～50 岁和 74 岁以上女性可以选择免费参加
冰岛	40～69 岁	2 年	是	70 岁以上女性如有意愿，可以每年参加 2 次筛查
意大利	50～70 岁	2 年	否，局部地区	超过 70 岁者可按需提供
荷兰	50～75 岁	2 年	是	75 岁以上无须筛查
加拿大	50～69 岁	2 年	是	
法国	50～74 岁	2 年	是	
奥地利	45～70 岁	2 年	是	40～45 岁的女性以及超过 70 岁的女性参加。40～55 岁的女性行超声检查
葡萄牙	50～69 岁	2 年	是，3 个区域机构的国家协调	70 岁以上没有拨款
瑞士	5～75 岁	2 年	按州划分，但并非全部报销	75 岁以上者可选择是否筛查
希腊	>40 岁，无上限	40～50 岁每年 2 次；>50 岁每年 1 次	否	无上限
斯洛文尼亚	50～70 岁	2 年	全国	超过 70 岁者可选择是否筛查
西班牙	50～69 岁	2 年	全国	没有特殊规定
土耳其	40～69 岁	2 年	全国	超过 70 岁者按需提供

资料来源：作者感谢以下提供有关其国家计划的信息：R Audisio、M Gnant、I Rubio、M Leidenius、B Gulluoglu、J Zjagnar、C Markopoulos、W Webber、K Sandelin、MJ Cardosa。

参考文献

（遵从原版图书著录格式及出现顺序）

［1］P F. Breast Cancer Screening. Report to the health ministers of England, Wales, Scotland and Northern Ireland. London HMSO, 1986.

［2］SHAPIRO S. The status of breast cancer screening: a quarter of a century of research. World J Surg, 1989, 13（1）: 9-18.

［3］ALEXANDER F E, ANDERSON T J, BROWN H K, et al. The Edinburgh randomised trial of breast cancer screening: results after 10 years of follow-up. Br J Cancer, 1994, 70（3）: 542-548.

［4］TABAR L, VITAK B, CHEN H H, et al. Beyond randomized controlled trials: organized mammographic screening substantially reduces breast carcinoma mortality. Cancer, 2001, 91（9）: 1724-1731.

［5］MILLER A B, TO T, BAINES C J, et al. Canadian National Breast Screening Study-2: 13-year results of a randomized trial in women aged 50-59 years. J Natl Cancer Inst, 2000, 92（18）: 1490-1499.

［6］ALEXANDER F E, ANDERSON T J, BROWN H K, et al. 14 years of follow-up from the Edinburgh randomised trial of breast-cancer screening. Lancet, 1999, 353（9168）: 1903-1908.

［7］MILLER A B. Effect of screening programme on mortality from breast cancer. Benefit of 30% may be substantial overestimate. BMJ, 2000, 321（7275）: 1527.

［8］HAKAMA M, PUKKALA E, HEIKKILA M, et al. Effectiveness of the public health policy for breast cancer screening in Finland: population based cohort study. BMJ, 1997, 314（7084）: 864-867.

［9］NYSTROM L, ANDERSSON I, BJURSTAM N, et al. Long-term effects of mammography screening: updated overview of the Swedish randomised trials. Lancet, 2002, 359（9310）: 909-919.

［10］TABAR L, VITAK B, CHEN H H, et al. The Swedish Two-County Trial twenty years later. Updated mortality results and new insights from long-term follow-up. Radiol Clin N Am, 2000, 38（4）: 625-651.

［11］TABAR L, YEN M F, VITAK B, et al. Mammography service screening and mortality in breast cancer patients: 20-year follow-up before and after introduction of screening. Lancet. 2003; 361（9367）: 1405-10.

［12］MARMOT M A D, CAMERON D, DEWAR J, et al. The benefits and harms of breast cancer screening: an independent review. Lancet, 2012, 380: 1778-1786.

［13］CHEUNG S G N, LAGORD C, WILLIAMS K, et al. All Breast Cancer Report: West Midlands Cancer Intelligence Unit, 2010.

［14］DIGITAL N. Breast Screening Programme, England - 2016-17［PAS］. https://digital.nhs.uk/data-and-information/publications/statistical/breast-screening-programme/breast-screeningprogramme-england-2016-17, 2018.

［15］SARDANELLI F, AASE H S, ALVAREZ M, et al. Position paper on screening for breast cancer by the European Society of Breast Imaging（EUSOBI）and 30 national breast radiology bodies from Austria, Belgium, Bosnia and Herzegovina, Bulgaria, Croatia, Czech Republic, Denmark, Estonia, Finland, France, Germany, Greece, Hungary, Iceland, Ireland, Italy, Israel, Lithuania, Moldova, The Netherlands, Norway, Poland, Portugal, Romania, Serbia, Slovakia, Spain, Sweden, Switzerland and Turkey. Eur Radiol, 2017, 27（7）: 2737-2743.

［16］COLLINS K, WINSLOW M, REED M W, et al. The views of older women towards mammographic screening: a qualitative and quantitative study. Br J Cancer, 2010, 102（10）: 1461-1467.

［17］HOUSTEN A J, PAPPADIS M R, KRISHNAN S, et al. Resistance to discontinuing breast cancer screening in older women: A qualitative study. Psychooncology, 2018, 27: 1635-1641.

［18］GRUNFELD E A, RAMIREZ A J, HUNTER M S, et al. Women's knowledge and beliefs regarding breast cancer. Br J Cancer, 2002, 86（9）: 1373-1378.

［19］DOLAN N C, LEE A M, MCDERMOTT M M. Age-related differences in breast carcinoma knowledge, beliefs, and perceived risk among women visiting an academic general medicine practice. Cancer, 1997, 80（3）: 413-420.

［20］WYLD L, GARG D K, KUMAR I D, et al. Stage and treatment variation with age in postmenopausal women with breast cancer: compliance with guidelines. Br J Cancer, 2004, 90（8）: 1486-1491.

［21］MAH Z, BRYANT H. Age as a factor in breast cancer knowledge, attitudes and screening behaviour. CMAJ, 1992, 146（12）: 2167-2174.

［22］KAUSHAL A, RAMIREZ A J, WARBURTON F, et al. "Promoting Early Presentation" intervention sustains increased breast cancer awareness in older women for three years: A randomized controlled trial. J Med Screen,

2017, 24（3）: 163-165.

[23] P. R. Breast Screening Programme, England, 2016-16. Health and Social Care Information Centre, UK 2017.

[24] DIAB S G, ELLEDGE R M, CLARK G M. Tumor characteristics and clinical outcome of elderly women with breast cancer. J Natl Cancer Inst, 2000, 92（7）: 550-556.

[25] BOER R, DE KONING H J, VAN OORTMARSSEN G J, et al. In search of the best upper age limit for breast cancer screening. Eur J Cancer, 1995, 31A（12）: 2040-2043.

[26] BATES T, KEARINS O, MONYPENNY I, et al. Clinical outcome data for symptomatic breast cancer: the Breast Cancer Clinical Outcome Measures（BCCOM）Project. Br J Cancer, 2009, 101（3）: 395-402.

[27] 27. MCCARTHY E P, BURNS R B, FREUND K M, et al. Mammography use, breast cancer stage at diagnosis, and survival among older women. J Am Geriatr Soc, 2000, 48（10）: 1226-1233.

[28] BOER R, DE KONING H, THRELFALL A, et al. Cost effectiveness of shortening screening interval or extending age range of NHS breast screening programme: computer simulation study. BMJ, 1998, 317（7155）: 376-379.

[29] CHARLSON M E, POMPEI P, ALES K L, et al. A new method of classifying prognostic comorbidity in longitudinal studies: development and validation. J Chronic Dis, 1987, 40（5）: 373-383.

[30] VAN DIJCK J A, VERBEEK A L, BEEX L V, et al. Breastcancer mortality in a non-randomized trial on mammographic screening in women over age 65. Int J Cancer, 1997, 70（2）: 164-168.

[31] DE GLAS N A, DE CRAEN A J, BASTIAANNET E, et al. Effect of implementation of the mass breast cancer screening programme in older women in the Netherlands: population based study. BMJ, 2014, 349: g5410.

[32] MCPHERSON C P, SWENSON K K, LEE M W. The effects of mammographic detection and comorbidity on the survival of older women with breast cancer. J Am Geriatr Soc, 2002, 50（6）: 1061-1068.

[33] J. F. Presentation to the 6th European Breast Cancer Conference, 2008.

[34] SMITH-BINDMAN R, KERLIKOWSKE K, GEBRETSADIK T, et al. Is screening mammography effective in elderly women? Am J Med, 2000, 108（2）: 112-119.

[35] ILENKO A, SERGENT F, MERCUZOT A, et al. Could patients older than 75 years benefit from a systematic breast cancer screening program? Anticancer Res, 2017, 37（2）: 903-907.

[36] BARRATT A L, LES IRWIG M, GLASZIOU P P, et al. Benefits, harms and costs of screening mammography in women 70 years and over: a systematic review. Med J Aust, 2002, 176（6）: 266-271.

[37] MANDELBLATT J S, WHEAT M E, MONANE M, et al. Breast cancer screening for elderly women with and without comorbid conditions. A decision analysis model. Ann Intern Med, 1992, 116（9）: 722-730.

[38] RICH J S, BLACK W C. When should we stop screening? Eff Clin Pract, 2000, 3（2）: 78-84.

[39] 39. EDDY D M. Screening for breast cancer. Ann Intern Med, 1989, 111（5）: 389-399.

[40] RAFIA R, BRENNAN A, MADAN J, et al. Modeling the costeffectiveness of alternative upper age limits for breast cancer screening in England and Wales. Value Health, 2016, 19（4）: 404-412.

[41] JACKLYN G, HOWARD K, IRWIG L, et al. Impact of extending screening mammography to older women: Information to support informed choices. Int J Cancer, 2017, 141（8）: 1540-1550.

[42] LANSDORP-VOGELAAR I, GULATI R, MARIOTTO A B, et al. Personalizing age of cancer screening cessation based on comorbid conditions: model estimates of harms and benefits. Ann Intern Med, 2014, 161（2）: 104-112.

[43] CHECKA C M, CHUN J E, SCHNABEL F R, et al. The relationship of mammographic density and age: implications for breast cancer screening. AJR Am J Roentgenol, 2012, 198（3）: W292-W295.

[44] FAULK R M, SICKLES E A, SOLLITTO R A, et al. Clinical efficacy of mammographic screening in the elderly. Radiology, 1995, 194（1）: 193-197.

[45] ROSENBERG R D, HUNT W C, WILLIAMSON M R, et al. Effects of age, breast density, ethnicity, and estrogen replacement therapy on screening mammographic sensitivity and cancer stage at diagnosis: review of 183, 134 screening mammograms in Albuquerque, New Mexico. Radiology, 1998, 209（2）: 511-518.

[46] CARNEY P A, MIGLIORETTI D L, YANKASKAS B C, et al. Individual and combined effects of age, breast density, and hormone replacement therapy use on the accuracy of screening mammography. Ann Intern Med, 2003, 138（3）: 168-175.

[47] SATARIANO W A, RAGLAND D R. The effect of comorbidity on 3-year survival of women with primary breast cancer.

Ann Intern Med, 1994, 120（2）: 104-110.

[48] RAIK B L, MILLER F G, FINS J J. Screening and cognitive impairment: ethics of forgoing mammography in older women. J Am Geriatr Soc, 2004, 52（3）: 440-444.

[49] WALTER L C, ENG C, COVINSKY K E. Screening mammography for frail older women: what are the burdens? J Gen Intern Med, 2001, 16（11）: 779-784.

[50] WALTER L C, COVINSKY K E. Cancer screening in elderly patients: a framework for individualized decision making. JAMA, 2001, 285（21）: 2750-2756.

[51] GOSNEY M A. Clinical assessment of elderly people with cancer. Lancet Oncol, 2005, 6（10）: 790-797.

[52] KERLIKOWSKE K, SALZMANN P, PHILLIPS K A, et al. Continuing screening mammography in women aged 70 to 79 years: impact on life expectancy and cost-effectiveness. JAMA, 1999, 282（22）: 2156-2163.

[53] LUND E, NAKAMURA A, THALABARD J C. No overdiagnosis in the Norwegian Breast Cancer Screening Program estimated by combining record linkage and questionnaire information in the Norwegian Women and Cancer study. Eur J Cancer, 2018, 89: 102-112.

[54] AUTIER P, BONIOL M, KOECHLIN A, et al. Effectiveness of and overdiagnosis from mammography screening in the Netherlands: population based study. BMJ, 2017, 359: j5224.

[55] ZACKRISSON S, ANDERSSON I, JANZON L, et al. Rate of over-diagnosis of breast cancer 15 years after end of Malmo mammographic screening trial: follow-up study. BMJ, 2006, 332（7543）: 689-692.

[56] ZAHL P H, STRAND B H, MAEHLEN J. Incidence of breast cancer in Norway and Sweden during introduction of nationwide screening: prospective cohort study. BMJ, 2004, 328（7445）: 921-924.

[57] JONSSON H, JOHANSSON R, LENNER P. Increased incidence of invasive breast cancer after the introduction of service screening with mammography in Sweden. Int J Cancer, 2005, 117（5）: 842-847.

[58] HENDRICK R E. Obligate Overdiagnosis Due to Mammographic Screening: A Direct Estimate for U.S. Women. Radiology, 2018, 287（2）: 391-397.

[59] DEAN L, GESCHICKTER C F. Comedocarcinoma of the breast. Arch Surg, 1938, 36: 225-235.

[60] PAGE D L, DUPONT W D, ROGERS L W, et al. Continued local recurrence of carcinoma 15-25 years after a diagnosis of low grade ductal carcinoma in situ of the breast treated only by biopsy. Cancer, 1995, 76（7）: 1197-1200.

[61] KAPLAN R M, SALTZSTEIN S L. Reduced mammographic screening may explain declines in breast carcinoma in older women. J Am Geriatr Soc, 2005, 53（5）: 862-866.

[62] ELSHOF L E, TRYFONIDIS K, SLAETS L, et al. Feasibility of a prospective, randomised, open-label, international multicentre, phase III, non-inferiority trial to assess the safety of active surveillance for low risk ductal carcinoma in situ – The LORD study. Eur J Cancer, 2015, 51（12）: 1497-1510.

[63] FRANCIS A, THOMAS J, FALLOWFIELD L, et al. Addressing overtreatment of screen detected DCIS; the LORIS trial. Eur J Cancer, 2015, 51（16）: 2296-2303.

[64] SYED B M, GREEN A R, PAISH E C, et al. Biology of primary breast cancer in older women treated by surgery: with correlation with long-term clinical outcome and comparison with their younger counterparts. Br J Cancer, 2013, 108（5）: 1042-1051.

[65] 65. DE KRUIJF E M, BASTIAANNET E, RUBERTA F, et al. Comparison of frequencies and prognostic effect of molecular subtypes between young and elderly breast cancer patients. Mol Oncol, 2014, 8（5）: 1014-1025.

[66] MANDELBLATT J, SAHA S, TEUTSCH S, et al. The cost-effectiveness of screening mammography beyond age 65 years: a systematic review for the U.S. Preventive Services Task Force. Ann Intern Med, 2003, 139（10）: 835-842.

[67] BROEDERS M J, VERBEEK A L, STRAATMAN H, et al. Repeated mammographic screening reduces breast cancer mortality along the continuum of age. J Med Screen, 2002, 9（4）: 163-167.

[68] STOUT N K, ROSENBERG M A, TRENTHAM-DIETZ A, et al. Retrospective cost-effectiveness analysis of screening mammography. J Natl Cancer Inst, 2006, 98（11）: 774-782.

[69] WYLD L, REED M. The role of surgery in the management of older women with breast cancer. Eur J Cancer, 2007, 43（15）: 2253-2263.

[70] BROWN J, GARVICAN L, MOSS S. An investigation into the effect of extending routine mammographic screening to older women in the United Kingdom on the time it takes to screen. J Med Screen, 2002, 9（1）: 15-19.

[71] LAKE B, CIELECKI L, WILLIAMS S, et al. The impact of age on the art of mammography and how to adapt accordingly. Radiography（Lond）, 2017, 23（4）: e120-e121.

［72］F EVHaB. Breast cancer screening. IARC（International Agency for Research on Cancer）handbook. Lyon: IARC Press, 2002: 87-117.

［73］SABEL M, AICHINGER U, SCHULZ-WENDTLAND R. Radiation exposure in x-ray mammography. Rofo, 2001, 173（2）: 79-91.

［74］JANSEN J T, ZOETELIEF J. Assessment of lifetime gained as a result of mammographic breast cancer screening using a computer model. Br J Radiol, 1997, 70（834）: 619-628.

［75］TAYLOR C, CORREA C, DUANE F K, et al. Estimating the Risks of Breast Cancer Radiotherapy: Evidence From Modern Radiation Doses to the Lungs and Heart and From Previous Randomized Trials. J Clin Oncol, 2017, 35（15）: 1641-1649.

［76］MANDELBLATT J S, SCHECHTER C B, YABROFF K R, et al. Toward optimal screening strategies for older women. Costs, benefits, and harms of breast cancer screening by age, biology, and health status. J Gen Intern Med, 2005, 20（6）: 487-496.

［77］TAZKARJI B, LAM R, LEE S, et al. Approach to preventive care in the elderly. Can Fam Physician, 2016, 62（9）: 717-721.

［78］LEE S J, BOSCARDIN W J, STIJACIC-CENZER I, et al. Time lag to benefit after screening for breast and colorectal cancer: meta-analysis of survival data from the United States, Sweden, United Kingdom, and Denmark. BMJ, 2013, 346: e8441.

［79］BYNUM J P, BRAUNSTEIN J B, SHARKEY P, et al. The influence of health status, age, and race on screening mammography in elderly women. Arch Intern Med,

2005, 165（18）: 2083-2088.

［80］MARWILL S L, FREUND K M, BARRY P P. Patient factors associated with breast cancer screening among older women. J Am Geriatr Soc, 1996, 44（10）: 1210-1214.

［81］WALTER L C, LINDQUIST K, COVINSKY K E. Relationship between health status and use of screening mammography and Papanicolaou smears among women older than 70 years of age. Ann Intern Med, 2004, 140（9）: 681-688.

［82］HEFLIN M T, ODDONE E Z, PIEPER C F, et al. The effect of comorbid illness on receipt of cancer screening by older people. J Am Geriatr Soc, 2002, 50（10）: 1651-1658.

［83］BAREKET R, SCHONBERG M A, COMANESHTER D, et al. Cancer Screening of Older Adults in Israel According to Life Expectancy: Cross Sectional Study. J Am Geriatr Soc, 2017, 65（11）: 2539-2544.

［84］OEFFINGER K C, FONTHAM E T, ETZIONI R, et al. Breast Cancer Screening for Women at Average Risk: 2015 Guideline Update From the American Cancer Society. JAMA, 2015, 314（15）: 1599-1614.

［85］SCHONBERG M A. Decision-Making Regarding Mammography Screening for Older Women. J Am Geriatr Soc, 2016, 64（12）: 2413-2418.

［86］BIGANZOLI L, WILDIERS H, OAKMAN C, et al. Management of elderly patients with breast cancer: updated recommendations of the International Society of Geriatric Oncology（SIOG）and European Society of Breast Cancer Specialists（EUSOMA）. Lancet Oncol, 2012, 13（4）: e148-e160.

第三章 临床评估：老年综合评估

Siri Rostoft

摘要：随着人们年龄的增长，个体之间健康状况的差异也逐渐增大。因此，目前并没有一个公认的定义"老年"的标准。在推动个体衰老的过程中，实足年龄本身不如生物学方面的事件更加重要，而使用实足年龄定义某一目标人群是一种实用的方法。在老年肿瘤学中，最常以 70 岁来界定老年患者。大多数与衰老相关的变化会导致人体机能下降，而衰老过程的异质性对老年乳腺癌患者的评估有切实影响。鉴于此，我们需对患者进行个体化的评估以确定其生物学年龄或功能年龄。生物学年龄反映了个体的剩余预期寿命和功能储备，并将影响治疗决策和预测治疗的耐受性。没有可以评估生物学年龄的简便方法，目前可应用的最好的临床工具之一就是老年综合评估（comprehensive geriatric assessment，CGA）。

关键词：衰弱；老年综合评估；功能状态；认知障碍；术前评估

3.1　简介

随着人们年龄的增长，个体之间健康状况的差异也逐渐增大。因此，目前并没有一个公认的定义"老年"的标准。在推动个体衰老的过程中，实足年龄本身不如生物学方面的事件更加重要，而使用实足年龄定义某一目标人群是一种实用的方法。在老年肿瘤学中，最常以 70 岁来界定老年患者。大多数与衰老相关的变化会导致人体机能下降，而衰老过程的异质性对老年乳腺癌患者的评估有切实影响。鉴于此，我们需对患者进行个体化的评估以确定其生物学年龄或功能年龄。生物学年龄反映了个体的剩余预期寿命和功能储备，并将影响治疗决策和预测治疗的耐受性。没有可以评估生物学年龄的简便方法，目前可应用的最好的临床工具之一就是 CGA。

3.2　老年综合评估

CGA 是一个多维度、跨学科、诊断性的过程，用于确定诊疗需求、制订诊疗计划和改善衰弱老年患者的预后[1]。不包含治疗计划的老年患者评估简称为老年评估。虽然 CGA 没有标准化的模式，但文献中关于 CGA 的构成部分存在普遍共识，即针对老年人常出现健康问题的方面进行系统评估。因此，CGA 一般包括功能状态、活动能力、合并症、多重用药、认知功能、营养状态、情绪状态和社会支持等。对乳腺癌患者进行 CGA 有如下几项益处：①评估剩余预期寿命；②识别可纠正的问题；③预测治疗的耐受性；④确立治疗前的基线状况。关于如何在临床实践中实施 CGA，已有相关文献可供参考[2]。

3.3　老年综合评估在乳腺癌患者中的应用

目前关于老年评估对老年乳腺癌患者的影响已开展大量研究。Falandry 等对 101 名法国医师进行了一项调查，旨在了解 70 岁以上乳腺癌患者的治疗决策的制定过程[3]。研究发现主要的决策标准是体力状况、合并症和肾功能。在早期患者的辅助治疗中，医师主要关注的指标是预期寿命；在晚期患者的治疗中，则主要关注指标为生活质量。研究评估了 631 例患者的病历资料，其中 41% 接受了老年医学专家的评估。该项研究表明，老年的这些协变量在医师制定治疗决策的过程中发挥着越发重要的作用。Okonji 等在 326 例老年女性早期乳腺癌患者中进行了 CGA[4]。治疗前的 CGA 包含 8 个评估工具，如果患者在 8 个评估工具中有 7 个得分正常，则定义为健康。在平均年龄为 77 岁的总队列人群中，44% 的患者定义为健康，而年龄 >84 岁的患者中仅有 12% 定义为健康。研究发现所有 >69 岁且被 CGA 定义为健康的女性都接受了一期手术治疗。然而，近 50% 有高危因素且定义为健康的患者没有接受辅助化疗，这表明存在治疗不足。Hamaker 等在接受一线解救化疗的老年转移性乳腺癌患者中研究了基线 CGA 和药物毒性之间的关系[5]。在 73 例患者中，71% 的患者患有一种或多种老年疾病。80% 患有三种以上疾病的患者、56% 的患有两种疾病的患者以及 19% 的无疾病的患者均经历了 3～4 级化疗相关毒性（$P = 0.001$）。因此，对于老年乳腺癌患者，CGA 有助于医师制定治疗决策。

3.4　筛查衰弱与老年综合评估的必要性

老年评估的一个常见阻碍是该过程过于耗费时间[6]。医师治疗老年乳腺癌的一个最低要求是识别出身体衰弱的患者。衰弱被定义为出现不良结果的可能性增大，如治疗毒性增加、术后并发症增多、功能减退、养老院入住率增加和死亡率增加等。有几种可用于筛查衰弱的工具，在老年肿瘤学中应用最广泛的是 geriatric-8（G8）[7]。在老年患者中，推荐应用衰弱筛查工具来筛选哪些患者需要进行全面的 CGA。

3.5　老年综合评估的要素

3.5.1　功能状态和体能

功能状态常分为基本日常生活活动能力（activities of daily living，ADL）和工具性日常生活活动能力（instrumental activities of daily living，IADL）。基本 ADL 功能包含基本的自理能力，如进食、从床上挪动到椅子上、洗澡和（或）淋浴等。在 ADL 中需要协助意味着一个人每天都需要护理人员的帮助才能得以生存。IADL 则是更高级的活动，如洗衣服、理财和驾驶等，是对一个人独立生活能力的衡量。功能状态不是一个稳定的变量，因此有必要进行重复的测量。在计划手术的过程中，了解术前的功能状态可为术后制订康复计划提供参考基准。在老年住院患者中，功能状态是患者 1 年死亡率的一项重要预测因素[8]。

体能测试是对身体功能的客观测试，患者执行一项或多项标准化的任务，如步行速度测试。步行速度是让患者以舒适的步速行走 4 米或 5 米并使用计时仪器计算而来的。走的米数除以完成任务的秒数，步行速度以 m/s 为单位表示。70～79 岁和 ≥ 80 岁健康女性的正常步速分别为 1.13 m/s 和 0.94 m/s，相应年龄段的健康男性的步速分别为 1.26 m/s 和 0.97 m/s。步速 < 0.8 m/s 通常被认为是较慢的，并预示着较差的临床预后，如残疾、跌倒和长期的住院治疗[9]。起立行走计时测试（timed up and go test，TUG）是一项体能测试，包括步态、平衡力和活动能力。患者坐在扶手椅上，起身并以平常的速度走 3 m（10 英尺），转身 180° 往回走并重新坐下。结果以完成此任务所需的秒数来表示。

肿瘤学家习惯以体力状况来评估癌症患者的身体功能。应用的量表如美国东部肿瘤协作组评分（Eastern Cooperative Oncology Group performance status，ECOG PS）、Karnofsky 功能状态评分（Karnofsky Index of Performance Status，KPS），这些评估方法简单可靠，在老年患者中也可进行应用。然而，在一项纳入 363 名癌症患者（平均年龄 72 岁）的临床研究中，相当多 ECOG PS 评分 < 2 的患者存在日常生活活动能力障碍[10]，这表明基于日常生活活动能力的评估在老年患者的常规评估中也是必要的。

3.5.2　合并症和多重用药

合并症的定义是除了恶性肿瘤之外，还存在一种或多种疾病。合并症会影响患者的预期寿命以及对癌症治疗的耐受性，因此有必要评估患者的总体合并症情况，解决以下问题：患者的预期剩余寿命更有可能受限于癌症还是其他合并症[11]？合并症将影响治疗耐受性吗？合并症和癌症之间有相互作用吗？不论癌症分期如何，合并症的严重程度与癌症患者的生存率相关[12]。在生存率最高的组中，合并症对预后的影响最大；而在生存率最低的组中，合并症对预后的影响最小[13]。有不同的合并症指数可用于量化合并症，例如 Charlson 合并症指数[14]和疾病累计评分表[15]。

有合并症的患者通常伴有多重用药情况。在老年癌症患者中，根据多重用药的定义不同，多重用药者的占比从32%到51%不等。多重用药的常见定义是指使用五种或五种以上的药物，但多重用药也可定义为使用不必要的药物[16]。如果有使用多种药物的有效适应证，多重用药即是合理的。在临床实践中，当质疑患者多重用药的情况时，应遵循标准化流程去减少用药。这应当与老年医学专家、内科医师、全科医师以及患者共同协作。第一步是确定患者的治疗目标和预期寿命。

3.5.3 认知功能和痴呆

认知障碍和痴呆的患病率随着年龄的增长而增加，高达40%的90岁以上的老年人被诊断为痴呆，另有10%~15%患有认知障碍。在癌症幸存者中，据估计高达75%的人存在某种形式的认知障碍[17]。认知障碍患者在记忆、学习新事物、集中注意力和做决定等方面存在障碍，影响其日常生活。痴呆是一种进行性疾病，不进行治疗将会导致患者死亡[18]。癌症患者的认知表现可能会受到疲劳、症状、抑郁和疼痛等影响。认知问题经常被忽视，需要进行正规测试以进行评估，而简易智力状态评估量表（mini-Cog）就是一种常用的筛查工具[19]。认知障碍会影响癌症患者治疗的每一步。在治疗前，认知功能评估对于确立决策能力、预估治疗期间谵妄（急性精神错乱状态）的风险和评价依从性是十分

必要的，对于确立治疗开始前的基线也有一定作用，认知障碍和痴呆是死亡率的预后因素[20]。乳腺癌患者的认知也与癌症的治疗相关，因为化疗可能影响患者的记忆力、执行功能和信息处理速度，即出现"化疗脑"现象[21]。

3.5.4 营养状况

营养状况是CGA的一部分，因为在老年患者中营养问题很常见，若体重减轻4%~5%则会使死亡率和出现治疗并发症的风险增加[22]。此外，营养问题提供了在手术前或化疗期间进行优化的机会。评估老年癌症患者营养状况最常用的方法是微型营养评价法[23]。

3.5.5 情绪状态

患抑郁症的风险随着年龄的增长而不断增加，且抑郁常与焦虑并存。抑郁症与功能减退、对非正式护理需求的增加以及对医疗资源的使用增加有关。确诊恶性肿瘤会给患者带来对生命的威胁、一系列的伴发症状及需进行侵袭性治疗等巨大的心理负担[24]。此外，抑郁症可能会干扰患者接受癌症治疗的积极性。老年抑郁量表作为CGA的一部分，可用于抑郁症的筛查[25]。

用于衰弱筛查和老年评估的工具示例见表3-1。

表3-1 衰弱筛查和老年评估

要素	工具（示例）	评分	说明
衰弱筛查	Geriatric-8[7]	0~17	<15：建议老年评估
功能状态	Barthel指数[26]	0~20	分数越高功能越好
	扩展Nottingham日常生活活动能力指数[27]	0~66	
客观体能测试	步行速度[9] 起立行走计时测试[28] 过去6个月的跌倒次数	速度（m/s） 秒数	<0.8 m/s：慢 >19 s：慢 >1：进一步调查
合并症	Charlson合并症指数[14]	0~9	分数越高合并症越多
多重用药	药物数量		>4：建议进一步评估
认知功能	简易智力状态评估量表（Mini-Cog™）[19]	0~5	<3：认知障碍
	简易精神状态量表（MMSE）[29]	0~30	<24：认知障碍

续表

要素	工具（示例）	评分	说明
营养状况	微型营养评价法[23]	0 ~ 30	< 23.5：有营养不良风险和（或）营养不良
情绪状态	简版老年抑郁量表[25]	0 ~ 15	> 5：抑郁

注：ADL：日常生活活动能力；MMSE：简易精神状态量表。

3.6　总结

老年乳腺癌患者的健康状况不一，其预期寿命和治疗耐受性也不同。CGA 可通过以下几点来协助制定患者的治疗决策：①评估剩余预期寿命；②识别可治疗的问题；③预测治疗的耐受性；④确立治疗前的基线状态。在进行 CGA 之前可能会先进行衰弱筛查。CGA 的构成要素包括功能状态、活动能力、合并症、多重用药、认知功能、营养状态、情绪状态和社会支持等方面。

参考文献
（遵从原版图书著录格式及出现顺序）

[1] ELLIS G, GARDNER M, TSIACHRISTAS A, et al. Comprehensive geriatric assessment for older adults admitted to hospital. Cochrane Database Syst Rev, 2011, 9（9）: CD006211.

[2] SATTAR S, ALIBHAI S M, WILDIERS H, et al. How to implement a geriatric assessment in your clinical practice. Oncologist, 2014, 19: 1056-1068.

[3] FALANDRY C, KRAKOWSKI I, CURÉ H, et al. Impact of geriatric assessment for the therapeutic decision-making of breast cancer: results of a French survey. AFSOS and SOFOG collaborative work. Breast Cancer Res Treat, 2018, 168: 433-441.

[4] OKONJI D, SINHA R, PHILLIPS I, et al. Comprehensive geriatric assessment in 326 older women with early breast cancer. Br J Cancer, 2017, 117: 925.

[5] HAMAKER M, SEYNAEVE C, WYMENGA A, et al. Baseline comprehensive geriatric assessment is associated with toxicity and survival in elderly metastatic breast cancer patients receiving single-agent chemotherapy: results from the OMEGA study of the Dutch breast cancer trialists' group. Breast, 2014, 23: 81-87.

[6] HAMAKER M E, WILDES T M, ROSTOFT S. Time to stop saying geriatric assessment is too time consuming. J Clin Oncol, 2017, 35: 2871-2874.

[7] WARRELL D A, COX T M, FIRTH J D, et al. Screening older cancer patients: first evaluation of the G-8 geriatric screening tool. Ann Oncol, 2012, 23: 2166-2172.

[8] WALTER L C, BRAND R J, COUNSELL S R, et al. Development and validation of a prognostic index for 1-year mortality in older adults after hospitalization. JAMA, 2001, 285: 2987-2994.

[9] STUDENSKI S, PERERA S, PATEL K, et al. Gait speed and survival in older adults. JAMA, 2011, 305: 50-58.

[10] REPETTO L, FRATINO L, AUDISIO R A, et al. Comprehensive geriatric assessment adds information to Eastern Cooperative Oncology Group performance status in elderly cancer patients: an Italian Group for Geriatric Oncology Study. J Clin Oncol, 2002, 20: 494-502.

[11] WELCH H G, ALBERTSEN P C, NEASE R F, et al. Estimating treatment benefits for the elderly: the effect of competing risks. Ann Intern Med, 1996, 124: 577-584.

[12] PICCIRILLO J F, TIERNEY R M, COSTAS I, et al. Prognostic importance of comorbidity in a hospital-based cancer registry. JAMA, 2004, 291: 2441-2447.

[13] READ W L. Differential prognostic impact of comorbidity. J Clin Oncol, 2004, 22: 3099-3103.

[14] CHARLSON M E, POMPEI P, ALES K L. A new method of classifying prognostic comorbidity in longitudinal studies: development and validation. J Chronic Dis, 1987, 40: 373.

[15] SALVI F, MILLER M D, GRILLI A, et al. A manual of guidelines to score the modified cumulative illness rating scale and its validation in acute hospitalized elderly patients. J Am Geriatr Soc, 2008, 56: 1926-1931.

[16] TURNER J P, SHAKIB S, BELL J S. Is my older cancer patient on too many medications? J Geriatr Oncol, 2017, 8: 77-81.

［17］TREANOR C J, MCMENAMIN U, O'NEILL R, et al. Non-pharmacological interventions for cognitive impairment due to systemic cancer treatment.Cochrane Database Syst Rev, 2016, 2016（8）: CD011325.

［18］MITCHELL S L. Advanced dementia. N Engl J Med, 2015, 372: 2533-2540.

［19］BORSON S, SCANLAN J, BRUSH M, et al. The Mini-Cog: a cognitive 'vital signs' measure for dementia screening in multi-lingual elderly. Int J Geriatr Psychiatry, 2000, 15: 1021-1027.

［20］PERNA L, WAHL H W, MONS U, et al. Cognitive impairment, all-cause and cause-specific mortality among non-demented older adults. Age Ageing, 2015, 44: 445-451.

［21］LANGE M, RIGAL O, CLARISSE B, et al. Cognitive dysfunctions in elderly cancer patients: a new challenge for oncologists. Cancer Treat Rev, 2014, 40: 810-817.

［22］ARENDS J, BACHMANN P, BARACOS V, et al. ESPEN guidelines on nutrition in cancer patients. Clin Nutr, 2017, 36: 11-48.

［23］GUIGOZ Y, VELLAS B, GARRY P J. Assessing the nutritional status of the elderly: the Mini Nutritional Assessment as part of the geriatric evaluation. Nutr Rev, 1996, 54: S59.

［24］WEINBERGER M I, ROTH A J, NELSON C J. Untangling the complexities of depression diagnosis in older cancer patients. Oncologist, 2009, 14: 60-66.

［25］YESAVAGE J A, BRINK T L, ROSE T L, et al. Development and validation of a geriatric depression screening scale: a preliminary report. J Psychiatr Res, 1982, 17: 37-49.

［26］MAHONEY R: Barthel index（BI）. Surya Shah, PhD, OTD, MEd, OTR, FAOTA, Professor Occupational Therapy and Neurology, Visiting Professor Neurorehabilitation, University of Tennessee Health Sciences Center 930: 1; 1965.

［27］NOURI F, LINCOLN N. An extended activities of daily living scale for stroke patients. Clin Rehabil, 1987, 1: 301-305.

［28］PODSIADLO D, RICHARDSON S. The timed "Up & Go": a test of basic functional mobility for frail elderly persons. J Am Geriatr Soc, 1991, 39: 142-148.

［29］FOLSTEIN M F, FOLSTEIN S E, MCHUGH P R. "Mini-mental state": a practical method for grading the cognitive state of patients for the clinician. J Psychiatr Res, 1975, 12: 189-198.

第四章 老年乳腺肿瘤诊疗中心

F. Ugolini, L. Beishon, M. W. Reed, A. Stotter, J. Wright, and T. G. Robinson

摘要：乳腺癌的发病率随着年龄的增长而上升，但相关文献以及英国的实际数据表明目前的乳腺癌治疗方案可能并不适合老年乳腺癌患者。我们所提供的证据支持对健康情况较差的乳腺癌患者进行全面的老年评估，从而可以最大限度地保证患者接受最佳的合并症管理以及最佳的乳腺癌治疗方案。而这个评估应包含对患者日常生活活动的依赖性评估和对患者的认知功能（与患者预期寿命存在相关性）的评估。在本章节，我们将介绍英国的两所为改善老年乳腺癌患者的管理而建立的诊疗中心的运行经验，并着重列出了来自于老年乳腺癌患者国家审计局（National Audit of Breast Cancer in Older People，NABCOP）和正在进行中的临床研究的关键建议。

关键词：乳腺癌；老年综合评估；衰弱；老年医学；高龄

4.1　简介

乳腺癌的发病率随着年龄的增长而增加[1]，在乳腺癌患者中 70 岁以上的人群占比为 30%。尽管如此，纳入老年[2]乳腺癌患者的临床试验很少，纳入合并有衰弱综合征的老年乳腺癌患者的临床试验则更为罕见，导致为该人群制定治疗指南所能依据的证据的缺乏。Cochrane 于 2007 年发表的一篇综述研究了对乳腺癌患者以内分泌治疗作为一线治疗的随机临床试验[3]，结果显示接受或未接受手术治疗的人群的总生存率相同，但接受手术治疗的人群的病灶的局部控制率更高。Fennessy 等人进行了一项在 70 岁及以上的早期乳腺癌患者中比较单独应用他莫昔芬治疗与手术联合他莫昔芬治疗效果的随机对照试验并进行了 12 年的随访，结果显示两组的生存曲线在 3 年后出现了分歧[4]。这意味着局部治疗可以为确诊乳腺癌后预期寿命大于 3 年的患者亚组带来生存获益；相反，体弱的老年患者可能在经历了相关治疗（包括手术）的不良影响之后，生存期以及生活质量的改善微乎其微甚至没有改善。

2012 年，多学科国际老年肿瘤学会（Société Internationale d'Oncologie Gériatrique，SIOG）和欧洲乳腺癌专家协会（European Society of Breast Cancer Specialists，EUSOMA）工作组建议，将内分泌治疗

作为一线治疗只能应用于以下人群：预期寿命较短（两到三年内）的 ER 阳性乳腺癌患者，在最优医疗条件下经评估认为不适合手术的患者或者拒绝手术的患者[5]。然而，由于老年乳腺癌患者具有高度异质性，在预测其预期寿命时需要广泛和深入的评估，预测其预期寿命的难度较大。

Stotter 和他的团队发现了患者的机体功能和认知状态与其预期寿命之间的相关性，且他们的统计结果还显示了乳腺癌患者在进行评估时的年龄与其预期寿命之间并没有显著相关性[6]。

CGA 是一项多维度、跨学科的评估，旨在通过评估老年患者的医疗状况、心理状态、认知和运动能力而为其制订一个协调、综合的治疗和随访计划[7]。它包含了几个领域，每个领域有一个以上的评估仪器或合规的评估工具。CGA 有许多不同的版本，它们已被应用于多种不同的医疗场所并且针对特定疾病的管理方案进行了相应的调整。CGA 可用于评估患者的生理储备，从而帮助乳腺外科医师更安全、有效地管理癌症患者。它还可以通过从不同角度评估老年患者的身体机能来协助医师设计癌症治疗方案，该评估目前已在一部分共识指南中被推荐常规使用[8-9]。

4.2　背景

20 世纪 90 年代，欧洲建立了第一批老年肿瘤

诊疗中心，分别是位于法国里昂的里昂·贝拉得（Léon Bérard）癌症诊疗中心和位于意大利的阿维亚诺（Aviano）癌症诊疗中心。自 2000 年以来，北美多地也在此趋势下建立了一批拥有多学科团队及专为老年患者量身定制特色服务的老年肿瘤诊疗中心[10]。

日益严重的世界人口老龄化引发了全球对老年肿瘤学的关注，并推动了 SIOG 的成立。该学会的总部设在瑞士，目前拥有来自于 40 个国家的 1000 多名成员，促进老年肿瘤诊疗中心的发展是 SIOG 的使命之一。在 2009 年至 2010 年期间，SIOG 要求其成员国家将发展老年肿瘤学列入十大全球优先项目，该发展项目的主要内容包括：建议建立跨学科的老年肿瘤诊疗中心（特别是在学术机构和综合癌症中心），将老年病评估（包括并发症）纳入肿瘤学治疗决策和指南。自此之后，这类诊疗中心的数量进一步增加，特别是在法国，法国国家癌症研究所对每个主要地区中心的资助也刺激了这类诊疗中心的发展[10]。

2007 年，巴黎大学医院（Pitié Salpêtrière）肿瘤学小组和 Charles Foix 老年医学医院的老年医学小组进行了机构合作并建立了一个老年肿瘤多学科诊疗中心。他们的前期工作成果已经发表[11]。从 2007 年 1 月到 2008 年 11 月，该中心会诊了 161 名患有多种不同癌症的患者（中位年龄 82.4 岁，范围 73～97 岁）。经老年医学评估发现，75 名患者患有严重的并发症（CIRS-G 评分 3 级或 4 级），52 名患者存在至少一项日常生活活动受限，42 名患者存在认知障碍，104 名患者存在营养不良情况，39 名患者存在抑郁状态，只有 29 名患者在进行老年评估后不需调整治疗计划，79 名患者（49%）的肿瘤治疗方案进行了调整，其中 5 名患者接受了延迟治疗，29 名患者接受了低强度的治疗，更重要的是，45 名患者因此可以接受强化治疗。至少存在一项 ADL 受限或严重并发症的患者最终延迟或减弱了肿瘤治疗。本研究显示，CGA 的结果显著影响这些老年癌症患者的治疗决策。

巴黎的居里癌症中心研究所（Institute Curie Cancer Centre）进行的一项研究也显示了类似的结果。在 2004 年 6 月至 2005 年 5 月期间，105 例 70 岁或以上的老年患者被转诊至该中心进行老年肿瘤医学会诊。他们对患者的功能和营养状况、情绪、行动能力、合并症、药物治疗情况、社会支持来源情况和居住地进行评估。在会诊前后记录肿瘤的数据及治疗决策，这些肿瘤患者的特征包括：中位年龄 79 岁、女性乳腺癌患者占多数、近 15% 的患者患有严重的营养不良、53% 患者患有抑郁迹象。三分之一的患者有两种或两种以上的慢性病，并且这类患者中有 74% 正在服用三种或以上的药物治疗。

在 93 名进行 CGA 之前已制订了肿瘤治疗计划的患者中，39% 的患者在会诊后调整了治疗计划。该研究的作者得出结论，老年肿瘤医学会诊通常会导致癌症治疗计划的调整，他们建议进一步研究以确定这些调整是否能改善老年肿瘤患者的预后[12]。

2010 年 9 月，为了给老年患者提供更好的肿瘤治疗，托马斯·杰斐逊大学的基梅尔癌症中心建立了老年患者肿瘤中心（Senior Adult Oncology Center，SAOC）。该中心为老年肿瘤患者提供多学科会诊：通过约两个小时的会诊，由肿瘤内科、老年医学、药房、社会工作和营养服务部门对每位患者进行评估。会诊结束后，治疗小组审查每一个病例并制订纳入各学科的专业知识的综合治疗计划。2013 年，SAOC 公布了 2010 年到 2012 年间的 211 名首批患者的数据。患者的平均年龄为 80.7 岁（61～95 岁）。常见的肿瘤诊断为乳腺癌（23%）、结直肠癌（17%）和肺癌（16%），其次是血液系统恶性肿瘤（12%）。这项研究中 24% 的患者身体条件评估为良好，47% 为脆弱，29% 为虚弱。此外，21% 的患者经 CGA 诊断为虚弱的患者由肿瘤学家进行的功能状态评分为 0～1 分，这也显示了对老年癌症患者进行老年医学评估的重要性[13]。

4.3　英国当前经验：老年乳腺癌患者国家审计局

NABCOP 成立于 2016 年，它成立的初衷旨在评估英格兰和威尔士向 70 岁以上老年乳腺癌患者提供的诊疗的质量，并与年轻患者（50～70 岁）进行比较。由于老年患者和年轻患者对所提供的诊疗存在感知差异，为了在国家层面上调整对老年患者提供的诊疗服务，NABCOP 应运而生。仅凭身体机能、肿瘤严重程度和并发症情况似乎不能解释老年患者和年轻患者在乳腺癌诊断和治疗方面的所有差异。目前 NABCOP 的审查类别涵盖三大类乳腺癌：DCIS、早期浸润性乳腺癌和晚期乳腺癌。审查范围包括乳腺癌治疗的三个关键领域：诊断方法、分期和治疗计划，患者所接受的治疗。2018 年 NABCOP（https://www.nabcop.org.uk）报告了 2014 年 1 月至 2016 年 12 月期间的治疗情况，并对英国提供老年女性乳腺癌诊疗服务的现状进行总结，强调这些诊疗服务中存在差异的部分，并提出可改善老年女性乳腺癌诊疗服务的建议。

最新的报告强调，乳腺癌的发病率随着年龄的增长而上升，在 65～69 岁年龄组中每 10 万人则有 400 例乳腺癌患者，而在 80～84 岁年龄组中每 10 万人则有 470 例乳腺癌患者。

虽然 70 岁以上的患者就诊时肿瘤较大和已发生腋窝淋巴结转移的比例较多，但与年轻女性相比，她们肿瘤的高组织学分级、ER 阳性、HER2 阳性的比例接近。然而，在 85 岁以上的女性中 DCIS 病例较少（5% vs. 14%），这可能是因为年轻女性更容易获得进行乳腺筛查的机会。70 岁以上女性人群的合并症较多，且身体技能状态较差，表明这个患者群体病情更加复杂。

在乳腺癌的初次评估方面，不同的英国医疗服务机构（National Health Service，NHS）管理的信托医院之间的诊断途径存在显著差异，70 岁以上的女性从乳腺筛查中转诊的人数较少，其人群中的 60% 自基层医疗机构转诊，而年轻人群中自基层医疗机构转诊的比例仅占 30%。

总的来说，我们强烈主张所有疑似癌症的女性都应该进行综合的临床评估、初次就诊时的影像学检查和病理活检（所谓的"三级评估"）。尽管由于数据报告的严重不完整而存在一些不确定性，但目前数据显示在年轻和年长女性之间的三级评估率没有差异，不同年龄组的患者获得乳腺癌专科护士护理的概率也没有差异，总体获得率高达 85%。

从诊断到初始治疗的中位时间方面，老年组和年轻组之间的数据相似（4.9 周 vs. 4.7 周），这在 NHS 信托医院系统中是一致的，然而，因早期浸润

性癌接受手术治疗的女性人数随着年龄的增长而下降，其中 96% 为 50～59 岁人群，19% 为 90 岁以上人群。正如所预期的那样，70 岁以上身体条件较差患者的手术干预率较 50～59 岁年龄患者大大降低。虽然对于健康情况较差的老年女性（ER 阳性肿瘤患者）来说，以单独进行内分泌治疗作为一线治疗是符合原则的，但这也只适用于那些经过积极治疗合并症后预期寿命在两到三年内的患者或出于本人意愿的患者，因此，仅凭体能状态较差不能解释在老年患者中的外科手术干预比例相对于年轻患者过度下降。然而，由于肿瘤性质和患者身体机能的数据的缺失及不准确性，使得以外科手术干预作为一线治疗的比例在两组人群中存在差异性的原因更加难以确定。此外，老年患者的住院时间更长（25% 的患者住院时间超过 2 晚，而年轻患者为 16%），信托机构对老年患者和年轻患者的要求的差异更大。当然，这种差异可能是受病例组合（合并症和临床表现）的差异以及不同地区判定的出院条件的影响。

两个年龄组中接受一线手术治疗的患者的前哨淋巴结活检率都很高且相似，然而在 70 岁以上的年龄组中，信托基金报销比例的差异更大，这可能是因为英国卫生质量标准署（The National Institute for Health and Clinical Excellence，NICE）对早期和局部晚期乳腺癌诊断和治疗指南自 2009 年以来就一直没有更新过。

前哨淋巴结活检阳性的患者接受腋窝淋巴结清扫 +/- 放疗的比率在年轻和老年组之间具有差异（98.2% vs. 95.2%），由于 NHS 信托的报销比例差异，一些患者更倾向于接受腋窝淋巴结清扫术，特别是在老年患者人群中。对于早期浸润性癌和 DCIS 患者，在保留乳房手术后建议进行辅助放疗，但随着年龄的增加，接受辅助放疗的女性比例降低（50～69 岁的 89% vs. 80～89 岁的 72%）。乳房切除术后的辅助放疗仅推荐用于中等至高复发风险的浸润性乳腺癌。同样，HNS 信托基金数据显示所有一线手术治疗后的乳腺癌患者的辅助放疗率随着年龄的增长而下降，这种差异在 70 岁以上患者人群中更为显著。在目前的 NABCOP 报告中，关于新辅助和辅助化疗的可参考数据有限。然而，不管肿瘤

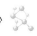

的 *HR* 受体和 HER2 受体状态如何，接受联合化疗的老年患者很少，这可能与化疗在年轻人群及老年人群中不同的风险收益比有关，年轻患者从化疗中受益更大，而老年患者由于身体条件差，接受化疗的风险更大。

NABCOP 报告承认他们的数据存在一些局限性。特别是数据目前只统计了 NHS 信托管理的公立医院，没有统计私立医院的工作数据。但目前私营医院没有被授权提交审计数据，复发性乳腺癌目前也未被纳入统计范畴内，今后的统计可能会纳入这类数据。未来的审计方向将包括乳腺癌管理的其他重要方面，如姑息治疗、骨健康管理和诊断途径。此外，未来的审计数据还计划与包括全国癌症患者体验调查的其他数据集进行关联。

NABCOP 提出了一些关键性建议。首先，需要改进数据的记录和保证其完整性，特别是肿瘤大小和分期、激素受体和 HER2 表达状态，以及患者身体机能。其次，需要更好地理解老年女性一线手术治疗减少和其产生变化的原因，特别是与身体机能相关的原因。第三，要确保所有女性在手术后根据需要进行术后辅助放疗，而不考虑年龄，并且年龄本身不应作为判定是否使用新辅助或辅助化疗的条件，是否使用新辅助或辅助化疗应以肿瘤的雌激素和 HER2 受体状态及患者健康状况作为判断条件。尽管如此，仍有许多地区的各个年龄组确认了一些具有一致性的高效治疗方案，其中包括：第一次就诊时的三级评估，能够获得专科护士的护理，从诊断到治疗的时长以及前哨淋巴结活检率。总的来说，NABCOP 已经确定造成老年女性乳腺癌治疗中差异性的关键部分，这为老年女性乳腺癌患者的治疗提供了参考，并有可能成为对老年乳腺癌患者的诊疗方案进行关键性改善的基础。

接下来的章节将介绍作者建立的英国老年乳腺肿瘤诊疗中心的两个范例。

4.4 英国老年乳腺肿瘤诊疗中心实例：莱斯特诊疗中心

英国莱斯特大学 NHS 信托医院于 2005 年建立了一个老年肿瘤诊疗中心，旨在改善那些体弱的乳腺癌患者的治疗。如果患者初诊医师认为患者可能不适合或本身拒绝接受早期乳腺癌的标准治疗，她们会转诊到这里。因为中心建立时，其目的就是消除年龄歧视和改变对 70 岁以上女性患者（无论她们的身心健康如何）采用内分泌治疗作为一线治疗的既定做法，所以对转诊的患者没有最低年龄限制。在诊所成立的时候，很少有人知道在常规临床实践中什么是有用或没用的。因此，他们开始了详细的数据收集，患者首诊时，由乳腺外科医师、乳腺专科护士、麻醉医师和老年病学专家对其进行评估，而后对评估结果进行讨论，总结各方治疗意见，外科医师会把这些治疗意见进行公示。

莱斯特中心统计了前 3 年的临床活动，共治疗患者 250 多名。其中 152 人诊断为早期乳腺癌，有 108 人被建议手术而其中 103 人最终接受了手术。与莱斯特诊疗中心成立的前几年相比，更多在诊疗中心就诊的乳腺癌患者接受了手术，作者解释了这一增长的两个主要原因：首先，详细的多学科评估可以让患者对风险和获益有信心，患者对治疗更积极，治疗接受度也更高；其次，该中心对乳腺癌患者的成功治疗方法使中心以外的其他乳腺外科医师的诊疗方法出现了改变，他们认同应为"健康"患者提供标准治疗，而不是对 70 岁以上的患者均采取初始内分泌治疗[14]。

莱斯特大学的研究小组分析了 CGA 患者的数据，并开发了一个风险评分系统来估计老年乳腺癌患者的 3 年生存率，以辅助制定治疗决策[5]。风险评分采用 logistic 回归方法统计，以 3 年死亡率和 3 年存活率为因变量。CGA 的所有组成部分，如合并症评分、美国麻醉医师协会（American Society of Anesthesiologists，ASA）分级、巴特尔日常生活活动指数（barthel index，BI）、老年抑郁量表、IADL 及 MMSE 均被纳入风险评估系统中。最终结果证实，其中四项数据与生存率密切相关（MMSE、BI、IADL 和 ASA 评分），年龄并不影响生存。推导出的 CGA 风险评分的敏感性是有统计学意义的，即特征曲线下的面积为 0.75（95% CI 0.67~0.82；Hosmer–Lemeshow 统计 $\chi^2 = 0.79$，$P = 0.448$）。

该研究得出如下结论："详细的评估可以预测体弱老年患者的生存率"。尽管存在差异性，但较高的评分表明良好的生存前景和更大的从手术获益的可能性，而低评分与生存率降低有关。在制定治疗方案之前，建议使用 CGA 系统对患者进行详细的评估。莱斯特诊疗中心的临床决策也是在对这些研究汇总并延伸而制定的。

4.5 英国老年乳腺肿瘤诊疗中心实例：布莱顿老年乳腺外科诊疗中心

布莱顿老年乳腺外科诊疗中心是一家旨在改善健康情况较差的老年乳腺癌患者治疗情况的三级专科医疗机构。该诊疗中心成立于 2015 年，推动其成立的因素包括：当地的临床需求、地方政府的利益、已具备可用的专业知识以及来自莱斯特诊疗中心和苏塞克斯大学医院的"银诊所"（一家针对老年艾滋病患者的多学科诊疗中心）的成功经验。布莱顿老年乳腺外科诊疗中心团队由乳腺外科医师、老年医学专家和癌症护士组成。此外还与相关肿瘤诊疗中心合作，使患者在需要进行相关的肿瘤诊治的当天即可获得反馈。诊疗中心每两周进行一次会诊，平均每次有 6 名患者就诊，每次会诊有 45 分钟用于对首次转诊来的新患者的诊疗，30 分钟用于接诊那些定期随访的患者。对于那些首诊医师认为不适合进行乳腺癌标准治疗或其自身拒绝接受标准治疗的转诊患者，诊疗中心可以为其提供乳腺癌的筛查服务及相关症状的对症处理。

所有转诊到这个诊疗中心的患者均由一名乳腺外科医师和一名老年病学专家共同进行评估。对于首诊患者，乳腺外科医师需进行乳房体检并分析其既往的影像学检查结果、活检结果和任何分期检查结果。老年病学专家需对患者进行全面的评估，尤其重点评估那些属于 CGA 系统的内容，如合并症的管理、机体的功能状态、日常服用的多种药物、认知功能、情绪和家庭及社会的支持等。老年病学专家使用简化的 CGA 替代需耗费较多精力和时间（长达 3 小时）的完整 CGA。简化的 CGA（表 4-1）具有问题导向性，侧重于那些癌症治疗决策中可解决或优化的问题以及对癌症治疗决策至关重要的关键点。因此，简化的 CGA 相对更为实用且更适用于常规诊疗中心。临床医师在综合评估后制订一个

诊疗管理计划，并与患者进行讨论。为了改善患者的健康状况以进一步治疗，可以进行适当的检查或其他专业的会诊，以及对治疗方案做出必要的调整。对于即将或择期手术的患者，应单独预约麻醉前的评估。

在对这项服务最初两年的分析中，从 2015 年 4 月到 2017 年 6 月，共有 104 名首次转诊的乳腺癌患者就诊，其年龄在 67～98 岁之间，其中近 40% 的患者的癌症诊疗方案进行了调整，大约一半的患者（48/104，46%）需要进行干预性治疗。需要优化诊疗方案的患者多为患有心血管疾病（充血性心力衰竭、瓣膜性心脏病、缺血性心脏病、心律失常、高血压）、贫血和"老年综合征（跌倒，制动，尿失禁和痴呆等）"的人群[16]。约 26%（27/104）的患者需要调整其所用的药物，主要原因是为了解决药物的副作用（如继发于抗毒蕈碱治疗的意识障碍、药物诱导的帕金森病、肾功能障碍和镇静过度）以及需改善对疼痛的控制程度。16%（17/104）的患者进行了相关的专科会诊，包括由老年快速评估团队进行全面的老年评估（$n=6$）；由专业性团队（如心力衰竭专业和痴呆症专业的专家）进行的会诊（$n=3$），以及由快速响应团队对家庭环境安全性进行评估（$n=2$）。其他专家会诊包括心脏病学、神经学、步态和力量训练的物理治疗、营养学和记忆评估——对疑似或新诊断为认知障碍的患者进行正式诊断和适当治疗。布莱顿老年乳腺肿瘤诊疗中心的数据与 Extermann 等人报告的数据相似[9, 15]。Extermann 等人的初步研究招募了 15 名 70 岁及以上的早期乳腺癌患者，该初步研究报告了通过老年评估发现的确诊乳腺肿瘤后并未被重视的 6 个新问题。在他们的研究中，对 36% 的患者修订了治疗计划，并对 55% 的患者实施了非肿瘤学干预，以解决那些可能影响癌症治疗的问题。Girre 等人[12]也发现了类似的结果，39% 的患者的肿瘤治疗方案在进行老年肿瘤学咨询后修订。Girre 的诊疗中心并不是为老年医学治疗的乳腺癌患者专门设立的，但是老年乳腺癌患者在转诊来的患者中占比较大。布莱顿老年乳腺肿瘤诊疗中心的另一个特殊研究是其对患者自我报告结局测量（patient reported outcome measures，PROMS）的研究。在这项研究中共有 49 例门诊患

者接受了 PROMS 调查问卷（见表 4–2），其中完成并返回 40 例（84%）。为鼓励患者诚实回答，问卷为匿名填写。它包含 12 个多项选择题，涉及（就诊）等待时间、治疗的持续性、就诊时间、医患关系、患者所获悉的信息及目前的诊疗情况是否达到了患者的预期。患者对题目按判定程度进行评分，问卷还包括一个如何进一步改善诊疗中心的开放式问题。总的来说，患者支持该诊疗中心及其配备老年医学专家参与疾病诊疗的模式。在完成问卷的患者中，所有人都认为得到了很好的诊疗并愿意将诊疗中心推荐给同样情况下的朋友。诊疗中心在很大程度上得到了积极的评价；90% 的患者认为她们与医师和护士相处融洽，98% 的人认为其问题得到解决，95% 的患者的诊疗经过达到或超出预期，所有患者都认为就诊时间充足。患者认为该评估是全面的，该调查问卷为患者预留了充足的时间，在开放式问题的回答部分中还有几条评论特别提到了这一点。然而除有两名患者认为提供的治疗不够完善外，最主要的负面问题是患者对等待就诊的时间不满意。超过一半的患者不得不等待 30 分钟或更长时间；37% 的人认为他们的等待时间太长或特别长。此外，超过一半的患者（5/9）在开放式问题部分对漫长的就诊等待时间提出了具体的意见。

表 4–1 布莱顿老年乳腺病诊疗中心评估数据 [a]

支持力的来源	家庭 63（61%）
	朋友、邻居 8（8%）
	无 33（32%）
居住状况	自家 58（56%）
	公寓 5（5%）
	护理中心 26（25%）
	无记录 15（14%）
活动能力	可以独立活动 45（43%）
	步行借助辅助工具 38（37%）
	无法行走 21（20%）
跌倒史	有 23（22%）
	无 71（68%）
	无记录 10（10%）
功能状态（Functional status，ADLs）	Katz 评分 6 分
伴随疾病：萨塔里亚诺（Satariano）指数（0~7 分）	0~2 79/104（76%）
	3~7 25/104（24%）

续表

目前使用的治疗药物有多少种	< 5 种，33/104（32%）
	≥ 5 种，63/104（61%）
	无，8/104（8%）

注：a 这些数据是基于 $n=104$ 进行的分析。

表 4–2 布莱顿老年乳腺肿瘤诊疗中心 PROMS 结果

项目	患者答复
在到达约定时间后，要等多久才能见到你的医师？	
< 15 分钟	12
15 ~ 30 分钟	5
30 ~ 45 分钟	8
45 ~ 60 分钟	10
> 60 分钟	6
你怎么评价你的等待就诊时间？	
特别久	8
很久	7
可接受	22
没有等待	4
每次预约都见到同一位医师对你有多重要？	
一点也不重要	4
一般重要	4
非常重要	9
特别重要	24
每次就诊多长时间	
< 5 分钟	0
5 ~ 15 分钟	3
15 ~ 30 分钟	19
> 30 分钟	14
你认为就诊时间是否充足	
是	41
否，稍微有点短	0
否，太短	0
否，时间太长	0
你觉得医师的态度怎样？	
非常好	38
好	3

续表

项目	患者答复
一般	0
不好	0
非常不好	0
你觉得护士的态度怎样	
非常好	38
好	3
一般	0
不好	0
非常不好	0
你的问题得到了答案了吗？	
完全	40
部分	0
几乎没有	0
我没有任何问题	1
你就诊的期望有多高，达到了吗？	
非常高	28
高	11
不高也不低	2
低	0
非常低	0
我没有任何期望	0
你觉得在诊疗中心里感觉很好吗？	
是的，	41
在某种程度上还可以	0
没有	0
你会向你的朋友推荐该诊疗中心吗？	
永远不会	0
可能不会	0
可能会	0
会	41

PRMOS 研究确定了持续性医疗管理对肿瘤患者的重要性，大多数患者（32/40）会连续预约同一名医师，22% 和 59% 的人分别将其评为相当重要或非常重要。既往已有一些关于持续性医疗管理重要性的研究[17-18]。对于有严重健康问题的初诊患者来说，持续性医疗是最重要的[19]。Bergenmar 等

人报告，患者反馈的由于持续性医疗的缺失带来的负面影响包括：仅仅被视为"患有疾病的肉体"的感觉、对需要（向不同医师）反复叙述他们的状况和担忧感到厌倦以及患者自己不得不承担起牢记医疗相关事项的重要责任[20]。布莱顿诊疗中心采取了很多措施来确保对患者的持续性医疗。

4.6 进一步的探索：桥接年龄差距研究

总的来说，我们相信建立多学科老年肿瘤诊疗中心并从老年肿瘤学的其他分支吸取经验可以改善老年女性乳腺癌患者的治疗模式，正如最近的 NABCOP 报告中的两个模型所示。然而，如何改善老年女性乳腺癌的预后还需要进一步的研究。

桥接年龄差距研究是一项旨在为改善老年女性乳腺癌患者的预后提供高质量证据基础的研究计划。高质量的证据的缺乏导致在初次确诊的老年女性乳腺癌人群中选择接受手术的患者较少（患者可选择治疗方式，排除预期寿命缩短的人群），而选择接受内分泌治疗的患者较多。桥接年龄差距研究方案主要侧重于三个领域：结合免疫组化等生物学特征对肿瘤进行分型，以判断其是否为对内分泌治疗敏感的 ER 阳性乳腺癌；开发包含合并症、机体功能状态、年龄和肿瘤特征的评分系统，以评估患者进行内分泌治疗或手术治疗的最佳时机；为临床医师和患者开发在线计算工具，为制定乳腺癌治疗方案提供协助。

决策辅助工具旨在解决目前在老年女性乳腺癌诊疗中的两个难以决策的问题，其一为对于健康情况差的老年 ER 阳性乳腺癌患者应优选手术还是内分泌治疗；其二为对健康情况较好的高危乳腺癌老年患者是否应进行辅助化疗。目前有三种乳腺癌治疗决策的辅助工具正在被调研，即一个在线工具、一个选项表格和一本小册子。这些工具被用于辅助制定围绕这两个主要问题的治疗方案：①选择内分泌治疗还是手术治疗；②进行化疗和不进行化疗。目前关于这些辅助工具在临床诊疗中的使用率、使用情况及临床医师对其的意见的评估正在进行。在决策辅助工具开发完成后，将进行一项评估其在临

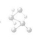

床实践中的有效性以及对老年女性乳腺癌患者的治疗结果和生活质量影响的随机试验。

通过分析老年女性乳腺癌患者的肿瘤特异性分子生物学特征，可以筛选出手术获益最大且风险在可承担范围内的人群。此外，以决策辅助工具对患者进行评估有助于使患者参与到制定诊疗决策的过程中来，体现了医患间的合作性质，并参考了患者的个人意愿，适用于对乳腺癌患者的老年多学科治疗。这项研究的结果将解决 NABCOP 项目中列出的许多限制条目，并为制定老年女性乳腺癌诊疗决策提供明确的证据。

参考文献
（遵从原版图书著录格式及出现顺序）

[1] JEMAL A, SIEGAL R, WARD E, et al. Cancer statistics, 2009. CA Cancer J Clin, 2009, 59（4）: 225-249.

[2] LEWIS J H, KILGORE M L, GOLDMAN D P, et al. Participation of patients 65 years of age or older in cancer clinical trials. J Clin Oncol, 2003, 21: 1383-1389.

[3] HIND D, WYLD L, REED M W. Surgery, with or without tamoxifen, versus tamoxifen alone for older women with operable breast cancer: Cochrane review. Br J Cancer, 2007, 96: 1025-1029.

[4] FENNESSY M, BATES T, MACRAE K, et al. Late follow-up of a randomized trial of surgery plus tamoxifen versus tamoxifen alone in women aged over 70 years with operable breast cancer. Br J Surg, 2004, 91: 699-704.

[5] BIGANZOLI L, WILDIERS H, OAKMAN C, et al. Management of elderly patients with breast cancer: updated recommendations of the International Society of Geriatric Oncology（SIOG）and European Society of Breast Cancer Specialists（EUSOMA）. Lancet Oncol, 2012, 13（4）: 148-160.

[6] STOTTER A, REED M W, GRAY L J, et al. Comprehensive geriatric assessment and predicted 3-year survival in treatment planning for frail patients with early breast cancer. Br J Surg, 2015, 102: 525-533.

[7] RUBENSTEIN L Z. An overview of comprehensive geriatric assessment: rationale, history, program models, basic components// Rubenstein L Z, Wieland D, Bernabei R, editors. Geriatric assessment technology: the state of the art. New York: Springer; 1995.

[8] NCCN Practice Guidelines in Oncology: Senior Adult Oncology, 2009.

[9] EXTERMANN M, AAPRO M, BERNABEI R, et al. Task force on CGA of the International Society of Geriatric Oncology. Use of comprehensive geriatric assessment in older cancer patients: recommendations from the task force on CGA of the International Society of Geriatric Oncology（SIOG）. Crit Rev Oncol Hematol, 2005, 55: 241-252.

[10] MCNEIL C. Geriatric oncology clinics on the rise. J Natl Cancer Inst, 2013, 105（9）: 585-586.

[11] CHAÏBI P, MAGNÉ N, BRETON S, et al. Influence of geriatric consultation with comprehensive geriatric assessment on final therapeutic decision in elderly cancer patients. Crit Rev Oncol Hematol, 2011, 79: 302-307.

[12] GIRRE V, FALCOU M C, GISSELBRECHT M, et al. Does a geriatric oncology consultation modify the cancer treatment plan for elderly patients? J Gerontol A Biol Sci Med Sci, 2008, 63（7）: 724-730.

[13] CHAPMAN A E, SWARTZ K, SCHOPPE J, et al. Development of a comprehensive multidisciplinary geriatric oncology center, the Thomas Jefferson University experience. J Geriatr Oncol, 2014, 5: 164-170.

[14] STOTTER A, TAHIR M, PRETORIUS R S, et al. Experiences of a multidisciplinary elderly breast cancer clinic: using the right specialists, in the same place, with time// REED M W, AUDISIO R A, editors. Management of breast cancer in older women: London: Springer, 2010: 109-123.

[15] EXTERMANN M, MEYER J, MCGINNIS M, et al. A comprehensive geriatric intervention detects multiple problems in older breast cancer patients. Crit Rev Oncol Hematol, 2004, 49: 69-75.

[16] ISAACS B. The challenge of geriatric medicine: Oxford: Oxford University Press, 1992.

[17] WARE J, SNYDER M, WRIGHT R, et al. Defining and measuring patients satisfaction with medical care. Eval Program Plann, 1983, 6: 247-263.

[18] SITZIA J, WOOD N. Patient satisfaction: a review of issues and concepts. Soc Sci Med, 1997, 45: 1829-1843.

[19] KEARLY K, FREEMAN G, HEATH A. An exploration of the value of personal doctor-patient relationship in general practice. Br J Gen Pract, 2001, 51: 712-718.

[20] WILLIAMS B, COYLE J, HEALY D. The meaning of patient satisfaction: an explanation of high reported levels. Soc Sci Med, 1998, 47: 1351-1359.

[21] BERGENMAR M, NYLÉN U, LIDBRINK E, et al. Improvements in patient satisfaction at an outpatient clinic for patients with breast cancer. Acta Oncol, 2006, 45（5）: 550-558.

第五章　初始内分泌治疗

Jenna Morgan and Lynda Wyld

摘要：20 世纪 80 年代，研究者首次报道了在临床治疗中单独使用初始内分泌治疗（primary endocrine therapy，PET）用于可手术的乳腺癌患者，PET 作为一种治疗策略在不同国家的应用程度有所不同。对于 ER 阳性的健康状况较差的或极其虚弱的老年乳腺癌的女性患者来说，PET 是一种很好的治疗措施。临床上在选择是否单独使用 PET 时必须考虑到老年患者的预期寿命，因为继发性抗雌激素耐药发生的中位时间常常在内分泌治疗 2～3 年后。肿瘤的生物学行为是对 PET 治疗效果有显著影响作用的因素，芳香化酶抑制剂（aromatase inhibitors，AI）在 PET 治疗方案中的效果相比他莫昔芬更有优势。老年患者对 PET 的耐受性良好，通过恰当的选择可避免一些患者的肿瘤复发。目前仍然没有基于循证医学证据的治疗指南，但是我们希望基于年龄差距的相关临床试验在结果公布后将在相关指南中进行报道。

关键词：手术；初始内分泌治疗；预后；风险评估

5.1 简介

早在 100 多年前，人们就发现了在某些情况下切除患者的卵巢后可使乳腺癌肿瘤产生退缩。直到 20 世纪 60 年代，人们在乳腺上皮细胞上发现 ER 时，这一现象真正的生物学原理才被人们所了解[1]。

1962 年，Arthur Walpole 首先发现了他莫昔芬的肿瘤治疗作用，然而最初它仅仅是作为避孕药物被开发的。但是，他莫昔芬很快被应用于乳腺癌的治疗中，它最早于 20 世纪 70 年代开始用于进展期及晚期的乳腺癌患者[2]，后于 20 世纪 80 年代开始用于乳腺癌的辅助治疗[3]。

1982 年，Preece 及其同事建议对可手术的老年乳腺癌患者，通过单独使用他莫昔芬从而免除外科手术治疗[4]。一项包含 113 例老年患者的五年随访研究显示，其中 76% 的患者最初具有临床反应，62% 的患者在仅仅使用他莫昔芬的情况下，至死或至最后一次的随访时都不能控制疾病的进展，使用 PET 治疗只能作为患者的短期治疗手段，或用于身体状况非常虚弱的患者[5]。对于身体状况更虚弱的、更高龄的老年患者，在麻醉和手术风险比患者目前的生存风险更大的时候，患者不得不选择放弃手术治疗方式。在随后的十年中进行了几项随机临床试验研究，荟萃分析结果显示，在 5 年随访结果中他莫昔芬作为一种 PET 治疗方式与手术治疗相比并没有总体生存劣势，然而患者的无进展生存或无复发生存期有所减少[6]（图 5-1）。

上述研究并没有常规检测肿瘤细胞上的 ER，因此其中 15%～20% 的入组的患者实际上相当于服用了安慰剂，这可能使研究结果偏向于手术治疗。

a

研究亚组	手术事件	总数	PET事件	总数	O-E 值	方差	权重	风险比 Exp [(O-E) / V], 修正后的 95% CI	风险比 Exp [(O-E) / V], 修正后的 95% CI
CRC 研究	159	225	187	230	−21.71	85.27	55.4%	0.78 [0.63, 0.96]	
GRETA 研究	130	239	144	235	−1.29	65.19	42.4%	0.98 [0.77, 1.25]	
Nottingham 2 研究	8	53	14	94	−0.75	3.4	2.2%	0.80 [0.28, 2.32]	
总数（95% CI）		517		559			100%	0.86 [0.73, 1.00]	
总事件数	297		345						
异质性	Chi²= 2.05，df = 2（P = 0.36）；I²= 3%								
整体效果检验	Z = 1.91（P = 0.06）								

（图表右侧森林图：0.1 0.2 0.5 1 2 5 10 赞成手术 赞成PET）

b

研究亚组	手术事件	总数	PET事件	总数	O-E 值	方差	权重	风险比 Exp [(O-E) / V], 修正后的 95% CI	风险比 Exp [(O-E) / V], 修正后的 95% CI
CRC 研究	36	225	115	230	−73.63	52.83	69.6%	0.25 [0.19, 0.32]	
GRETA 研究	27	239	95	235	−22.37	23.09	30.4%	0.38 [0.25, 0.57]	
总数（95% CI）		464		465			100.0%	0.28 [0.23, 0.35]	
总事件数	63		210						
异质性	Chi²= 2.90，df = 1（P = 0.09）；I²= 66%								
整体效果检验	Z = 11.02（P < 0.00001）								

（图表右侧森林图：0.2 0.5 1 2 5 赞成手术+内分泌治疗 赞成PET）

图 5-1　比较进行手术（包括术后的辅助内分泌治疗）与仅进行 PET 的患者总生存率的差异森林图（引用二者的结果都得到了 Morgan 等研究者的许可[6]）（图 a）；比较手术（包括术后的辅助内分泌治疗）与 PET 的患者局部控制差异的森林图（图 b）。

以上这些相关的研究数据改变了部分国家的治疗方式，对于年龄在 70 岁以上的早期乳腺癌患者更偏向于不再接受手术治疗。在英国，在某些情况下多达 40% 的老年女性患者仅进行了 PET[7-8]。在发生这一转变的十年后，上述相关临床试验的长期随访结果进行公布，这时临床医师开始意识到对于较健康的老年女性患者仅仅进行 PET 并不能取得生存获益[9]。CRC 试验发现 PET 相对于接受手术的老年女性患者的总生存率的风险比为 1.29（1.04 ~ 1.59），乳腺癌特异性生存率风险比为 1.68（1.15 ~ 2.49）。对于接受 PET 治疗后的患者，通常还需要改变原有的治疗方式，其中 40% 的患者仍需要后续的手术治疗，另外一部分患者需要改变原抗雌激素治疗的方案。基于对肿瘤生物学行为的评估、患者年龄和健康状况的评估，以及患者依据自己的个人优先顺序做出的治疗选择，临床上需要提供出一套更复杂的治疗方案。

然而目前仍未制定出一种适合高龄患者的精准的治疗方案，老年乳腺癌患者非手术治疗的比例仍然很高[10]。且仍无能力针对年龄和健康状况分层分析的基于循证医学的指南指出哪些患者可以从手术中受益，哪些患者可以安全地免除手术治疗。

预测高龄患者预期寿命需要一个繁杂的评估过程，在这一方面并没有一门切实相关的学科，也不是外科医师常规临床实践的一部分，即使在有技术专业知识的加持下，许多治疗中心对患者的生存时间的预测仍然十分受限。

下面的章节将对 PET 治疗在目前实践中的各个方面的应用情况进行综述。

5.2 初始内分泌治疗的应用差异

在不同国家、不同的乳腺诊疗中心以及不同的外科医师中，对 PET 的应用有着很大的差异。Derks 和他的同事比较了患者接受非手术治疗的比例，其中发现英国的比例为 28%（最高），而相对的波兰的比例仅为 9%[11]。美国则很少使用非手术治疗[12]。人们认为这可能是造成英国老年乳腺癌患者预后较差的原因之一[11]。PET 在英国的应用也存在很大差异，选择手术治疗所占比例在

50% ~ 90%（图 5-3）。在对病例组合调整后（依据贫困、年龄和健康水平，见图 5-2），这种差异仍然存在，这也可能是由于外科医师的选择差异[13]。尽管一些国家和国际机构制定了相关的指南，但这一情况仍然存在。美国国家卫生保健卓越研究所（National Institute of Health and Care Excellence，NICE）指出，只有当高龄患者伴有严重的合并症而无法进行全麻手术时，才可优先选择应用 PET[14]。SIOG 和 EUSOMA 建议，PET 只可应用于那些预期寿命较短（在两到三年内）且认为不适合进行全麻手术或拒绝手术的高龄患者[15]。

有些医疗机构几乎对所有的老年女性患者进行了手术，甚至包括那些预期寿命很短的患者。然而，一些医疗单位则不论患者的健康水平如何，其老年女性患者均选择 PET 治疗方案（图 5-2）。

同时，不同的外科医师在使用 PET 治疗时也存在着不同选择，一部分医师几乎对所有女性患者都会施行手术，另一部分则完全相反[13]。基于不同的特定情景的研究显示，根据患者的年龄、健康状况、虚弱程度等因素，不同的外科医师是否选择进行手术的界限有着较大的差异[16-17]。在老年患者中，较低手术率可能导致乳腺癌患者的预后较差[11]（图 5-3，文后彩图 5-3）。

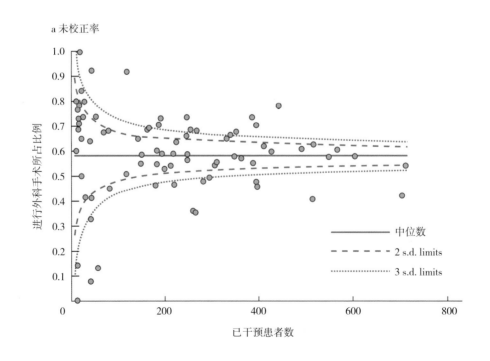

a 未校正率

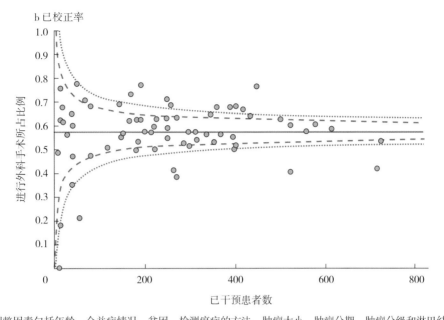

其中调整因素包括年龄、合并症情况、贫困、检测癌症的方法、肿瘤大小、肿瘤分期、肿瘤分级和淋巴结状态。

图 5-2　基于英国注册数据分析 ER+ 经设置调整（a）和未经调整（b）的老年患者手术率情况的
漏斗图（引图经过 Morgan 等人许可[13]）

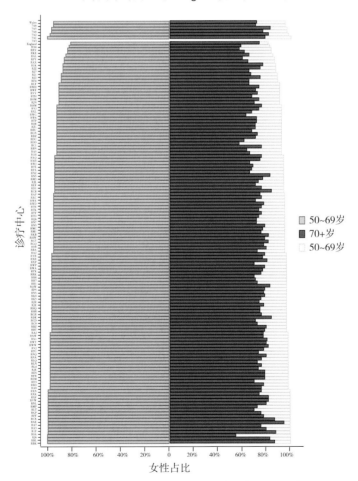

图例是依据诊断国家以及在确诊时 50~69 岁的女性接受初次手术治疗的组织特定比例来进行排序。50~69 岁的映射柱状图反映了 50~69 岁
年龄组的比例高于 70 岁以上年龄组的比例，用于帮助进行对比。

图 5-3　通过诊断治疗中心和患者确诊年龄对早期浸润性乳腺癌接受初始外科治疗后的
风险比例的调整（引用图示获得许可[10]）

5.3 初始内分泌治疗的临床治疗效果

PET 通常不会像新辅助化疗一样获得肿瘤快速消退的治疗效果。虽然在治疗 6 周时可见肿瘤的软化，但在治疗 3~6 个月时肿瘤退缩不太明显，而在治疗 9~12 个月或更长时间后这种退缩情况获得持续改善，直至获得最大的治疗疗效。临床疗效通常分为完全缓解（complete response，CR）、部分缓解（partial response，PR）、疾病稳定（static disease，SD）或疾病进展（progressive disease，PD），综合衡量反应的指标即临床获益率是 CR、PR 和 SD 的总和。表 5-1 显示的是已报道的研究中有关 PET 治疗反应的分类[18]。

在临床中可以通过临床测量或影像学来评估治疗的反应，这取决于治疗中心的相关治疗方案和临床评估特定肿瘤的难易程度。因为超声、乳腺钼靶检查和临床测量之间存在着一定的差异，因此每次进行检查评估时都使用同一种评估的方法是十分重要的。目前，PET 只适用于 ER 阳性的女性患者。如果出现了原发疾病进展则提示发生了原发性抗雌激素治疗的耐药。长期研究结果可见，最初治疗有反应的疾病也可能在后期出现获得性的继发性耐药性，其发生比率和随访时间的长短有一定的关系。在中位随访时间分别为 76 个月和 70 个月的研究的结果显示，发生治疗耐药（原发性和继发性耐药）的出现概率分别为 37% 和 84%[22, 28]。

表 5-1　临床试验有关 PET（他莫昔芬或 AI）在老年患者中肿瘤治疗反应百分比的汇总表（临床获益率包括 CR + PR + SD 发生率的总和）

研究	入组患者数	PET 类型	临床获益率	完全缓解（CR）	部分缓解（PR）	疾病稳定（SD）	疾病进展（PD）	随访月平均持续时间（范围）
[19]	59	Tam	54	24	22	8	34	> 6
[20]	62	Tam/AI	60	–	–	–	–	20（2~150）
[21]	84	Tam	100	8	18	74	0	24（6~72）
[22]	70	Tam	77	–				70（9~119）
[23]	104	AI	82	23	40	18	18	56（4~106）
[24]	616	Tam/AI	84	26	30	29	16	41（1~202）
[25]	91	Tam/AI	76	17	45	16	16	18（2~70）
[26]	56	AI	100	11	77	13	0	51（19~78）
[27]	56	AI	100	25	52	23	0	12

注：这些研究中所涉及的肿瘤均证实为 ER 阳性；由 Morgan 等人进行校正[18]。

预测患者的治疗效果良好以及会有较长时间的治疗反应的临床因素包括初始肿瘤体积较小和伴有良好的早期临床治疗反应。在治疗 3~6 个月后进行肿瘤评估时显示，表现为疾病稳定状态的患者较完全缓解或部分缓解的患者更难以获得一个良好的长期疾病控制，评估结果显示初始完全缓解的肿瘤缓解持续时间为 50 个月，部分缓解为 18 个月，而表现为疾病稳定状态的治疗反应持续时间则为 21 个月[5]。

肿瘤的分期较早与患者良好的治疗反应之间存在一定的相关性，一项研究报告显示，肿瘤分期为 Ⅰ 期的临床获益率为 100%，分期 Ⅱ 期肿瘤获益率为 83%，Ⅲ 期则减少至 66%[5]，其他不同研究也显示了类似的结果，在 T4 期肿瘤中治疗的有效反应只有 53%，而 T2 和 T3 期肿瘤的有效率则为 80%~86%[29]。

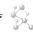

患者达到最佳治疗效果所需的治疗时间通常也有很大的不同，间隔从 3 个月到 37 个月不等，中位时间为 9 个月[5]。事实上，一些研究显示对于最初完全缓解的患者，在治疗 5 年后病情的控制率仍可达到 90% ~ 100%[5, 30]。另外也有研究得到了较差的结果，即患者在治疗 47 个月时只有 42% 的完全缓解者还处于缓解期，本研究中患者的缓解持续时间从 5 个月到 96 个月不等，在本研究中分期为 T₄ 的肿瘤占有较高的比例（47%）[29]。

在肿瘤的长期局部控制率方面，大多数研究显示有 32% ~ 62% 的患者出现了疾病的局部进展，该部分患者需要改变治疗方式。一项随访长达 12 年的临床试验显示，肿瘤的局部控制失败率达到了 53.4%，治疗无效的发生中位时间为 1.69 年（范围为 1.43 ~ 1.82 年）[9]。相比于研究中的手术组，其只有 15.6% 的患者出现局部进展，仅进行 PET 方案治疗的患者出现疾病进展的比例明显增高。出现局部治疗后进展者大部分选择进行手术治疗（64%），29% 的患者采用改进的激素治疗方案或放疗（其中选择放疗比例为 19%）。值得注意的是，大多有关 PET 治疗的研究数据并不代表当前的 PET 治疗现状，研究调查发现相关研究入组的患者中大约有 20% 的患者肿瘤表现为 ER 阴性，实际上这将会不可避免地延误了该部分患者行其他任何有效治疗的重要时期。其次，鉴于以上这些研究结果表明，大多数临床医师会选择对那些年龄较大和健康状况较差的患者使用 PET 方案（区别于大多数试验中对于只要是年龄 70 岁以上患者都选择 PET，而并不考虑患者本身的健康状况而言）。

5.3.1 影响肿瘤疗效的生物学预测因子

对于乳腺癌的内分泌治疗有效性的预测越来越复杂，尽管我们大多数知识的获得来自新辅助内分泌治疗，其治疗目的是在计划手术前降低分期，而不是在健康状况较差的老年患者中使用 PET。目前，对肿瘤的初始和继发内分泌耐药的分子生物学机制已经有了更深入的了解，已有越来越复杂的工具来预测其治疗的反应性。在患者确诊时大多数的肿瘤伴有一定的遗传异质性，该问题十分复杂。在治疗过程中，肿瘤的进化可能会筛选出某些耐药的克隆

细胞株，或发生新的突变，基因表达水平也可能会随之改变[31]。单纯的 ER 表达缺失是抗雌激素耐药的一种罕见机制，通常是由下游信号通路的调控作用发生变化所引起，如 PI3K/mTOR 信号通路或细胞周期调控机制的改变[32]。因此，使用其他替代的抗雌激素治疗方案，可能会与其他药物联合靶向作用于这些下游通路，并可能逆转内分泌治疗的耐药。

目前在临床实践中，主要使用 ER 和 HER2 受体这两种生物标志物的表达来预测治疗的反应。ER 评分较高的肿瘤比 ER 评分较低的肿瘤更有可能产生良好的反应以及治疗维持时间较长，PET 在某些情况下治疗效果可能达到和手术治疗一样好[24]。相反，HER2 阳性肿瘤更有可能产生内分泌治疗的耐药性，特别是对他莫昔芬治疗的耐药。

在肿瘤的辅助治疗、新辅助治疗或晚期治疗中，更复杂的预测标志物已经开始使用或正在研究中。但是，除了治疗后的病理组织活检外，这些技术没有在 PET 治疗中进行预测评估。这些检测技术都可以被归类为多基因阵列或治疗反应标志物（根据治疗后肿瘤的重新活检或监测患者血液样本中的循环肿瘤细胞或 DNA）。

在进行新辅助治疗时，可以选择使用一个多基因阵列检测或 Oncotype DX 检测患者的基因表型来评估患者的危险系数，结果显示在手术前 6 个月服用依西美坦的女性患者中，低复发评分患者常有着更好的临床治疗反应和获得更大概率的乳房保乳手术机会（90% vs. 47%）[33]，这一结果为增加选择 PET 作为一种治疗方式提供了较好的应用前景。近期，POETIC 研究对 ER 阳性乳腺癌进行了全基因外显子组测序，发现高突变负荷和 *TP53* 突变患者都与较差的内分泌治疗反应相关[34]。其他组织生物标志物包括一个 4 基因标志物和凋亡标志物等也有潜在的应用价值[35]。

在开始治疗后重新进行组织活检是预测治疗反应的一种有效方式，其中最广为熟知的评估 PET 治疗效果的标志物是肿瘤增殖标志物 Ki-67 指数。如果肿瘤在进行治疗 2 周时 Ki-67 指数有所下降，那么肿瘤更有可能获得良好的长期治疗效果[36]。由于这需要对体弱的老年女性患者再次进行侵入性组织病理活检，使得这些方法的应用价值大大降低。

目前，越来越多的研究人员开始对通过液体组织活检来评估循环肿瘤细胞或无细胞肿瘤 DNA 进行深入研究[37-38]。同样，这些技术目前还未在老年组 PET 中开始应用，但它们有可能避免在病情进展时重新进行组织活检，为患者提供一种更恰当的检测方法来改变患者的治疗方案并降低了发病率。这些技术目前用于评估管理晚期乳腺癌的进展，在选择复杂化疗的多线治疗及靶向生物制剂的研发时可作为辅助指导工具。

5.3.2 PET 中使用的内分泌治疗药物

如上表 5-1 所示，虽然抗雌激素治疗的完全缓解并不常见，但肿瘤的治疗反应率一般都很高。AI 临床获益率高于他莫昔芬，这与已发表的关于 AI 与他莫昔芬在辅助治疗和新辅助治疗临床应用中的研究结果一致[39-41]。因此，除非患者有特殊的禁忌证，否则在选择 PET 的一线内分泌治疗时，应优先选择 AI 药物而不是他莫昔芬。

5.3.2.1 他莫昔芬对比芳香化酶抑制剂

对比新辅助中 337 例绝经后女性使用来曲唑与他莫昔芬的疗效可见，来曲唑组的临床缓解率显著高于对照组（55% vs. 36%，$P < 0.001$），随访时间 4 个月[40]。无论 ER 阳性的表达水平如何，甚至在他莫昔芬治疗无效的弱 ER 表达的肿瘤诱导反应中，来曲唑疗效都优于他莫昔芬。

另一项有关来曲唑新辅助治疗的研究表明，来曲唑对不适合进行乳房保乳手术的原发体积较大的肿瘤效果较好。该研究发现，尽管大多数女性在应用来曲唑进行治疗 4 个月时获得最佳疗效，但部分患者在治疗 8 个月时仍可进一步获益，这也是来曲唑在新辅助治疗的最长疗程[42]。研究者发现肿瘤体积在治疗 4 个月时减少了 62%，在 8 个月时减少了 70%。

同时，在 IMPACT 和 PROACT 两项研究试验中也证实阿那曲唑在新辅助治疗中的疗效优于他莫昔芬。在 IMPACT 研究中，对比 330 名中位年龄超过 70 岁的女性患者结果发现，术前 3 个月仅使用阿那曲唑与他莫昔芬相比，阿那曲唑组的保乳率显著高于他莫昔芬组（46% vs. 22%）[43]。

PROACT 研究比较了对于可手术或潜在有手术机会的肿瘤体积较大的乳腺癌女性患者在术前 12 周使用阿那曲唑或他莫昔芬治疗的差异（术前 AI 与他莫昔芬比较[44]）。与他莫昔芬相比，阿那曲唑的保乳率有所增加（43% vs. 31%，$P < 0.04$），这在数据上优于临床缓解率（36% vs. 26%）。

新辅助治疗中依西美坦与阿那曲唑有着相似的疗效[45]。

5.3.2.2 氟维司群

氟维司群是一种纯 ER 受体拮抗剂，目前已被批准用于晚期乳腺癌治疗，按 500mg 剂量的标准剂量进行使用其疗效优于阿那曲唑[46-47]。由于费用问题以及必须通过肌肉注射来进行治疗等原因，目前并无有关氟维司群在 PET 中应用的研究并且临床应用中很少使用。

5.3.2.3 药物的未来应用前景

靶向生物制剂在乳腺癌方面的应用已经取得了巨大的进步，虽然目前还没有关于这些药物在 PET 中应用的临床试验，但它们可能在未来没有手术机会的乳腺癌二线或三线治疗中发挥一定的作用。双膦酸盐类药物可减少 AI 类药物的骨质流失的副作用，可作为 PET 的辅助药物。另外最近有研究证据表明，它们可能为绝经后的乳腺癌患者带来一定的生存获益[48]。

其他对 ER 阳性乳腺癌具有较好的治疗效果的药物为 CDK4/6 抑制剂（哌柏西利和瑞博西利），可与 AI 联合使用，在远处转移的患者中其疗效显著提高[49]，同时在新辅助治疗中也显示出较好的疗效[50]。但目前 CDK4/6 抑制剂在老年患者中应用的经验还很少，更没有其在 PET 中的应用情况。

5.4 初始内分泌治疗的患者人群选择

目前，已有一些研究探讨了 PET 治疗中老年乳腺癌人群的选择标准。在英国，选择 PET 的患者 45% 是因为合并症如进行全麻的风险较高，8.5% 的患者因绝对高龄（85 岁以上）而接受 PET 治疗；10.6% 的患者伴有严重的认知功能障碍，另有 36% 的患者在 PET 或手术治疗均可耐受时最终还是选择了 PET[7]。另一项英国的研究表明，因不适合手术而选择进行 PET 的患者的比例约为 32%[25]。相比于患者的合并症，更能决定患者是否选择 PET 应用的重要原因为身体机能状态和实际年龄[8]。Hooper 及其同事[51]在一项爱尔兰队列研究中报道了类似的研究数据，其中 62% 的患者基于显著的合并疾病（包括痴呆）选择进行 PET，14% 基于患者年龄，11% 则是基于患者的意愿。在荷兰，Hamaker 及其同事在研究中发现，决定患者放弃手术的原因中合并症仅占 6%，总体健康状况仅占 5%，32% 则主要根据患者的诉求[52]。这与来自英国的结果形成对比，Rai 和其同事发现，只有 4% 的患者没有选择早期进行手术是由于患者的选择[53]，Lavelle 及其同事表示，手术比例较低的原因不太可能是由于患者更偏向于拒绝手术治疗[54]。

评估老年患者的手术适用性复杂且耗时，详细的评估工作无论是在时间上还是在老年医学专家的可及性都超出了许多乳腺治疗中心的工作范围。最近一项研究报道了 CGA 在联合诊所中的应用，其中有老年医学专家参与对老年患者的治疗决策过程[55]。他们发现，CGA 能够相对准确地预测老年患者的 3 年生存率，拥有良好的生存评分的患者可以从手术治疗中获益。

Ward 及其同事的研究显示，对手术或 PET 治疗后的结果进行分层分析可看出，健康、年轻的女性更有可能从手术中获益。该研究调查了英国的登记数据，并按年龄亚组和合并症情况进行了分层分析，结果发现随着年龄和合并症的增加，乳腺癌特异生存差异显著缩小（图 5-4，文后彩图 5-4）[56]。

年龄对患者的手术率有显著影响。最近英国国家审计局中的 NABCOP 清楚地展示了患者的手术率随着年龄的增长而显著下降，这与一些已发表的研究结果一致，即老年乳腺癌患者的手术率随着年龄的增长而下降[57-59]。在临床医师确定治疗方案时者的预期寿命是非常重要的影响因素[60]，而患者的实际年龄及其他因素（如合并症和健康情况差）通常被临床医师用作预期寿命的替代，然而，英国最近的一项问卷调查发现，外科医师在判断老年患者的预期寿命方面能力较差，他们往往低估了患者预期寿命[17]。

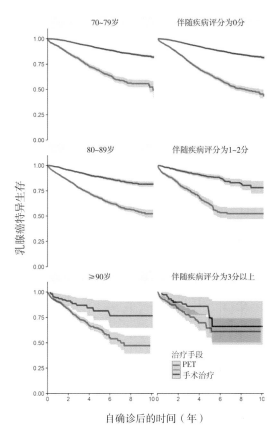

这些生存曲线表明，尽管随着年龄或合并症增加，接受 PET 的患者乳腺癌特异生存期仍然较差（引图已经获得许可[56]）。

图 5-4 英国癌症登记数据（2002—2012 年）按年龄分组（左）和合并症评分（右）对进行手术和 PET 治疗患者的乳腺癌特异生存期的亚组分析

英国几项基于观察性研究的调查数据显示，患者是否选择手术与其合并症情况之间有着明确的相关性。Lavelle 和同事在一项有关 65 岁以上患者的登记队列研究中发现，根据患者合并症进行评分为 0 级、1 级、2 级的患者，其手术率分别为 73%、66% 和 49%[61]。

目前已对一些影响乳腺癌患者的治疗选择和结果的特定合并症进行了研究，其中，患者的认知功能障碍是最主要的原因。

在 65 岁以上的人群中，存在明显的认知功能障碍的比例高达 10%，而在 85～89 岁的女性中，伴有认知功能障碍的比例则上升至 20%[62]。因此，认知功能障碍是老年乳腺癌患者常见的合并症，并与患者的预期寿命减少显著相关，同时是引起英国女性死亡的主要原因[63]。患者在伴有明显的认知功能障碍时，在局麻状态下可能无法进行手术，而全麻后可能引起患者认知功能障碍的恶化[64]，所以对于伴有认知功能障碍的 ER+ 乳腺癌患者，PET可能是一种有效的治疗选择。事实上，也有多个小型队列研究对老年患者使用 PET 治疗后进行了调查研究，结果表明患者伴有认知功能障碍可能是决定部分患者治疗方式的选择的一个重要因素[30, 51, 65-67]。来自美国的多项研究也表明，如果患有老年痴呆，则患者接受乳腺癌标准治疗方式（如手术）的可能性较低[68-69]。然而，一项针对临床医师的调查结果显示，对于老年乳腺癌患者伴痴呆症的最佳治疗方法，其意见存在一定的分歧。目前英国还没有针对这一复杂群体中可手术的乳腺癌患者的治疗指南，这也许反映了在这方面缺乏共识的原因。

5.4.1 患者心理反应与日常生活质量

目前在高龄年龄组中，很少有正式的研究表明手术和 PET 对患者生活质量的影响。只有一项历史随机对照研究中使用一般健康问卷调查比较了接受手术或 PET 对患者的生活质量的影响，一般健康问卷调查是研究患者生活质量的一种通用工具，但它对检测乳腺癌治疗的影响并不敏感[70]。虽然这项研究在早期随访中显示了患者生活质量的细微差异，但在随访 2 年之后，二者之间的生活质量无任何差异。鉴于已证实的乳房手术对患者生活质量的负面影响，这一研究结果与预期刚好相反。因为一些研究中使用了乳腺癌特殊的研究工具来调查患者的生活质量，人们普遍认为乳腺癌手术至少会对患者短期的生活质量产生不利影响。

乳腺癌手术对患者的生活质量存在一定的不利影响，术后 1 个月的主要不良反应表现为疲劳、肢体功能丧失及疼痛。这些影响可能会持续较长时间，在术后 12 个月时多达 45% 的患者仍然遭受手术引起的疲劳，15% 的患者仍需花费极大体力来进行简单的家务劳动[71]。此外，乳腺癌患者术后慢性伤口疼痛可能影响 75% 的女性，无论哪种类型的伤口疼痛（50% 为轻度，25% 为中度），都可能影响患者的生活质量。其中 35% 的乳腺癌患者的疼痛是神经源性疼痛，且相对难以控制[72]。

对于接受 PET 治疗的患者，由于可持续触摸到乳房肿块的存在，患者可能存在对治疗失败或复发的额外担忧：对肿瘤进展或复发的恐惧进而影响患者的生活质量[73]。

Lavelle 及其同事们在研究了患者在确诊乳腺癌之后的一系列评估患者生活质量的指标后发现，那些倾向于选择继续 PET 治疗但治疗后没有评估其生活质量的女性的总体评分较差，进而推断生活质量可能是影响患者治疗决策的一个因素[54]。

一项比较了接受或不接受手术治疗的老年女性生活质量的小型研究显示，两组在术后 6 周至 6 个月间生活质量没有显著差异，但由于证据不足，因此不能从该项研究中得出有效的结论[74]。

最近按年龄分组来进行的研究采用了更严格的方法来评估治疗给患者带来的生活质量的影响，研究者们使用一系列生活质量研究工具（通用癌症EORTC QLQ C30 评估系统、乳腺癌特异 EORTCBR23 评估系统和老年人特异 EORTC ELD14 评估系统），在患者开始治疗的基线及治疗间隔 2 年后有足够的研究证据来检测患者的治疗效果。由于该研究是一项观察性研究，因此在接受手术和接受 PET治疗之间，患者的基线特征是存在差异的，因此相关的研究结果难以推广使用。当使用倾向评分匹配和患者生活质量的基线数据变化来调整此差异时，在匹配健康状况较差的老年患者队列中手术组与对照组相比在许多生活质量方面存在着显著的劣势，在某些患者中差异甚至可维持 2 年[75]。根据图 5-5（同见文后彩图 5-5）有限的研究数据可见，总体上生活质量评分对比患者治疗前的基线数值及治疗 6 个月后评分值在手术治疗组从 72 减少至 61，在 PET 组数值从 68 减少至 64（$P < 0.05$）。同样，在患者的机体功能方面手术组评分下降了 11 分，对比 PET 组仅降低了 7 分。在其他几个方面，手术组患者的生活质量也较 PET 组下降明显，目前尚未发现手术组为患者的生活质量带来获益。这是由于手术会造成多种不良反应（慢性疼痛、外形的缺损、上肢及肩部相关症状）以及全麻会给身体健康状况较差患者造成不良反应。

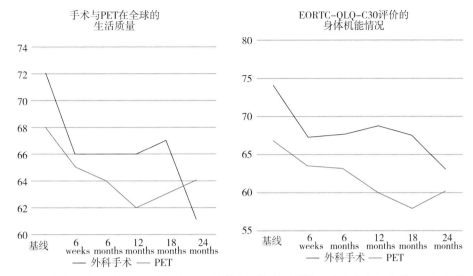

图 5-5　从治疗开始的基线到治疗 2 年后随访的患者的生活质量，比较患者手术治疗组（红线）及
PET 组（蓝线）患者的匹配队列研究的倾向性评分

研究者使用定性方法学来评估老年患者在 PET 治疗后的心理影响以及患者对可触摸到肿瘤持续存在的焦虑的潜在担忧是不可靠的，因为实际上患者在治疗后能够感觉到肿瘤的缩小反而消除了相关焦虑。许多患者选择 PET 治疗是希望可以避免手术及全身麻醉，也希望减少给陪护人员及家人带来的负担，并且接受他们可能有限的预期生命，以及具有能够承受治疗的能力[76]。对老年患者接受 PET 或手术治疗的详细综述结果可见，患者对两种治疗方式均有着良好的耐受性[76]。接受 PET 治疗的女性患者对可一直触及乳房的肿块反而不会担忧。事实上正好相反，因患者可触及肿块，患者自身觉得内分泌治疗仍然是有效的。尽管老年患者意识到这种治疗可能并不会控制疾病，但 PET 仍是一种简单且有效的治疗方法，他们考虑的是能尽可能地减少对日常生活的干扰。手术则需要患者必须住院，这为大多数老年患者带来了焦虑。大多数进行手术的高龄的患者主要是进行乳房切除的手术，失去乳房对多数患者来说是主要的压力来源。多数高龄的患者主要担忧手术及全麻的风险，然而在接受手术治疗的患者中，多数患者最后发现手术是可以耐受的。

5.4.2　患者的生存结局

在荟萃分析中，历史上的随机试验并没有显示出手术的总体生存优势目前历史性的随机对照临床试验在 Meta 分析中并没有在总体生存上发现 PET

对比手术治疗的生存获益（图 5-1），但是亚组分析可见年龄在 70 ~ 75 岁的老年患者可有一定的生存获益[77]。某些研究在随访足够长时间后也显示了一定的生存获益。

随机对照研究入组的是年龄在 70 岁以上的各个健康水平的女性，在大多数情况下，目前只有健康状况更差、更高龄的患者选择了 PET，因此研究结果并不能代表临床实践。英国的临床实践观察到的数据、队列研究及登记的数据分析证实了乳腺癌特异生存在手术组有一定的生存获益，但是根据年龄及健康状况进行亚组分析显示高龄患者及健康状况较差的患者并没有生存获益（图 5-4）。

5.4.3　患者的治疗选择

在临床中更高龄的老年患者对参与医疗决策的愿望差异很小，老年患者的选择往往更为被动一些。然而，这方面可能存在很大的差异。目前还没有为面临这种选择的老年患者提供定制的、适合年龄的决策支持工具，大多数建议都是依据为支持辅助内分泌治疗和初级手术治疗设计的手册，并没有充足的证据来说明 PET 治疗的本质以及潜在获益的概率。英国的一项大型研究最近专门为这项任务开发了一系列为老年女性提供信息需求和选择偏好定制的决策支持工具[78-79]。这些工具包括一本手册和一项在线预测工具，可以根据不同的年龄、健康、虚弱和疾病生物学来计算 2 ~ 5 年的患者存活率。这个工具的结果可以方便用户打印出来，供老年女性咨询时使用。目前，这些工具正在进行一个全国性的群集随机对照试验，并将在后续发布研究结果[80]。

5.4.4　临床医师的作用

临床医师在是否采用 PET 方案进行治疗上有很大的差异，他们主要根据患者的情况、状态及疾病严重性来制订治疗计划。RCS 作为 NABCOP 的一个分支，最近进行的一项关于 MDTs 的研究调查为 MDTs 提供了一组患者治疗方案，并询问是首选 PET 还是手术治疗。结果显示，虽然大多数临床医师的观点相似，但在一些情况下，临床医师的意见产生了明显的分歧，在所有情况中有少数医师持有相反的观点，这些都显示了医师们在这一领域的意见尚未达成共识。一项关于 244 名英国医疗保健专业人员的调查也表明，人们对是否选择 PET 治疗持有不同的看法，尤其对那些伴有认知功能障碍的老年患者。人们普遍认为，在考虑治疗决策时，患者的选择是最重要的因素，但只有大约 1/4 的 ER 阳性患者会选择 PET 治疗方案[60]。

更严格的基于情景的乳腺临床医师评估的例子表明，年龄、认知功能障碍、虚弱程度和健康情况显著影响治疗决策[16]。同样，虽然大多数患者根据与存在严重共病相关的现行指南选择治疗，但是在某些情况下，患者的意见却存在着很大的不同，当考虑做出治疗决定时年龄是一个独立的影响因素。

Hamaker 及其他的同事还认为，治疗的差异可能反映了临床医师潜在选择的倾向，医师与患者治疗方案的沟通对其有着一定影响[52]。一项关于老年乳腺癌患者的综述研究表明，影响老年女性乳腺癌治疗决定的最重要因素是外科医师的建议[81]。

5.5　总结

原发性可手术乳腺癌患者的 PET 方案，主要提供给 ER 中度或强阳性肿瘤，且预期寿命 < 5 年的老年女性（即 85 岁以上或 75 岁以上伴有严重合并疾病的女性）。在治疗的第一年应着重于密切随访

那些完全或部分缓解的患者，这些患者可能会有较长时间的局部疾病控制。对于那些疾病稳定或进展的患者，应尽早考虑手术治疗，可选择局麻或全麻，因为这些肿瘤并不可能获得很长时间的控制。对身体状况较差或因病情进展而拒绝手术的女性，可以提供二线内分泌治疗（依次选择他莫昔芬和 AI 或反之），此后的治疗有效的持续时间可能比使用初始药物治疗有效的维持时间要短。另外，放疗对患者来说也可能是一个可行的二线治疗选择。

在内分泌治疗的选择方面，目前已有较好的研究证据表明 AI 应该是首选方案，除非有特别的治疗禁忌证，但应该注意监测患者骨密度和防治相关骨性不良事件的发生。在选择应用何种 AI 进行治疗方面，与他莫昔芬相比，有证据表明来曲唑的有效性最强，但所有的 AI 都已被证明在短期新辅助治疗中有着良好的治疗效果。

在临床治疗决策制定过程中，患者在评估后无论是被认为适合选择 PET 还是手术治疗，老年女性都应该发挥积极参与决策制定的作用。患者不论进行手术还是 PET 治疗，其耐受性一般都很好，尽管手术患者的生活质量相对较差，但手术的优势是略微增强了肿瘤治疗效果。在制定患者的治疗方案时，应该与患者充分讨论并权衡其中利弊，进而给予患者根据自身情况制定的最恰当的治疗方案。

参考文献
（遵从原版图书著录格式及出现顺序）

[1] JOHANSSON H, TERENIUS L, THOREN L. The binding of estradiol-17 beta to human breast cancers and other tissues in vitro. Cancer Res, 1970, 30（3）: 692-698.

[2] WARD H W. Anti-oestrogen therapy for breast cancer: a trial of tamoxifen at two dose levels. Br Med J, 1973, 1（5844）: 13-14.

[3] Controlled trial of tamoxifen as single adjuvant agent in management of early breast cancer. Analysis at six years by Nolvadex Adjuvant Trial Organisation. Lancet, 1985, 1（8433）: 836-840.

[4] PREECE P E, WOOD R A, MACKIE C R, et al. Tamoxifen as initial sole treatment of localised breast cancer in elderly women: a pilot study. Br Med J（Clin Res Ed）, 1982, 284（6319）: 869-870.

［5］HOROBIN J M，PREECE P E，DEWAR J A，et al. Long-term follow-up of elderly patients with locoregional breast cancer treated with tamoxifen only. Br J Surg，1991，78（2）：213-217.

［6］HIND D，WYLD L，BEVERLEY C B，et al. Surgery versus primary endocrine therapy for operable primary breast cancer in elderly women（70 years plus）. Cochrane Database Syst Rev，2006，（1）：CD004272.

［7］WYLD L，GARG D K，KUMAR I D，et al. Stage and treatment variation with age in postmenopausal women with breast cancer：compliance with guidelines. Br J Cancer，2004，90（8）：1486-1491.

［8］LAVELLE K，TODD C，MORAN A，et al. Non-standard management of breast cancer increases with age in the UK：a population based cohort of women > or =65 years. Br J Cancer，2007，96（8）：1197-1203.

［9］FENNESSY M，BATES T，MACRAE K，et al. Late follow-up of a randomized trial of surgery plus tamoxifen versus tamoxifen alone in women aged over 70 years with operable breast cancer. Br J Surg，2004，91（6）：699-704.

［10］JAUHARI Y，GANNON M，MEDINA J，et al. National audit of breast cancer in older patients annual report. Healthcare quality improvement partnership，2018.

［11］DERKS M G M，LIEFERS G J，KIDERLEN M，et al. Variation in treatment and survival in older women with non-metastatic breast cancer in Europe：a population based study from the EURECCA Breast Cancer Group. Br J Cancer，2018，119（1）：121-129.

［12］DIAB S G，ELLEDGE R M，CLARK G M. Tumor characteristics and clinical outcome of elderly women with breast cancer. J Natl Cancer Inst，2000，92（7）：550-556.

［13］MORGAN J，RICHARDS P，WARD S，et al. Case-mix analysis and variation in rates of non-surgical treatment of older women with operable breast cancer. Br J Surg，2015，102（9）：1056-1063.

［14］NICE. CG80 Early and locally advanced breast cancer：full guideline，2009.

［15］BIGANZOLI L，WILDIERS H，OAKMAN C，et al. Management of elderly patients with breast cancer：updated recommendations of the International Society of Geriatric Oncology（SIOG）and European Society of Breast Cancer Specialists（EUSOMA）. Lancet Oncol，2012，13（4）：e148-e160.

［16］MORGAN J L，WALTERS S J，COLLINS K，et al. What influences healthcare professionals' treatment preferences for older women with operable breast cancer?

An application of the discrete choice experiment. Eur J Surg Oncol，2017，43（7）：1282-1287.

［17］HORGAN K，DODWELL D，CROMWELL D，et al. National audit of breast cancer in older patients part of the national clinical audit patient outcomes programme 2017 annual report. HQIP，2017.

［18］MORGAN J L，REED M W，WYLD L. Primary endocrine therapy as a treatment for older women with operable breast cancer - a comparison of randomised controlled trial and cohort study findings. Eur J Surg Oncol，2014，40（6）：676-684.

［19］GASKELL D J，HAWKINS R A，DE CARTERET S，et al. Indications for primary tamoxifen therapy in elderly women with breast cancer. Br J Surg，1992，79（12）：1317-1320.

［20］RAO V S，JAMEEL J K，MAHAPATRA T K，et al. Surgery is associated with lower morbidity and longer survival in elderly breast cancer patients over 80. Breast J，2007，13（4）：368-373.

［21］OKUNADE G，GREEN A R，YING M，et al. Biological profile of oestrogen receptor positive primary breast cancers in the elderly and response to primary endocrine therapy. Crit Rev Oncol Hematol，2009，72（1）：76-82.

［22］STOTTER A，WALKER R. Tumour markers predictive of successful treatment of breast cancer with primary endocrine therapy in patients over 70 years old：a prospective study. Crit Rev Oncol Hematol，2010，75（3）：249-256.

［23］BALAKRISHNAN A，RAVICHANDRAN D. Early operable breast cancer in elderly women treated with an aromatase inhibitor letrozole as sole therapy. Br J Cancer，2011，105（12）：1825-1829.

［24］SYED B M，AL-KHYATT W，JOHNSTON S J，et al. Longterm clinical outcome of oestrogen receptor-positive operable primary breast cancer in older women：a large series from a single centre. Br J Cancer，2011，104（9）：1393-1400.

［25］AYANTUNDE A，GOMEZ M，RUHOMAULY N，et al. Primary endocrine therapy for hormone receptor positive breast cancer：a viable treatment alternative. Int J Tumor Ther，2012，1（1）：1-5.

［26］HILLE U，SOERGEL P，LANGER F，et al. Aromatase inhibitors as solely treatment in postmenopausal breast cancer patients. Breast J，2012，18（2）：145-150.

［27］LLOMBART-CUSSAC A，GUERRERO A，GALAN A，et al. Phase II trial with letrozole to maximum response as primary systemic therapy in postmenopausal patients with

ER/PgR［＋］operable breast cancer. Clin Transl Oncol, 2012, 14（2）: 125-131.

［28］DORDEA M, JONES R, NICOLAS A P, et al. Surgery for breast cancer in the elderly——how relevant? Breast, 2011, 20（3）: 212-214.

［29］AKHTAR S S, ALLAN S G, RODGER A, et al. A 10-year experience of tamoxifen as primary treatment of breast cancer in 100 elderly and frail patients. Eur J Surg Oncol, 1991, 17（1）: 30-35.

［30］BERGMAN L, VAN DONGEN J, VAN OOIJEN B, et al. Should tamoxifen be a primary treatment choice for elderly breast cancer patients with locoregional disease? Breast Cancer Res Treat, 1995, 34: 77-83.

［31］SELLI C, DIXON J M, SIMS A H. Accurate prediction of response to endocrine therapy in breast cancer patients: current and future biomarkers. Breast Cancer Res, 2016, 18（1）: 118.

［32］BASELGA J, SEMIGLAZOV V, VAN DAM P, et al. Phase II randomized study of neoadjuvant everolimus plus letrozole compared with placebo plus letrozole in patients with estrogen receptor-positive breast cancer. J Clin Oncol, 2009, 27（16）: 2630-2637.

［33］UENO T, MASUDA N, YAMANAKA T, et al. Evaluating the 21-gene assay Recurrence Score（R）as a predictor of clinical response to 24 weeks of neoadjuvant exemestane in estrogen receptor-positive breast cancer. Int J Clin Oncol, 2014, 19（4）: 607-613.

［34］GELLERT P, SEGAL C V, GAO Q, et al. Impact of mutational profiles on response of primary oestrogen receptor-positive breast cancers to oestrogen deprivation. Nat Commun, 2016, 7: 13294.

［35］TURNBULL A K, ARTHUR L M, RENSHAW L, et al. Accurate prediction and validation of response to endocrine therapy in breast cancer. J Clin Oncol, 2015, 33（20）: 2270-2278.

［36］DOWSETT M, SMITH I E, EBBS S R, et al. Short-term changes in Ki-67 during neoadjuvant treatment of primary breast cancer with anastrozole or tamoxifen alone or combined correlate with recurrence-free survival. Clin Cancer Res, 2005, 11（2 Pt 2）: 951s-958s.

［37］BONECHI M, GALARDI F, BIAGIONI C, et al. Plasma thymidine kinase-1 activity predicts outcome in patients with hormone receptor positive and HER2 negative metastatic breast cancer treated with endocrine therapy. Oncotarget, 2018, 9（23）: 16389-16399.

［38］SOBHANI N, GENERALI D, ZANCONATI F, et al. Cell-free DNA integrity for the monitoring of breast cancer:

future perspectives? World J Clin Oncol, 2018, 9（2）: 26-32.

［39］BAUM M, BUDZAR A U, CUZICK J, et al. Anastrozole alone or in combination with tamoxifen versus tamoxifen alone for adjuvant treatment of postmenopausal women with early breast cancer: first results of the ATAC randomised trial. Lancet, 2002, 359（9324）: 2131-2139.

［40］EIERMANN W, PAEPKE S, APPFELSTAEDT J, et al. Preoperative treatment of postmenopausal breast cancer patients with letrozole: a randomized double-blind multicenter study. Ann Oncol, 2001, 12（11）: 1527-1532.

［41］ELLIS M J, MA C. Letrozole in the neoadjuvant setting: the P024 trial. Breast Cancer Res Treat, 2007, 105（Suppl 1）: 33-43.

［42］KRAINICK-STROBEL U E, LICHTENEGGER W, WALLWIENER D, et al. Neoadjuvant letrozole in postmenopausal estrogen and/or progesterone receptor positive breast cancer: a phase IIb/III trial to investigate optimal duration of preoperative endocrine therapy. BMC Cancer, 2008, 8: 62.

［43］SMITH I E, DOWSETT M, EBBS S R, et al. Neoadjuvant treatment of postmenopausal breast cancer with anastrozole, tamoxifen, or both in combination: the Immediate Preoperative Anastrozole, Tamoxifen, or Combined with Tamoxifen（IMPACT）multicenter double-blind randomized trial. J Clin Oncol, 2005, 23（22）: 5108-5116.

［44］CATALIOTTI L, BUZDAR A U, NOGUCHI S, et al. Comparison of anastrozole versus tamoxifen as preoperative therapy in postmenopausal women with hormone receptor-positive breast cancer: the Pre-Operative "Arimidex" Compared to Tamoxifen（PROACT）trial. Cancer, 2006, 106（10）: 2095-2103.

［45］SEMIGLAZOV V F, SEMIGLAZOV V V, DASHYAN G A, et al. Phase 2 randomized trial of primary endocrine therapy versus chemotherapy in postmenopausal patients with estrogen receptor-positive breast cancer. Cancer, 2007, 110（2）: 244-254.

［46］ELLIS M J, LLOMBART-CUSSAC A, FELTL D, et al. Fulvestrant 500 mg versus anastrozole 1 mg for the first-line treatment of advanced breast cancer: overall survival analysis from the phase II first study. J Clin Oncol, 2015, 33（32）: 3781-3787.

［47］ROBERTSON J F R, BONDARENKO I M, TRISHKINA E, et al. Fulvestrant 500 mg versus anastrozole 1 mg for

hormone receptor-positive advanced breast cancer（FALCON）: an international, randomised, double-blind, phase 3 trial. Lancet, 2016, 388（10063）: 2997-3005.

［48］Early Breast Cancer Trialists' Collaborative Group. Adjuvant bisphosphonate treatment in early breast cancer: meta-analyses of individual patient data from randomised trials. Lancet, 2015, 386（10001）: 1353-1361.

［49］RAMOS-ESQUIVEL A, HERNANDEZ-STELLER H, SAVARD M F, et al. Cyclin-dependent kinase 4/6 inhibitors as first-line treatment for post-menopausal metastatic hormone receptorpositive breast cancer patients: a systematic review and meta-analysis of phase III randomized clinical trials. Breast Cancer, 2018, 25: 479-488.

［50］CHOW L W C, MORITA S, CHOW C Y C, et al. Neoadjuvant palbociclib on ER+ breast cancer（N007）: clinical response and EndoPredict's value. Endocr Relat Cancer, 2018, 25（2）: 123-130.

［51］HOOPER S, HILL A, KENNEDY S, et al. Tamoxifen as the primary treatment in elderly patients with breast cancer. Ir J Med Sci, 2002, 171（1）: 28-30.

［52］HAMAKER M, BASTIAANNET E, EVERS D, et al. Omission of surgery in elderly patients with early stage breast cancer. Eur J Cancer, 2013, 49: 545-552.

［53］RAI S, STOTTER A. Management of elderly patients with breast cancer: the time for surgery. ANZ J Surg, 2005, 75（10）: 863-865.

［54］LAVELLE K, SOWERBUTTS A M, BUNDRED N, et al. Is lack of surgery for older breast cancer patients in the UK explained by patient choice or poor health? A prospective cohort study. Br J Cancer, 2014, 110（3）: 573-583.

［55］STOTTER A, REED M W, GRAY L J, et al. Comprehensive geriatric assessment and predicted 3-year survival in treatment planning for frail patients with early breast cancer. Br J Surg, 2015, 102（5）: 525-533.

［56］WARD S E, RICHARDS P, MORGAN J, et al. Omission of surgery in older women with early breast cancer has an adverse impact on breast cancer specific survival. Br J Surg, 2018, 105: 1454-1463.

［57］LAVELLE K, TODD C, MORAN A, et al. Non-standard management of breast cancer increases with age in the UK: a population based cohort of women >= 65 years. Br J Cancer, 2007, 96（8）: 1197-1203.

［58］LAVELLE K, MORAN A, HOWELL A, et al. Older women with operable breast cancer are less likely to have surgery. Br J Surg, 2007, 94（10）: 1209-1215.

［59］ALI A, GREENBERG D, WISHART G, et al. Patient and tumour characteristics, management, and age-specific survival in women with breast cancer in the East of England. Br J Cancer, 2011, 104（4）: 564-570.

［60］MORGAN J L, COLLINS K, ROBINSON T G, et al. Healthcare professionals' preferences for surgery or primary endocrine therapy to treat older women with operable breast cancer. Eur J Surg Oncol, 2015, 41（9）: 1234-1242.

［61］LAVELLE K, DOWNING A, THOMAS J, et al. Are lower rates of surgery amongst older women with breast cancer in the UK explained by co-morbidity? Br J Cancer, 2012, 107（7）: 1175-1180.

［62］PRINCE M, KNAPP M, GUERCHET M, et al. Dementia UK: second edition - overview. London: Alzheimer's Society UK, 2014.

［63］Office for National Statistics. Deaths registered in England and Wales（Series DR）, 2013. London, 2014.

［64］MOLLER J T, CLUITMANS P, RASMUSSEN L S, et al. Long-term postoperative cognitive dysfunction in the elderly ISPOCD1 study. ISPOCD investigators. International Study of Post-Operative Cognitive Dysfunction. Lancet, 1998, 351（9106）: 857-861.

［65］ALLAN S, RODGER A, SMYTH J, et al. Tamoxifen as primarytreatment of breast-cancer in elderly or frail patients - a practical management. Br Med J, 1985, 290（6465）: 358.

［66］FOUDRAINE N, VERHOEF L, BURGHOUTS J. Tamoxifen as sole therapy for primary breast cancer in the elderly patient. Eur J Cancer, 1992, 28（4-5）: 900-903.

［67］OSBORN G, JONES M, CHAMP C, et al. Is primary endocrine therapy effective in treating the elderly, unfit patient with breast cancer? Ann R Coll Surg Engl, 2011, 93（4）: 286-289.

［68］GORIN S, HECK J, ALBERT S, et al. Treatment for breast cancer in patients with Alzheimer's disease. J Am Geriatr Soc, 2005, 53: 1897-1904.

［69］ROBB C, BOULWARE D, OVERCASH J, et al. Patterns of care and survival in cancer patients with cognitive impairment. Crit Rev Oncol Hematol, 2010, 74: 218-224.

［70］FALLOWFIELD L. Quality of life in the elderly woman with breast cancer treated with tamoxifen and surgery or tamoxifen alone. J Women's Health, 1994, 3: 17-20.

［71］SHIMOZUMA K, GANZ P A, PETERSEN L, et al. Quality of life in the first year after breast cancer surgery: rehabilitation needs and patterns of recovery. Breast

Cancer Res Treat, 1999, 56（1）: 45-57.

［72］GROND S, ZECH D, DIEFENBACH C, et al. Assessment of cancer pain: a prospective evaluation in 2266 cancer patients referred to a pain service. Pain, 1996, 64（1）: 107-114.

［73］KUEHN T, KLAUSS W, DARSOW M, et al. Long-term morbidity following axillary dissection in breast cancer patients--clinical assessment, significance for life quality and the impact of demographic, oncologic and therapeutic factors. Breast Cancer Res Treat, 2000, 64（3）: 275-286.

［74］PARKS R M, HALL L, TANG S W, et al. The potential value of comprehensive geriatric assessment in evaluating older women with primary operable breast cancer undergoing surgery or non-operative treatment--a pilot study. J Geriatr Oncol, 2015, 6（1）: 46-51.

［75］SHRESTHA A, MARTIN C, BURTON M, et al. Comparison of quality of life of older women treated with surgery or primary endocrine therapy for early breast cancer: propensity score matched analysis of a large prospective multicentre cohort study. Eur J Cancer, 2018, 92: S3-S4.

［76］HUSAIN L S, COLLINS K, REED M, et al. Choices in cancer treatment: a qualitative study of the older women's（>70 years）perspective. Psychooncology, 2008, 17（4）:

410-416.

［77］HIND D, WYLD L, BEVERLEY C B, et al. Surgery versus primary endocrine therapy for operable primary breast cancer in elderly women（70 years plus）. Cochrane Database Syst Rev, 2006,（1）: CD004272.

［78］BURTON M, COLLINS K A, LIFFORD K J, et al. The information and decision support needs of older women（>75 yrs）facing treatment choices for breast cancer: a qualitative study. Psychooncology, 2015, 24（8）: 878-884.

［79］BURTON M, KILNER K, WYLD L, et al. Information needs and decision-making preferences of older women offered a choice between surgery and primary endocrine therapy for early breast cancer. Psychooncology, 2017, 26: 2094-2100.

［80］COLLINS K, LIFFORD K, DURTON M, et al. Bridging the age gap in breast cancer: evaluation of decision support interventions for older women with operable breast cancer: protocol for a cluster randomised controlled trial. BMJ Open, 2017, 7（7）: e015133.

［81］SCHONBERG M A, BIRDWELL R L, BYCHKOVSKY B L, et al. Older women's experience with breast cancer treatment decisions. Breast Cancer Res Treat, 2014, 145（1）: 211-223.

第六章 全身和局部麻醉药

Irwin Foo and Faisal Jafar

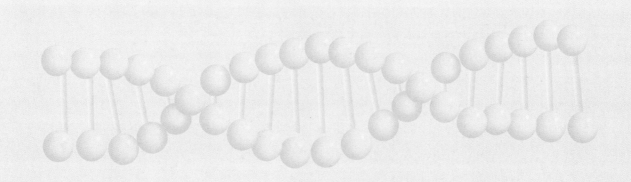

摘要：老年患者的麻醉有着不同于其他年龄段的更大挑战。异质性是这个年龄段最一致的特征，术前评估和优化必须考虑到不同的合并症、生理老化的程度、衰弱状态和手术的大小，这些将决定患者的预后。乳腺手术可以采用局部麻醉、区域阻滞麻醉或全身麻醉，技术的选择是根据每种技术的风险效益而因人而异的。该年龄组的药代动力学和药效学变化改变了麻醉药物的药物反应，解剖和神经元的变化影响执行区域阻滞麻醉和局部麻醉反应的能力。短效的、可预测的、独立于器官代谢的麻醉药物最适合该患者群体，使用超声辅助放置局部麻醉药提高了成功率，并减少了并发症。

无论选择哪种麻醉技术，仔细进行术中监测，包括使用先进的监测，如脑电图处理，将最大限度地减少血流动力学不稳定性及术后并发症。对术后疼痛最好采用多模式镇痛和减少术后认知障碍的影响的策略。最后，老年患者在围手术期时需要提高警惕，因为他们的适应能力降低，这也意味着他们更容易发生失代偿和并发症。

关键词：麻醉风险；局部麻醉；区域阻滞麻醉；全身麻醉；术后并发症

6.1 简介

由于手术和麻醉技术的进步、患者的期望以及预后的改善，老年患者接受乳腺手术的人数正在增加。然而，从术前到麻醉后的护理，老年患者的麻醉对护理的各个方面都有挑战和影响。

衰老是一个包罗万象的多因素过程，它导致适应能力下降，不同器官系统的生理储备逐渐减少。然而，每个个体的衰老速度和程度都有很大的生理异质性，这由遗传和环境因素共同决定。除了各种生理衰老对器官功能的影响外，基础疾病的数量也随着年龄的增长而增加。最近一项英国人口研究显示，到 50 岁时，半数人口都会至少患有一种基础疾病，而到 65 岁时，65% 的人口出现了多种基础疾病[1]（图 6-1，文后彩图 6-1）。此外，在过去的十年中，老年患者的衰弱已经成为除基础疾病外影响预后的独立危险因素[2]。因此，对手术应激的反应往往是不可预测的。

年龄的增长与术后并发症的发生有很强的相关性[3]。这些并发症可能会发生在大约 25% 的老年外科患者中，导致其不良的预后，如残疾、丧失生活自理能力、生活质量下降和死亡。从麻醉学的角度来看，仔细的术前评估和优化、选择正确的麻醉技术和谨慎的用药有助于减少术后并发症如谵妄、胸腔感染等的发生。

6.2 老年患者的术前评估及麻醉风险

术前评估的目的包括确定麻醉实施过程中潜在的困难，如气管插管困难，确定现有的医疗条件和优化的潜力，评估个体器官功能储备和规划最合适的麻醉技术，这将有助于风险评估和分层，使医师、患者及其亲属、护理人员了解预期手术的风险和好处。对于这一年龄组，积极识别和优化可改变的风险因素，如贫血和营养不良，可以提高术后发生良好结果的可能性。

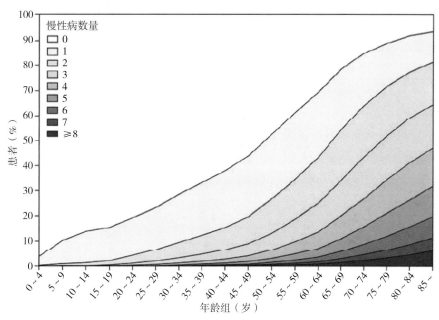

图 6-1 按年龄组划分的慢性病数量

ASA 分级系统是老年患者[4] 术后死亡风险的良好预测指标（表 6-1）[4]。此系统完全基于术前存在的基础疾病及其严重程度。最能表明术后发病率和死亡率较高的情况是缺血性心脏病、高血压、糖尿病、慢性呼吸系统疾病和肾功能受损。然而，此系统没有考虑衰弱的存在，衰弱属于一种老年综合征，可被视为多个器官系统的生理储备下降。由于身体虚弱，承受外部压力（如手术）的能力下降，导致术后并发症增加、住院时间延长和死亡率增加等。ASA 分级系统与衰弱评估相结合是预测老年患者不良预后的较好的指标[5]。

表 6-1 ASA 身体状况分类系统（2014 年 10 月）

ASA PS 分类	定义	示例，包括但不限于
ASA Ⅰ	正常健康的患者	健康不吸烟，不饮酒或少量饮酒
ASA Ⅱ	有轻微全身疾病的患者	只有轻微的疾病而没有实质性的功能限制。示例包括（但不限于）：当前吸烟者、社交饮酒者、怀孕、肥胖（30< 体重指数 <40）、DM/HTN 控制良好、轻度肺部疾病
ASA Ⅲ	患有严重全身疾病的患者	实质性功能限制；一种或多种中重度疾病。示例包括（但不限于）：控制不良的糖尿病或高血压、慢性阻塞性肺疾病、病态肥胖（体重指数 ≥ 40）、活动性肝炎、酒精依赖或滥用、植入起搏器、射血分数中度降低、定期透析的 ESRD、早产儿 PCA<60 周、MI、CVA、TIA 或 CAD/ 支架病史（>3 个月）
ASA Ⅳ	患有严重的全身性疾病、对生命构成持续威胁的患者	示例包括（但不限于）：最近（<3 个月）的 MI、CVA、TIA 或 CAD/ 支架、持续性心脏缺血或严重瓣膜功能障碍、射血分数严重降低、败血症、DIC、ARD 或 ESRD 未进行定期透析
ASA Ⅴ	濒死的患者，如果不动手术，他将无法存活	示例包括（但不限于）：腹和（或）胸动脉瘤破裂、大面积创伤、颅内出血伴肿块效应、严重心脏病或多器官和（或）系统功能障碍时出现肠缺血
ASA Ⅵ	被宣布为脑死亡的患者，其器官为捐赠者目的而被摘除	

资料来源：改编自道尔和加蒙[53]。

因此，在老年患者中麻醉和手术的风险和结果是生理衰老、合并症、衰弱和手术程度之间的相互作用。需要强调的是，年龄本身并不是预测麻醉和手术风险的主要因素。在评估老年患者的手术时，需要仔细考虑每一个因素，一旦考虑了所有这些因素，麻醉技术的选择取决于每种技术的风险与收益。

对于临床医师来说，风险预测工具可以量化麻醉和手术的风险，并允许与患者进行有意义的讨论和计划管理。虽然没有特定的工具用于乳腺手术，但有一些经过验证的工具在这方面是有用的。老年癌症术前评估工具包含了 CGA 和 ASA 分级等工具，在评估该患者组[6]的适应度时被发现是有用的，但在时间紧迫的手术前使用通常可能是不切实际的。用于快速风险评估的其他更简单的工具是手术结果风险工具，该工具是基于外科手术的类型和严重程度、ASA 状态、手术的紧迫性、癌症的存在和患者的年龄，以及美国外科医师学院国家外科质量改进计划（American College of Surgeons National Surgical Quality Improvement Program，ACS-NSQIP）的手术风险计算器，根据患者的生理状况和手术类型预测各种围手术期风险[7-8]。

6.3　老年患者的药代动力学和药效学

异质性是老年患者的一个关键特征，关于衰老对药物药代动力学和药效学的影响有一些概括[9]。在使用一个药物丸后，高达 20% ~ 30% 的老年患者的初始血浆药物浓度会高于预期，这是由于血容量的减少。由于许多因素，老年患者倾向于维持较高的血药浓度，这些因素包括药物分布体积的变化、蛋白质结合的减少、身体水分和脂肪比例的变化、肝功能丧失导致的药物代谢减慢和肾排泄减少。其结果是消除药物所需的时间延长，尤其是对脂溶性药物如苯二氮卓类药物。此外，由于药物的血浆蛋白结合随着年龄的增长而减少（特别是白蛋白），与年轻人相比，能够穿过膜（包括血脑屏障）的自由活性部分比例更大，这是在给予相同剂量时老年患者产生更大药理作用的原因。老年患者需要与药效学变化（浓度反应变化）相关的低剂量麻醉药物。神经元数量和功能的减少、突触传递的改变以及受体位点数量的减少也可能导致中枢和外周对麻醉药物的敏感性增加（表 6-2）。

表 6-2　老年人药物动力学和药效学改变的剂量调整结果的建议

药物治疗	剂量调整
局部麻醉药	每节段剂量轻微到适度减少
吸入剂	40 岁后每 10 年减少 6%
硫喷妥钠	剂量适度减少
异丙酚	注射剂量和输注率减少 30% ~ 50%
苯二氮卓类	剂量减少 50% ~ 75%
非去极化类肌松药	丸剂剂量不变，但根据药物的不同，重复剂量减少约 30%
阿片类	大剂量和重复剂量减少 30% ~ 50%

由于上述因素，许多用于麻醉的药物对年长的外科患者具有较大的初始效果和较长的长期效果，而"从小剂量开始，循序渐进"这一说法对这一年龄段的人来说恰如其分。考虑到这一外科队列中并存疾病和生理变化的相互作用，仔细的药物滴定是必要的。

6.4　乳腺癌手术中的麻醉技术

乳腺手术的麻醉方法是根据患者的临床情况、手术要求和麻醉师的经验来选择的。麻醉管理的目标是维持血流动力学稳定，提供良好的镇痛，防止术后并发症或已存在并发症的加重，同时提供良好的手术条件。这些目标可以通过局部麻醉、全身麻醉或区域阻滞麻醉来实现。

6.5　局部麻醉

可以在有或没有镇静的情况下使用局部麻醉药进行小的乳腺手术和简单的乳房切除术。在老年患者中，局部麻醉与全身麻醉相比有许多优点。患者的生理受到的影响最小，因此更适合患有严重虚弱和（或）多种合并症的患者。此外，在大多数情况下，它可以在日间案例设置中执行，成本更低，恢复时间更快。然而，对更具侵入性的手术，如腋窝淋巴结清扫，或肿瘤整形手术和重建，仅使用局部麻醉是困难的，并且随着此类手术所需剂量的增加，存在潜在的全身毒性。

6.6　全身麻醉

当患者因选择、认知障碍或在术前无法躺平而无法进行局部麻醉时，全身麻醉可为大手术提供可靠且有效的支持。由于乳腺手术主要是浅表手术，且通常不会引起大量液体丢失与输注，因此即使是患有严重合并症的患者，全身麻醉也能很好地耐受。但是同时需要调整麻醉药物剂量，老年患者需要仔细进行术中监测以保持血流动力学稳定。

除了对所有接受麻醉的患者都进行的常规监测（例如心电图、无创血压、脉搏血氧饱和度、呼气末二氧化碳）外，这组患者可能会受益于额外的监测手段，如动脉内血压监测和麻醉深度监测。使用动脉导管的好处是可以进行逐搏监测，能更早地检测到术中低血压，尤其是无创血压测量。即使平均血压持续 5 分钟低于 50 mmHg，心肌梗死和急性肾损伤的风险也会增加 2.4 倍[10]。建议控制术中平均动脉压并使其大于 65 mmHg，以降低不良结局的风险。使用双频指数（bispectral index，BIS）监测器或熵监测器监测麻醉深度可以减少所需的麻醉药量，从而防止老年患者出现麻醉药的相对过量，因为诱导和维持全身麻醉所需的剂量随着年龄的增长而减少[11]，因此，应避免过度低血压和相应的并发症，同时使

用 BIS 可将术后谵妄的发生率降低 30%[12]。

下面将详细讨论老年患者与年轻患者全身麻醉的药物使用剂量的不同变化。

6.6.1　吸入型麻醉药

中枢神经系统（central nervous system，CNS）对吸入性药物的麻醉敏感性是以最低肺泡有效浓度（minimal alveolar concentration，MAC）定义的。随着患者年龄的增长，中枢神经系统对这些麻醉药物的敏感性增加，因此 MAC 值会出现相应降低，40 岁以后的 MAC 值每 10 年下降 6%[13]。因此，与年轻患者相比，老年患者需要较低剂量的吸入剂来产生相同水平的麻醉。

吸入型麻醉药需要考虑的另一个重要特性是它们在这个年龄组进入麻醉状态和苏醒的所需时间，这与药物的血气分配系数息息相关。溶解性差的吸入剂起效快、抵消快，因此在日间手术中，由于恢复时间快，在老年患者群中具有很大的优势。与异氟醚或异丙酚静脉麻醉相比，地氟醚等较新的麻醉药能让患者迅速从麻醉中苏醒[14]。

但是，所有的吸入型麻醉药都会在一定程度上抑制心血管系统，并促使低血压事件的发生，年老体弱的患者需要特别注意，可以通过术中适当补液和应用血管升压药物来抵消低血压带来的风险。

6.6.2　静脉麻醉药

静脉注射药物用于快速诱导全身麻醉，然后用吸入药物或持续输注超短作用的静脉药物（如异丙酚）来维持麻醉。

异丙酚和其他静脉药物的药效学和药代动力学在老年患者中均发生显著改变，初始分布体积和随后的清除率都有相应的下降[15]。此外，由于老年患者白蛋白水平的下降，药物的游离部分增加，这将导致在一次大剂量给药和持续输注时血浆药物浓度均高于正常值[16]。然而，由于长时间的臂脑循环、缓慢的脑摄取和血脑平衡，老年患者的诱导开始延迟。γ- 氨基丁酸（γ-aminobutyric acid，GABA）受体的上调导致中枢神经系统对异丙酚和其他 GABA 能药物的敏感性增加[17]。与年轻患者相比，老年患者由于异丙酚引起的低血压概率升

高，低血压反应峰值出现延迟[18]，因此，老年患者的异丙酚静脉推注和随后的静脉滴注可相应减少30%～50%，依托咪酯由于具有心血管的稳定性，所以也用于老年患者的麻醉诱导，其实际应用也可参考异丙酚的剂量减量。

异丙酚也可以作为全静脉麻醉（total intravenous anesthesia，TIVA）的一部分，使用电子控制的输注泵进行靶控输注（target control infusion，TCI）。与传统的静脉麻醉和吸入维持麻醉相比，TIVA 具有恢复快、术后恶心呕吐的反应小等优点。最初的 Marsh 模型没有将年龄纳入剂量计算，因此在实际应用时老年患者的血浆浓度升高，但随后的 Schneider 模型在计算诱导和维持剂量时考虑了低体重和患者年龄情况，因此该模型更适合该人群[19]。通过使用麻醉深度监测仪指导输注速率，剂量应用的准确性得到进一步提高。

老年患者对硫喷妥钠诱导剂量的需求减少，主要是由于其药代动力学发生了变化[20]。单次静脉推注剂量不会延迟患者唤醒，但如果随后进行静脉推注或滴注，药物会产生积聚现象；硫喷妥钠的药效学在老年患者中基本保持不变；老年患者对氯胺酮的反应也因年龄相关的变化而变化，由于大脑中的 N- 甲基 -D- 天冬氨酸（N-methyl-D-aspartate，NMDA）受体使其对药物反应更加敏感，且由于清除率降低，使得药效时间延长。

6.6.3 阿片类药物

所有阿片类药物都有可能导致镇静、呼吸抑制、恶心和呕吐、胃排空延迟、便秘和尿潴留。它们的长期使用会产生耐受性和生理依赖性，免疫抑制是另一个潜在问题，即使短期使用也可能发生。人们对探索阿片类药物诱导的免疫抑制和癌症复发率的潜在影响是十分有兴趣的，但是目前关于这个问题仍然没有证据去定论[21]。

由于神经元退化、脱髓鞘和突触传递的改变，老年患者的伤害性反应也发生改变[22]。脑电图研究证明，由于药效学的改变，阿片类药物的药效增强[23]，因此，大多数阿片类药物都需要减少剂量。个别阿片类药物的药代动力学差异很大，例如，舒芬太尼的初始分配体积（volume of distribution，Vd）和

肝脏代谢降低，因此需要较低的负荷和维持剂量[24]。相比之下，芬太尼和阿芬太尼的药代动力学与年轻患者相比没有变化，但是仍然需要减少约 50% 的剂量来补偿药效学的改变[25, 26]。在这个年龄组中，吗啡清除率也减少了 50%，导致其作用时间延长，因此，建议减少药物剂量并增加给药间隔。

瑞芬太尼是一种强效、超短效的合成阿片类药物，由于其起效和作用抵消的可预测性，使其在术中的应用越来越广泛。这是由于其代谢通过酯水解在血浆中，不受器官功能的影响。因此，它有一个固定的敏感半衰期且用药后的恢复与年轻患者一样快。然而在老年患者中，Vd 大约减少了 30%，这就需要减少 50% 的诱导和维持剂量。血浆效应部位平衡时间也减少了 20%，这导致与年轻患者相比，大剂量给药后峰值作用的开始延迟了 2～3 分钟[27]。

6.6.4 肌肉松弛剂

由于失用性萎缩，老年患者的骨骼肌质量通常较少，并且伴有神经肌肉接头受体的上调。最终结果是对神经肌肉阻滞剂（neuromuscular blocking agents，NMBA）的药效反应不变，因此初始负荷剂量应基于患者的实际体重。由于衰老伴随着肝肾血流的改变，NMBA 的维持剂量可能需要减少。

竞争性 NMBA 根据其分子结构分为两类。氨基类固醇化合物（如维库溴铵和罗库溴铵）的清除依赖于肝脏和肾脏的血流量，因此，其维持剂量应减少 30%，并可能会延长临床恢复时间；苄基异喹啉化合物（阿曲库铵和顺阿曲库铵）对器官血流和代谢的依赖性较小，因为除了基于器官的机制外，它们还有一种代谢途径，即仅依赖于温度和血浆 pH 的霍夫曼降解。因为约 50% 的阿曲库铵清除率依赖于肝脏代谢，所以老年患者的终末半衰期适度增加。相比之下，由于 80% 以上的顺式阿曲库铵通过霍夫曼降解代谢，其终末半衰期不变，因此年轻患者和老年患者的临床恢复时间相似[28]。然而，在这个年龄组使用 NMBA 时，建议通过周围神经刺激器监测肌肉麻痹的程度，并根据其反应指导给药剂量。

琥珀酰胆碱是一种非竞争性 NMBA，偶尔用于在严重胃食管反流的情况下迅速保护患者的气道，可能会由于血浆胆碱酯酶活性随着年龄的增加而降低

而显示出代谢减少，但这并未显示出任何临床意义。

6.6.5　苯二氮䓬类

中枢神经系统对苯二氮䓬类药物的敏感性随着年龄的增长而增加，因此老年患者需要减少剂量[29]。此外，大多数苯二氮䓬类药物在这个年龄组的作用时间因肾脏和肝脏清除减少而延长。老年患者最好避免使用苯二氮䓬类药物，因为术后会增加谵妄和认知功能障碍的风险。

6.7　区域阻滞麻醉

区域阻滞麻醉为乳腺手术提供了许多优势，可以单独用于手术麻醉。但除全身麻醉之外，更常用于术中和术后镇痛。术后恶心呕吐（postoperative nausea and vomiting，PONV）和镇静的发生率由于其阿片类药物的保留作用而降低。除了提供高质量的急性疼痛控制，持续性术后疼痛（persistent post surgical pain，PPSP）的发生率和严重程度也可降低[30]。

在乳腺手术中常用的区域阻滞方法包括：①胸段硬膜外阻滞；②椎旁阻滞；③胸壁神经及其变异支的阻滞（pectoral blocks，PECS）。

6.7.1　与区域麻醉相关的年龄相关变化

老年患者对局部麻醉药的敏感性增加是由于神经元丢失、神经元脱髓鞘、传导速度降低和突触传递的改变，因此，周围神经阻滞的持续时间增加了 2.5 倍[31]，运动神经元阻滞的持续时间也出现相应延长。

随着年龄的增长，脊柱的解剖结构发生了一些变化，椎间盘萎缩和骨质疏松导致脊柱高度降低，结缔组织骨化也导致了脊柱韧带的柔韧性降低[32]。这些变化增加了执行中枢神经轴阻滞的技术难度。硬膜外腔是硬脑膜与韧带和椎管内骨膜之间的圆柱形间隙，从上枕骨大孔延伸至下骶裂孔，在这个空间注入局部麻醉药，这些麻醉药在椎管上下延伸，作用于穿过这个空间的脊神经。随着年龄的增长，硬膜外顺应性增加，硬膜外脂肪减少，阻力降低，但这些都被椎间孔硬化所抵消，椎间孔硬化阻止了

硬膜外局部麻醉药的释放，这些变化导致硬膜外阻滞的快速发生、局部麻醉药的广泛应用以及老年患者的作用时间延长。由于有髓神经纤维减少，周围神经也受到年龄的影响，这导致传导速度降低，尤其是运动神经传导速度降低，这可能是老年患者周围神经阻滞后导致动作持续时间延长的一个因素。

局部麻醉药表现为硬膜外腔双相吸收。局部麻醉药浓度最初快速下降，随后逐渐缓慢下降[33]。然而，局部麻醉药从硬膜外或蛛网膜下腔到血液的总转移率是不变的。由于老年患者肝脏代谢的减少，酰胺类局部麻醉药在血浆中的清除率也降低，因此，与年轻患者相比，该年龄组患者反复使用酰胺类局部麻醉药后，毒性的潜在风险增加。

6.7.2　胸段硬膜外麻醉

胸段硬膜外麻醉（thoracic epidural anesthesia，TEA）主要应用于乳腺手术，作为全身麻醉（区域和全身联合麻醉）的辅助手段，在术中和术后均有良好的镇痛效果。然而，在选定的能够平躺几个小时且认知障碍不严重的患者中，用 TEA 进行清醒手术也是可行的。通过将导管插入硬膜外间隙，可持续输注局部麻醉药以延长几天镇痛时间。除了其对急性疼痛的出色控制，它还降低了 PPSP 和随后的慢性疼痛发展的风险[30]。此外，当硬膜外麻醉涉及心脏节段（$T_1 \sim T_4$）时，由于其全身血管阻力的减少和交感神经阻滞导致的相对心动过缓，患者的心肌功能得到改善，优化了左心室供需比，减轻了围手术期的应激反应。全身血管阻力的降低也提供了一个相对无血的外科手术领域。其他优点包括减少术后恶心和呕吐的发生率，以及由于阿片类药物的节制作用而导致的术后镇静，有助于术后的早期活动。

硬膜外导管的放置水平对确保最佳的疼痛控制非常重要。对于乳房切除术，需要封堵的皮段为 $T_2 \sim T_7$，硬膜外麻醉可以放置在 T_2 和 T_4 之间的任何位置。然而，如果腋窝淋巴结清扫是手术的一部分，则需要延长阻滞至 C_5，并且可以通过使用更大剂量的局部麻醉药来实现延长阻滞。对老年患者进行硬膜外麻醉在技术上可能具有挑战性，因为患者定位困难，并且解剖结构改变，如脊柱后凸，可能

会扭曲硬膜外放置的椎间隙。

在老年患者中使用胸段硬膜外麻醉也有潜在的缺点。阻断心脏加速纤维（$T_1 \sim T_4$）会产生低血压和心动过缓，由于代偿机制和心脏储备有限，胸段硬膜外麻醉在老年患者中的作用会更强。由于神经纤维的敏感性增加和局部麻醉药在硬膜外腔的扩散，其低血压和心动过缓的发生率也较高。为预防低血压，通常需要联合应用血管加压素治疗和补液。

气胸、意外神经损伤、硬膜外血肿和硬膜外穿刺后头痛也是潜在的危险因素。交感神经阻滞相关的血管舒张与显著的热量损失和低温状态有关，与硬膜外阻滞的高度成正比。与年轻患者相比，老年患者由于皮下脂肪减少和基础代谢率降低，所以核心温度迅速降低，因此采取防止或限制术中体温下降的相应措施（如使用强制空气加热器）十分重要，因为低温状态本身具有许多负面后果，例如出血倾向增加、因寒战和术后伤口感染导致的需氧量增加而导致心肌缺血[34]，术后复温至正常体温的时间也相应延长，因此术后护理室可能需要主动复温，降低相应并发症出现的风险。

6.7.2.1　椎旁阻滞

胸椎旁阻滞在乳腺手术中作为提供麻醉和镇痛的技术已然十分成熟[35]。在胸椎附近靠近脊神经从椎间孔探出的地方注射局部麻醉药，所提供的麻醉和镇痛质量相当于硬膜外阻滞。它能阻断体神经和交感神经纤维，但与硬膜外阻滞不同，不会因单侧作用而引起任何低血压。

椎旁阻滞可以采用传统的标志性技术，也可以在超声引导下实时定位椎旁间隙和进针。使用超声设备可提高成功率，同时将风险降至最低[36]。如果切口只穿过一个或两个皮节，可以使用单次注射方法，而手术范围较大时需要多次注射才能覆盖相邻的皮节。此外，通过在椎旁间隙插入神经阻滞导管，并在术后持续输注局部麻醉药可延长镇痛时间，最长可达5天。

椎旁阻滞出现并发症的总风险为6% ~ 10%；血管贯穿的风险为6.8%，双侧闭塞的风险接近10%。椎旁阻滞后很少出现严重的并发症，如广泛的硬膜外或鞘内扩散（1%）、意外胸膜穿刺（0.8%）和气胸（0.5%）[37]。椎旁阻滞的另一个缺点是它不能给腋下提供麻醉或镇痛，因此，如果手术包括腋窝清扫，腋窝的局部浸润麻醉应同时进行。目前还没有专门的研究来探讨年龄对椎旁阻滞临床表现的影响。

6.7.2.2　胸壁神经阻滞

Blanco通过在胸肌平面渗透局部麻醉药，成功地展示了乳腺手术的区域镇痛技术。PECS-1阻滞是通过超声引导在胸小肌和大肌之间注射10 ~ 20 mL的局部麻醉药来实施的，可以阻滞胸骨内侧和外侧神经，为不需要腋窝清扫的乳腺手术提供足够的镇痛效果[38]。PECS-2阻滞需要在第4肋骨的前锯肌和胸小肌之间再注射20 mL局部麻醉药（除PECS-1外），以便为腋窝提供镇痛。它可阻断肋间臂神经、臂内侧皮神经、胸长神经和肋间神经的前副支[39]。这种阻滞的第三种变种称为锯面阻滞，在腋中线第5肋间隙的背阔肌（latissimus dorsi，LD）和前锯肌（serratus anterior，SA）之间实施，为LD皮瓣手术提供了镇痛作用[40]。

PECS是一种简单易学的乳腺手术麻醉技术，比PVD或胸部硬膜外阻滞更安全。但这种阻滞的密度并不等同于硬膜外阻滞或椎旁阻滞，因此它们主要用作全身麻醉的辅助手段。此外，对于双侧手术，应仔细注意所用的剂量避免局部麻醉药（local anesthetic，LA）毒性。

6.8　术后疼痛管理

由于存在合并症、同时用药、生理储备减少以及与年龄相关的药效学和药代动力学改变，老年患者乳腺手术后的疼痛管理对于临床医师来说具有挑战性。此外，由于患者术前或术后的认知功能出现障碍，对疼痛的评估和测量可能会很困难。除手术范围外，焦虑、既往慢性疼痛、较差的手术体验以及接受放疗或化疗等因素也可能影响术后疼痛的严重程度[41]。乳腺手术后的患者也有发生持续性术后疼痛的风险，疼痛控制不佳不仅会延迟患者出院时间，还会导致患者满意度评分降低和计划外的入院治疗。

术后疼痛最好采用多模式镇痛，以达到最佳的疼痛控制和最小化的镇痛药物不良反应。外科手术，如广泛的局部切除术，通常术后无明显疼痛，因此可以通过局部麻醉药浸润、对乙酰氨基酚和弱阿片类药物轻松处理；而更广泛的手术，包括乳房切除术，可能需要添加强阿片类药物。非甾体抗炎药在老年患者中应谨慎使用，因为老年患者胃肠道、肾脏和心血管不良反应的发生率较高。

术后即刻的疼痛应通过静脉注射小剂量的强阿片类药物（如吗啡或羟考酮）来控制。然而，大多数患者术后很快恢复口服，因此随后的镇痛可以通过口服给药来达到满意的结果。羟考酮口服给药可能优于吗啡，因为它具有较高的生物利用度，减少个体间吸收的差异性，活性代谢产物较少，催吐潜力较低。

患者自控镇痛（patient controlled analgesia，PCA）可用于治疗更广泛的手术相关的术后疼痛。它安全、有效的特点可能与较少的阿片类药物消耗有关，具有类似的止痛效果和较高的患者满意度评分[42]。然而，由于与年龄相关的药效学和药代动力学的改变，对于极年老和虚弱的患者，需要调整阿片类药物推注的剂量和间隔。

在老年患者中，使用局部和区域阻滞麻醉来控制术后疼痛具有优势，因为它们具有阿片类药物的节制作用，例如较小的镇静和呼吸抑制作用。使用缓释局部麻醉药制剂或通过伤口导管和弹性泵输送LA数天可延长镇痛持续时间。麻醉和临床医师对调节疼痛反应的辅助药物也十分感兴趣，可乐定、氯胺酮和静脉注射利多卡因可减轻乳腺手术后的急性和慢性疼痛[43]。

6.9 术后恶心呕吐

乳腺手术是少数PONV发生率相对较高的手术之一，一些研究表明PONV的发病率在25%~80%，可能与研究队列中的几个PONV危险因素有关，如女性、焦虑、放疗或化疗的应用以及阿片类药物的使用。同时，年龄的增长提供了一定程度的预防PONV的保护。通过联合使用止吐药（5HT-3拮抗剂，如昂丹司琼和地塞米松）、充分的水合作用、全静脉麻醉和避免过量的阿片类药物，可以进一步降低风险。虽然联合止吐药在乳腺手术后比单一疗法更有效[44]，但老年患者最好避免服用具有抗胆

碱能活性的止吐药，如赛克利嗪和莨菪碱，因为可能会增加术后谵妄的风险。

6.10 术后认知功能

与年轻患者相比，老年患者更容易出现术后认知功能障碍[45]。人们逐渐认识到，术后认知能力的恶化可能与死亡率和永久性残疾的增加有关[46]。

术后谵妄是一种非特异性的脑综合征，其特征是同时伴有意识和注意力、知觉、思维、记忆、精神运动行为、情绪和睡眠-觉醒时间的紊乱。它急性发作，最常见的表现是在手术后的前几天出现，持续时间和严重程度是可变的。许多谵妄患者在康复室可能已经出现症状[47]。老年患者的发病率从25%到60%不等，这取决于所研究的外科人群，其中股骨颈骨折的患者风险最高。尽管它不会持续超过1周，但有证据表明它与长期认知［术后认知功能障碍（postoperative cognitive dysfunction，POCD）和痴呆的危险因素］和非认知发病率（术后并发症增加，如呼吸道感染、住院风险和住院时间增加）以及生活质量降低有关。

术中的策略如避免使用去雌激素药物（如苯二氮卓类药物）、预防血压波动、使用麻醉深度监测仪（如BIS）和适当的多模式疼痛控制可降低术后发生率[48]。但是区域阻滞麻醉和镇痛对术后谵妄没有任何益处[49]。早期发现术后谵妄十分重要，因为年龄的增长患者活动性降低（35%），在病房中很容易被忽略，可能只是被误认为是嗜睡。谵妄的早期诊断对于触发集中有效的治疗非常重要，因此，患者不应在未使用混淆评估方法（confusion assessment method，CAM）或护理谵妄筛查工具（nursing delirium screening tool，Nu DESC）进行谵妄筛查的情况下离开。

另一方面，POCD比谵妄（数周至数月）更为严重。它不影响意识水平，往往影响各种认知领域，如记忆、信息处理和执行功能。通常患者会自述记忆力和注意力下降，执行复杂任务或多任务的能力差。与谵妄不同，POCD目前还没有一个公认的定义，只能通过手术前后的神经心理学测试来发现。约25%的老年患者在非心脏手术后1周出现

POCD，10% 的患者在 3 个月时出现 POCD[50]，然而到 1 年时，大多数已经恢复，尽管如此，POCD 仍有负面影响，如日常生活活动受损、过早失去劳动力和增加死亡率[46]。年龄增长、文化程度低、术后并发症、手术方式和麻醉时间都是 POCD 最重要的危险因素。

两种现已发现能够降低 POCD 影响的策略有快速通道技术，它侧重于早期动员、多模式阿片类药物保留镇痛和早期出院，还有术中使用 BIS 监测，使其中数值维持在规定范围内，并监测脑氧饱和度[51-52]。

6.11 结论

衰老是一个导致适应能力下降和生理储备逐渐减少的过程，影响大多数器官。患者之间不仅存在功能和储备下降的差异性，而且同一患者的各个器官之间也存在差异性。这种异质性是这类患者群体的特征，同时也增加了合并症的数量和虚弱的程度。这意味着老年患者承受手术压力的能力较低，因此更容易出现术后并发症和不良后果。麻醉医师的作用是评估、优化和选择一种麻醉技术，以尽量减少并发症并促进良好的术后恢复效果。

了解衰老的生理学及其对所用各种麻醉药物的药代动力学和药效学的影响对于确保最佳麻醉管理至关重要。老年患者的安全区域麻醉需要较少的局部麻醉药，使用超声放置阻滞提高了乳腺手术中使用阻滞的安全性和成功率。使用麻醉深度监护仪等先进的监测手段有助于减少术后谵妄和 POCD 等认知问题的影响。最后，老年患者在整个围手术期应保持高度警惕，因为他们适应能力的降低意味着他们比年轻患者失代偿和并发症的发生会更快。

参考文献
（遵从原版图书著录格式及出现顺序）

[1] BARNETT K, MERCER S W, NORBURY M, et al. Epidemiology of multimorbidity and implications for health care, research, and medical education: a cross-sectional study. Lancet, 2012, 380: 37-43.

[2] ROBINSON T N, WU D S, POINTER L, et al. Simple frailty score predicts postoperative complications across surgical specialties. Am J Surg, 2013, 206: 544-550.

[3] POLANCZYK C A, MARCANTONIO E, GOLDMAN L, et al. Impact of age on perioperative complications and length of stay in patients undergoing noncardiac surgery. Ann Intern Med, 2001, 134: 637-643.

[4] DUNLOP W E, ROSENBLOOD L, LAWRASON L, et al. Effects of age and severity of illness on outcome and length of stay in geriatric surgical patients. Am J Surg, 1993, 165: 577-580.

[5] MAKARY M A, SEGEV D L, PRONOVOST P J, et al. Frailty as a predictor of surgical outcomes in older patients. J Am Coll Surg, 2010, 210: 901-908.

[6] POPE D, RAMESH H, GENNARI R, et al. Pre-operative assessment of cancer in the elderly (PACE): a comprehensive assessment of underlying characteristics of elderly cancer patients prior to elective surgery. Surg Oncol, 2016, 15: 189-197.

[7] PROTOPAPA K L, SIMPSON J C, SMITH N C, et al. Development and validation of the Surgical Outcome Risk Tool (SORT). Br J Surg, 2014, 101: 1774-1783.

[8] BILIMORIA K Y, LIU Y, PARUCH J L, et al. Development and evaluation of the universal ACS NSQIP surgical risk calculator: a decision aide and informed consent tool for patients and surgeons. J Am Coll Surg, 2013, 217: 833-842.

[9] VUYK J. Pharmacodynamics in the elderly. Best Pract Res Clin Anaesthesiol, 2003, 17: 207-218.

[10] WALSH M, DEVEREAUX P J, GARG A X, et al. Relationship between intraoperative arterial pressure and clinical outcomes after noncardiac surgery. Anesthesiology, 2013, 119: 507-515.

[11] LEROU J G. Nomogram to estimate age-related MAC. Br J Anaesth, 2004, 93: 288-291.

[12] CHAN M T V, CHENG B C P, LEE T M C, et al. BIS-guided anesthesia decreases postoperative delirium and cognitive decline. J Neurosurg Anesthesiol, 2013, 25: 33-42.

[13] MAPLESON W W. Effect of age on MAC in humans: a meta-analysis. Br J Anaesth, 1996, 76: 179-185.

[14] JUVIN P, SERVIN F, GIRAUD O, et al. Emergence of elderly patients from prolonged desflurane, isoflurane, or propofol anesthesia. Anesth Analg, 1997, 85: 647-651.

[15] SCHNIDER T W, MINTO C F, GAMBUS P L, et al. The influence of method of administration and covariates on the pharmacokinetics of propofol in adult volunteers.

Anesthesiology, 1998, 88: 1170-1182.

[16] WOOD M. Plasma drug binding implications for anesthesiologist. Anesth Analg, 1986, 65: 786-804.

[17] CASPARY D M, HOLDER T M, HUGHES L F, et al. Age-related changes in GABA (A) receptor subunit composition and function in rat auditory system. Neuroscience, 1999, 93: 307-312.

[18] KAZAMA T, IKEDA K, MORITA K, et al. Comparison of the effect-site k (e0) s of propofol for blood pressure and EEG bispectral index in elderly and younger patients. Anesthesiology, 1999, 90: 1517-1527.

[19] VUYK J, OOSTWOUDER C J, VLETTER A A, et al. Gender differences in the pharmacokinetics of propofol in elderly patients during and after continuous infusion. Br J Anaesth, 2001, 86: 183-188.

[20] STANSKI D R, MAITRE P O. Population pharmacokinetics and pharmacodynamics of thiopental: the effect of age revisited. Anesthesiology, 1990, 72: 412-422.

[21] COLVIN L A, FALLON M T, BUGGY D J. Cancer biology, analgesics, and anaesthetics: is there a link?. Br J Anaesth, 2012, 109: 140-143.

[22] GIBSON S J, FARRELL M. A review of age differences in the neurophysiology of nociception and the perceptual experience of pain. Clin J Pain, 2004, 20: 227-239.

[23] SCOTT J C, PONGANIS K V, STANSKI D R. EEG quantification of narcotic effect: the comparative pharmacodynamics of fentanyl and alfentanil. Anesthesiology, 1985, 62: 234-241.

[24] MATTEO R S, SCHWARTZ A E, ORNSTEIN E, et al. Pharmacokinetics of sufentanil in the elderly surgical patient. Can J Anesth, 1990, 37: 852-856.

[25] SINGLETON M A, ROSEN J I, FISHER D M. Pharmacokinetics of fentanyl in the elderly. Br J Anaesth, 1988, 60: 619-622.

[26] SCOTT J C, STANSKI D R. Decreased fentanyl/alfentanil dose requirement with increasing age: a pharmacodynamics basis. J Pharmacol Exp Ther, 1987, 240: 159-166.

[27] MINTO C F, SCHNIDER T W, EGAN T, et al. The influence of age and gender on the pharmacokinetics and pharmacodynamics of remifentanil: I. Model development. Anesthesiology, 1997, 86: 10-23.

[28] COPE T M, HUNTER J M. Selecting neuromuscular-blocking drugs for elderly patients. Drugs Aging, 2003, 20: 125-140.

[29] JACOBS J R, REVES J G, MARTY J, et al. Ageing increases pharmacodynamic sensitivity to the hypnotic effect of midazolam. Anesth Analg, 1994, 80: 143-148.

[30] ANDREAE M H, ANDREAE D A. Regional anaesthesia to prevent chronic pain after surgery: a Cochrane systematic review and meta-analysis. Br J Anaesth, 2013, 111: 711-720.

[31] PAQUERON X, BOCCARA G, BENDAHOU M, et al. Brachial plexus nerve block exhibits prolonged duration in the elderly. Anesthesiology, 2002, 97: 1245-1249.

[32] TSUI B C, WAGNER A, FINUCANE B. Regional anaesthesia in the elderly: a clinical guide. Drugs Aging, 2004, 21: 895-910.

[33] VEERING B T, BURM A G L, VLETTER A A, et al. The effect of age on the systemic absorption and systemic disposition of bupivacaine after epidural administration. Clin Pharmacokinet, 1992, 22: 75-84.

[34] NICE. Perioperative hypothermia (inadvertent): the management of inadvertent peri-operative hypothermia in adults//NICE clinical guideline 29. London: National Institute for Health and Clinical Excellence, 2008.

[35] SCHNABEL A, REICHL S U, KRANKE P, et al. Efficacy and safety of paravertebral blocks in breast surgery: a meta-analysis of randomised controlled trials. Br J Anaesth, 2010, 105: 842-852.

[36] PACE M M, SHARMA B, ANDERSON-DAM J, et al. Ultrasound-guided thoracic paravertebral blockade: a retrospective study of the incidence of complications. Anesth Analg, 2016, 122: 1186-1191.

[37] NAJA Z, LÖNNQVIST P A. Somatic paravertebral nerve blockade. Incidence of failed block and complications. Anaesthesia, 2001, 56: 1184-1188.

[38] BLANCO R. The 'pecs block': a novel technique for providing analgesia after breast surgery. Anaesthesia, 2011, 66: 847-848.

[39] BLANCO R, FAJARDO M, PARRAS MALDONADO T. Ultrasound description of Pecs II (modified Pecs I): a novel approach to breast surgery. Rev Esp Anestesiol Reanim, 2012, 59: 470-475.

[40] KUNIGO T, MUROUCHI T, YAMAMOTO S, et al. Injection volume and anesthetic effect in serratus plane block. Reg Anesth Pain Med, 2017, 42: 737-740.

[41] DAMBREVILLE A A, BLAY M, HOVORKA I, et al. Can the postoperative pain level be predicted preoperatively. Rev Chir Orthop Reparatrice Appar Mot, 2016, 93: 541-545.

[42] LAVAND'HOMME P, DE KOCK M. Practical guidelines on the postoperative use of patient- controlled analgesia in

the elderly. Drugs Aging, 1998, 13: 9-16.

［43］ CHENG G S, ILFELD B M. A review of postoperative analgesia for breast cancer surgery. Pain Manag, 2016, 6: 603-618.

［44］ LAYEEQUE R, SIEGEL E, KASS R, et al. Prevention of nausea and vomiting following breast surgery. Am J Surg, 2006, 191: 767-772.

［45］ NEWMAN S, STYGALL J, HIRANI S, et al. Postoperative cognitive dysfunction after noncardiac surgery. A systematic review. Anesthesiology, 2007, 106: 572-590.

［46］ STEINMETZ J, CHRISTENSEN K B, LUND T, et al. Long-term consequences of postoperative cognitive dysfunction. Anesthesiology, 2009, 110: 548-555.

［47］ SHARMA P T, SIEBER F E, ZAKRIYA K J, et al. Recovery room delirium predicts postoperative delirium after hip-fracture repair. Anesth Analg, 2005, 101: 1215-1220.

［48］ ALDECOA C, BETTELLI G, BILOTTA F, et al. European Society of Anaesthesiology evidence-based and consensus-based guideline on postoperative delirium. Eur J Anaesthesiol, 2017, 34: 192-214.

［49］ ZHANG H, LU Y, LIU M, et al. Strategies for prevention of postoperative delirium: a systematic review and meta-analysis of randomised trials. Crit Care, 2013, 17: R47.

［50］ MOLLER J T, CLUITMANS P, RASMUSSEN L S, et al. Long-term postoperative cognitive dysfunction in the elderly. Lancet, 1998, 351: 857-861.

［51］ KRENK L, RASMUSSEN L S, KEHLET H. Delirium in the fast-track surgery setting. Best Pract Res Clin Anaesthesiol, 2012, 26: 345-353.

［52］ BALLARD C, JONES E, GAUGE N, et al. Optimised anaesthesia to reduce postoperative cognitive decline (POCD) in older patients undergoing elective surgery, a randomised controlled trial. PLoS One, 2012, 7: 1-9.

［53］ DOYLE D J, GARMON E H. StatPearls [Internet]. Treasure Island (FL): StatPearls Publishing, 2018.

第七章　老年女性乳腺癌的外科治疗

Fiammetta Ugolini, Malcolm Reed, Lynda Wyld, and Riccardo A. Audisio

摘要： 有 1/3 的女性患者在诊断为乳腺癌时已经超过 70 岁，相当于英国每年约有 13 000 名 70 岁以上的女性患病。随着英国人口老龄化的进展，这一数字势必将会增加。虽然这些老年女性中有许多人适合接受标准治疗，但随着年龄的增长、身体衰弱和合并症的增加，一些女性患者并不适合接受某些治疗。本章将讨论外科手术在这些女性患者中的作用。早有共识表明，老年女性并不能像年轻女性那样接受同样的手术和辅助治疗，而且由于这些女性历来被研究排除在外，所以治疗老年女性乳腺癌的证据薄弱。本章总结了手术治疗老年女性乳腺癌的最新证据，并根据现有证据及患者随访的结果提出治疗策略。

关键词： 手术；腋窝分期；合并症

7.1　简介

有 1/3 的女性患者在诊断为乳腺癌时已经超过 70 岁，相当于英国每年约有 13 000 名 70 岁以上的女性患病。随着英国人口老龄化的进展，这一数字势必将会增加。虽然这些老年女性中有许多人适合接受标准治疗，但随着年龄的增长、身体虚弱和合并症的增加，一些女性并不适合接受某些治疗。本章将讨论外科手术在这些女性中的作用。早有共识表明，老年女性并不能像年轻女性那样接受同样的手术和辅助治疗[7、8、31、68、70、75、77、105]。化疗经常被省略，手术可能被省略或最简化（特别是不进行腋窝分期）并且术后放疗也可能被省略。不同单位和国家的手术率差异很大[27、74]，为明确这些变化是如何影响局部和全身疾病控制率的，在观察性研究的背景下已有少数高质量随机临床试验在进行。当手术被省略时，局部控制率降低，且有研究表明老年人的全身疾病控制率受到影响，尽管这一结果是基于很少的高质量研究[11、101]。研究这一年龄组的生存率很难，因为生存率受相互竞争的死因及患者本身的健康状况影响很大。先前的研究表明，在现代麻醉技术（全身、局部）的支持下，患者的手术耐受性良好[78、103]。然而，仍有一些女性由于年龄过大、合并症和身体衰弱而导致手术风险增加。本章将研究手术在老年女性中所起的作用，并为高风险的人群提出替代策略。由于缺乏对这个年龄组的高质量的初步研究，以及在研究疾病进程、患者差异和治疗差异方面存在固有的困难，这些改进策略的证据基础薄弱。

7.2　肿瘤生物学行为和演变过程

肿瘤生物学的差异使老年女性可接受强度适中的乳腺癌治疗方式。该病的生物学侵袭性较低、ER 阳性率高、HER2 受体表达率低以及小管癌和黏液癌等有利组织亚型的发病率较高[26、28、96]。这些特征表明疾病进展过程侵袭性较低，复发时间更长且复发率降低。然而，这些有利的生物特征可能被老年人肿瘤的晚期症状所抵消[77]。局部晚期和转移性疾病发病率略高，原发肿瘤较大，这可能是由于以下两个因素相结合：老年人缺乏乳房筛查和自我检查意识[22]。目前尚不清楚这些因素是如何相互作用的，这使得从年轻女性研究中推断结果的尝试变得复杂。

7.3　乳腺癌对老年女性生存的影响

年龄的增长不可避免地与预期寿命的缩短有关，部分原因是器官功能减退（衰老）和合并症的增加，因此，女性乳腺癌的总体生存受到年龄的显著影响，在 50 ～ 54 岁患有乳腺癌的女性中，73% 死于乳腺癌，而在 85 岁及以上女性中只有 29%[28]。有许多基于计算机算法的统计方法去估算这种相互作

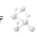

用（http://www.cancermath.net/ and e-prognosis（Suemoto Index）Suemoto et al.[95]），但是目前没有可用的工具对合并症做详细评估。因此，乳腺癌对老年女性生命的威胁相较于年轻女性要小，这也是更改治疗策略的理论依据之一。对于年轻女性来讲，手术是主要的治疗方式。直到20世纪80年代手术是除了一些年老体弱者外所有乳腺癌患者的标准治疗方式[57, 61]。在20世纪80年代，他莫昔芬PET的概念被爱丁堡研究者首次提出[83]，这种治疗方法很快普及，因为有一些试验表明，年龄超过70岁的女性不进行手术并无生存劣势，乳腺癌是一种系统性疾病的概念占据主导地位。尽管局部控制率低，但长期随访发现对总生存率基本没有影响，只有一项试验显示手术可略微改善生存，对所有研究进行meta分析显示手术对总生存率基本无改善[53]。PET将在本书的其他地方进行讨论。

这个年龄组的乳腺癌相关死亡率很难从文献中确定，因为结果很少根据患者合并症做调整，老年女性普遍存在基础疾病，因此很多人要么没有手术，要么手术降级（通常避免腋窝分期），最后，与年轻患者相比，总体治疗往往不规范。所有这些因素导致与年轻女性结果对比的不准确性。这一领域的进展只能通过在这个年龄组进行随机对照试验或进行详细的观察性研究来取得，这些研究可以根据年龄、疾病分期和健康状况对结果进行准确分层分析。

7.4 年龄和手术治疗

年龄本身对正常的生理过程（衰老）有显著的影响，这与任何疾病进展无关，例如，由于肌细胞数量减少、心脏起搏细胞数量减少以及随着年龄增长，最大心率储备下降，心脏储备下降，肾储备同样下降，70岁时肾单位的数量及肾血流量均减半，因此，对脱水和容量负荷大的耐受性差。认知功能下降以及平衡和协调能力下降，这些都会延迟恢复或者减弱患者对麻醉和手术的耐受性[4, 84]。

尽管如此，在大多数情况下乳腺癌手术相关的死亡率（0~0.3%）可以忽略[78]，这说明乳腺癌是体表器官的手术，对血流动力学及肺功能影响较

小。除此之外，大多数手术时间短，术后患者可正常活动，在大多数情况下，手术可以在局部麻醉下完成，进一步降低风险。尽管淋巴水肿、慢性伤口疼痛和乳房缺失相关的心理疾病等并发症发生率低，但也不能被忽视。

除了上述提到的器官功能退化，随着年龄的增长患者出现合并症的情况也变得很常见，并可能严重影响预期寿命及治疗的耐受性[92]，例如，心绞痛的发生率在45~55岁的人群中不到1%，而75岁以上的人群发生率接近5%；同样，在45~75岁，患严重心律失常的风险从0.6%增加到4.2%；65~90岁的痴呆症发病率从0.9%增加至40%。这些情况对预期寿命和麻醉相关的风险都有重大影响。随着合并症的增加，乳腺癌相关死亡的风险降低[91]。如上所述，有一些基于计算机的算法，可以预测预期寿命和乳腺癌相关死亡的风险与年龄和合并症之间的关系，然而，网上广泛使用的辅助工具，在老年女性中被证明是不准确的[25]。这些是简单易用的方法，但对于决定手术是否合适也许会过于简化[23]。不能仅仅把合并症作为否定手术的唯一标准，因为每个合并症的性质和严重程度会产生不同的影响[87]。已经开发了一些更复杂和具体的评分系统以预测老年癌症患者的预期寿命，并指导做出治疗决策。最早开发的是查尔森指数，该指数同时兼顾合并症的数量以及严重程度，可以以适度的准确度预测死亡率[19]。最近，对老年癌症患者的综合评估和全面评估系统被研发并验证，这其中包括对合并症、器官功能状态、认知功能和抑郁症评分的详细评估[34, 50]。全球功能能力指标已经被证实在预测预期寿命方面具有独立作用，如ADL、IADL和MMSE评分都已证明具有预后价值[6, 43, 59, 82, 89]。

其中一些工具管理起来相对耗时，可能需要专家解读，因此，建议在临床实践期间使用快速筛查工具，以便提供全面的评估和辨别不足之处[81]。

老年女性乳腺癌的外科治疗和疾病控制

在20世纪80年代首次提出PET之前，除身体虚弱的老年人之外的所有人都接受了乳腺癌手术治疗。一系列手术结果表明，这与发病率和死亡率低有关。根据随机对照试验数据，在老年患者中比较

手术与内分泌治疗，内分泌治疗结果同样与低死亡率和发病率有关[53]。有七项随机对照试验，这些试验均招募 70 岁以上且可耐受全麻手术的女性乳腺癌患者。内分泌治疗使用的是他莫昔芬，且大多数试验未对肿瘤 ER 状态进行检测，这与当时的技术有关。有三项试验[37, 44, 90]对比了仅行手术与单用他莫昔芬的效果，有四项试验[15, 36, 75, 104]对比手术后辅助使用他莫昔芬与单用他莫昔芬的效果，在大多数试验中手术包括乳房切除术或广泛的局部切除术，伴或不伴放疗并同时行腋窝淋巴结清扫。

这些研究表明，对于这一组乳腺癌患者在局部控制率上单用内分泌治疗劣于手术后辅助内分泌治疗。然而，meta 分析显示在总生存率上两种治疗方式无差异。其中一项试验显示，在 13 年的随访中，手术组略有生存优势，3 年后生存曲线出现差异[36]。尽管缺乏明确的手术生存获益的证据，但内分泌治疗对于局部疾病的控制应保留，尤其是预期寿命 2～5 年的患者[18]。根据目前的 NICE 指南[79]，可手术的乳腺癌患者应接受手术治疗而不是 PET，无论年龄大小，除非有合并症不能手术。2012 年多学科 SIOG 和 EUSOMA 建议预期寿命短（两到三年内），且经过专业团队评估不适合手术或者拒绝手术的老年乳腺癌 ER 阳性患者进行 PET[10]。

关于这两种治疗策略对生活质量的影响，在一系列研究中只有一个对此进行了评估。其显示手术短期内（3 个月）影响生活质量，而长期的随访（2 年）两者是没有差异的。然而，值得注意的是，用于评估的工具不是乳腺癌特异性肿瘤患者生活质量评分工具，因此用于检测可能受这些治疗影响的生命领域问题，它可能不够敏感[2, 40, 49, 66, 85]。通过缩小年龄差距研究的数据，将为生活质量和不同的治疗策略提供重要依据，它的目标之一是确定接受乳腺癌手术、化疗或内分泌治疗的老年女性的生活质量结果，并将结果与年龄、合并症和身体衰弱联系起来。

使用内分泌治疗需要关注的是，有些患者不会坚持服用内分泌药物，如果这种药物是手术后辅助治疗，而不是初始治疗，那么这个问题就不那么严重了。对于服用多种药物的患者来说，这可能是一个特殊的问题，而在老年人中比较常见。老年病学中有数据表明，在这个年龄组中，坚持服药，特别是服用多种药物的女性，其依从性是很差的。在所有年龄组中，抗雌激素治疗的依从性一般也很差。

此外，接受 PET 的患者比接受手术的患者更频繁地被召回接受临床检查，这可能会对生活质量产生负面影响，而从另一方面来讲，患者可能会得到更多的临床检查和获得肿瘤缩小的信息[58, 88]。

然而，最近的统计显示，在英国有相当一部分高龄、身体欠佳的乳腺癌患者继续使用 PET[13, 68, 103, 105]，93% 的英国外科医师对一些患者使用这种疗法[106]。这些研究显示，有相当一部分老年女性患者继续使用 PET，这与英国乳腺外科医师的调查结果不同，98% 的人表示年龄本身与乳腺癌手术治疗无关；然而，34% 的受访者承认，患者的生理年龄是一个重要因素，尽管只有不到一半的人使用任何形式的体能评估，且只有极少数人使用 CGA 工具[5]。BCCOM 统计显示英国外科医师的非手术治疗率有很大差异，70 岁及以上女性接受非手术治疗率在 11%～40%[9]。最近，NABCOP 在 2017 年年度报告中强调了现行临床指南的弱点，以及缺乏关于老年女性乳腺癌管理的具体指导，治疗模式存在显著的区域差异，不太可能完全由英格兰和威尔士乳腺癌的类型和分期差异来解释[76]。这些发现表明，虽然英国的外科医师愿意用标准的方法治疗老年患者，包括手术，但他们往往不能这样做：这主要是因为担心患者的健康状况和预期寿命，以及缺乏对身体衰弱筛查工具的熟悉程度。上述提到的 2017 年 NABCOP 统计显示，用于对老年患者的一般健康状况如何受到合并症、认知功能和身体衰弱的影响进行正式评估的方法和工具存在显著差异，并表明照顾老年患者的多学科团队很少参与老年乳腺癌患者的管理。审计对 NHS 信托机构内的乳腺肿瘤中心的建议包括制定和实施地方协议，以改善对老年患者健康状况的评估，以指导制定治疗决策。

关于其他国家非手术率的信息较少，但一些出版物表明，其他欧洲国家也有类似的趋势[62, 70]。关于不同治疗方式的选择，对于患者的态度我们知

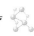

之甚少。一项小型的英国研究表明，这类患者通常没有表现出强烈的偏好，往往将治疗决定权交给不管是手术还是内分泌治疗总体满意度较高的医师身上[58]。同样，Burton 等[14]发现当老年女性获得内分泌或手术的选择权时，许多人希望在她们的医疗保健专业人员的推荐或支持下进行治疗选择。这些研究突出表明，需要让老年女性乳腺癌患者与医师们探讨她们的治疗选择，以及需要适当的决策支持系统。

在临床试验证据可用之前，对老年乳腺癌患者的管理应包括适当手术和辅助治疗。在预测预期寿命有限的患者中，由于年龄极大或身体状况不佳，手术和辅助治疗可能会改变或在某些情况下被省略。

7.5 乳房手术

乳腺癌有两种主要的手术方法：乳房切除术或者保乳术加放疗。近些年来，一些研究表明，在早期乳腺癌中，对乳腺癌分期做调整后分析可知乳房保乳手术加放疗在特异性生存率及总生存率方面优于乳房切除术[24, 54, 98]。最近有关三阴性乳腺癌患者的刊物表明乳房保乳手术加放疗的效果至少和乳房切除术一样[107]。通过对早期乳腺癌试验研究的回顾性分析，强调了局部控制对总体生存结果的重要性，这也表明了局部控制对可手术乳腺癌的重要性。已证明对于进行乳房切除术和广泛局部切除治疗的患者，放射治疗降低了局部复发的风险，有趣的一点是除了乳房切除术或乳房保乳手术外，接受放射治疗的患者在 15 年时有很小但明显的生存优势。乳房切除术组的获益主要体现在淋巴结转移的患者，而乳房保乳手术组的获益与淋巴结状态无关。早期乳腺癌试验协作组（Early Breast Cancer Trialists' Collaborative Group，EBCTCG）的结论是"在假设没有其他死因的情况下，在未来 15 年内，每避免 4 个局部复发，就会避免 1 人死于乳腺癌"。对老年女性乳腺癌患者来说，充分的局部控制疾病很重要，并可能对预期寿命 10~15 年的女性的生存产生重大影响，因此，对于 70 岁且预期寿命为 15 年的女性来说，应根据年轻女性试验的证据接受标准的治疗。然而，随着年龄的增长，身体衰弱或

者伴随合并症且预期寿命 < 5 年的患者，可能要适当考虑其他治疗方法。PRIME II 试验和 CALGB 9343 试验都是关于放射治疗在接受乳房保乳手术治疗的低风险老年患者中的作用，这些试验为老年女性且有合并症的患者可改变治疗方法提供了高质量的证据。这两项研究在有或没有进行全乳放疗的队列中有相似的局部复发率（PRIME II 无全乳放疗组 5 年局部复发率 4.1% vs. 全乳放疗组 1.3%；CALGB 9343 无全乳放疗组 10 年局部复发率 10% vs. 全乳放疗组 2%），尽管在局部复发率方面每组的研究结果均有明显差异，但全乳放疗组在腋窝复发率、远处转移或者乳腺癌特异性生存率方面无差异。在 PRIME II 和 CALGB 试验中大部分死亡都是非乳腺癌相关事件[56, 67]。

对任何年龄组的女性来说，乳房切除术的"绝对"适应证包括炎性乳腺癌和保乳手术失败，此外，对于一些女性来说，如果原发肿瘤相对于乳房的整体大小相对较大，且合并有广泛的原位癌成分，则可能需要进行乳房切除术。乳房切除术的另一个重要指征是患者的选择。肿瘤较大（UICC TNM T_3 期）已不再是乳房切除的绝对适应证，由于新辅助化疗的广泛应用使肿瘤回缩，可行保乳手术，同时引入肿瘤整形技术，这样可切除更大的乳房组织，而不影响美容效果。对于多中心和（或）多灶的患者来说也可行保乳手术。Gentilini 等[45]一项回顾性分析显示对于多中心和（或）多灶的乳腺癌患者来说，保乳手术与疾病的低控制率无关，只要能取得良好的整容效果，是可以考虑的。在欧洲，人们更倾向于保乳手术[33]，而在美国，乳房切除术比例升高，可能由于要控制减少手术风险[51]。2007 年 BCCOM 报道显示，若让一定比例的小肿瘤且适合保乳手术的患者选择，她们会选择乳房切除术。在老年女性中，原发肿瘤的大小略高于平均水平，这也是乳房切除率上升的原因之一，另外老年女性可能不太关心乳房切除术后对身体形象的影响，可能更担心放疗占用的时间和不便。乳房的缺失也是引起老年女性抑郁的主要原因。外科医师和医疗保健专业因素在指导老年女性选择手术方面起到重要作用。

在选择手术时要考虑的另一个因素是是否需要

全身麻醉。一些较虚弱的老年女性可能反对全身麻醉，她们可能要面临并发症增加的风险。在局部麻醉下，可以进行广泛的局部切除手术，但对于乳房较大的女性来说，在局部麻醉下进行乳房切除术是不可行的，因为足够的麻醉所需的麻醉剂毒性水平可能很高。然而，一系列局麻下乳房切除术案例表明，局麻下乳房切除术是可行的，很少需要使用有害水平的局部麻醉剂[80]；但是，没有关于患者对手术的耐受性或与之相关的疼痛的数据。Kitowski等[65]最近的一项研究表明，局部麻醉或区域阻滞麻醉的优点包括对疼痛控制良好以及术后恶心和呕吐率低。同位素和（或）蓝色染料引导前哨淋巴结活检在局麻下是可行的，但腋窝淋巴结清扫不适合在局麻下进行。

对于那些肿瘤过大而无法保留乳房或肿瘤局部晚期且肿瘤为 ER 阳性的患者，可采用 PET 来降低肿瘤分期。在这种新辅助设定下，来曲唑与他莫昔芬相比提高了疗效（55 % vs. 36% 有效率）[32]。虽然没有数据支持在这个患者群体中使用新辅助化疗，但理论上来讲，对于 ER 阴性且肿瘤负荷大的女性和 HER2 阳性肿瘤的女性，可以使用化疗，但必须谨慎行事，因为这一年龄组的药物毒性水平增加，特别是阿霉素类药物，其心脏和其他毒性可能更为显著。NeoSphere 研究[46]显示，经过 4 个周期的新辅助治疗后，帕妥珠单抗联合曲妥珠单抗加多西他赛组病理完全缓解率高于单用曲妥珠单抗联合多西他赛组。重要的是，帕妥珠单抗联合曲妥珠单抗加多西他赛并没有导致任何额外的心脏毒性。NeoSphere 还研究了帕妥珠单抗联合曲妥珠单抗未联合化疗的方案，结果显示一部分女性达到了病理完全缓解，且有良好的安全性。然而，帕妥珠单抗联合曲妥珠单抗加多西他赛组的中位年龄是 50 岁（28～77 岁），而帕妥珠单抗联合曲妥珠单抗组的中位年龄为 49 岁（22～80 岁）。此外，在公布的数据中并没有提到有多少患者年龄在 70 岁或以上。

7.6　腋窝手术

对腋窝分期及治疗有以下两个原因。首先若通过临床或活检证实淋巴结转移，腋窝淋巴结清扫可以阻止局部进展以及相关并发症（疼痛、淋巴水肿、臂丛神经压迫）。在过去的 20 年里，常规的腋窝淋巴结清扫已被侵入性较小的方式如前哨淋巴结活检替代，利用术前乳房内注射放射性同位素或亚甲蓝以定位前哨淋巴结位置[39, 71, 99]。在许多方面，前哨淋巴结活检术非常适合老年患者，因为腋窝清扫会影响上臂功能，导致并发症。有趣的是，无论行腋窝淋巴结清扫还是前哨淋巴结活检，老年患者腋窝并发症的发生率低于年轻患者[39]。对于前哨淋巴结阳性的患者，腋窝淋巴结清扫或者放疗一直是标准的治疗，但 ACOSOG Z011 试验对上述治疗模式提出了挑战，该试验结果显示对有限的淋巴结转移，行保乳术和全身辅助治疗及放疗的患者行腋窝淋巴结清扫无明显获益[47]。但是对这项研究仍有疑惑，比如将微转移患者纳入其中，行低切线野放疗。最近公布的 10 年随访数据证实更进一步的腋窝治疗无明显获益[48]。鉴于 Z011 入组患者平均年龄为 54 岁，这一发现似乎更与老年体弱多病且预期寿命短的人群相关。

AMAROS[30] 和 OTOASOR[93] 试验也显示了相似的结果。这些研究对比腋窝淋巴结清扫和前哨淋巴结阳性加放疗[97]，这两者在腋窝复发率方面无差异，但腋窝放疗并发症较少。

除了加强局部疾病控制外，确定腋窝分期对于评估预后及选择合适的辅助治疗也是很重要的。老年女性很少接受辅助化疗，因此腋窝分期就显得没那么重要。一项随机对照研究[72]对 65～80 岁且临床分期 T_1N0 的老年乳腺癌患者免除腋窝手术并随访 15 年，15 年随访发现，腋窝手术组和非手术组远处转移率、总生存率、乳腺癌死亡率相似，腋窝复发率在非手术组是 6%。研究者得出的结论是早期老年乳腺癌患者临床分期明确，采用保乳手术、术后放射治疗和辅助内分泌治疗后并没有从腋窝分期手术中受益。然而，入组的所有患者均接受了辅助放疗。积极的腋窝处理可有助于确定是否需要接受胸壁或者锁骨上区域放疗，除非患者身体状态很差。Chagpar 等[16]在 70 岁以上且激素敏感的乳腺癌患者中寻找淋巴结转移的相关因素，以制定和验证预测淋巴结转移风险的临床规则。患者年龄、肿瘤大小和淋巴管侵犯被发现是危险因素，研究者得之甚少。一项小型的英国研究表明，这类患者通常没有表现出强烈的偏好，往往将治疗决定权交给不管是手术还是内分泌治疗总体满意度较高的医师身上[58]。同样，Burton 等[14]发现当老年女性获得内分泌或手术的选择权时，许多人希望在她们的医疗保健专业人员的推荐或支持下进行治疗选择。这些研究突出表明，需要让老年女性乳腺癌患者与医师们探讨她们的治疗选择，以及需要适当的决策支持系统。

在临床试验证据可用之前，对老年乳腺癌患者的管理应包括适当手术和辅助治疗。在预测预期寿命有限的患者中，由于年龄极大或身体状况不佳，手术和辅助治疗可能会改变或在某些情况下被省略。

7.5 乳房手术

乳腺癌有两种主要的手术方法：乳房切除术或者保乳术加放疗。近些年来，一些研究表明，在早期乳腺癌中，对乳腺癌分期做调整后分析可知乳房保乳手术加放疗在特异性生存率及总生存率方面优于乳房切除术[24, 54, 98]。最近有关三阴性乳腺癌患者的刊物表明乳房保乳手术加放疗的效果至少和乳房切除术一样[107]。通过对早期乳腺癌试验研究的回顾性分析，强调了局部控制对总体生存结果的重要性，这也表明了局部控制对可手术乳腺癌的重要性。已证明对于进行乳房切除术和广泛局部切除治疗的患者，放射治疗降低了局部复发的风险，有趣的一点是除了乳房切除术或乳房保乳手术外，接受放射治疗的患者在 15 年时有很小但明显的生存优势。乳房切除术组的获益主要体现在淋巴结转移的患者，而乳房保乳手术组的获益与淋巴结状态无关。早期乳腺癌试验协作组（Early Breast Cancer Trialists' Collaborative Group，EBCTCG）的结论是"在假设没有其他死因的情况下，在未来 15 年内，每避免 4 个局部复发，就会避免 1 人死于乳腺癌"。对老年女性乳腺癌患者来说，充分的局部控制疾病很重要，并可能对预期寿命 10～15 年的女性的生存产生重大影响，因此，对于 70 岁且预期寿命为 15 年的女性来说，应根据年轻女性试验的证据接受标准的治疗。然而，随着年龄的增长，身体衰弱或

者伴随合并症且预期寿命 < 5 年的患者，可能要适当考虑其他治疗方法。PRIME II 试验和 CALGB 9343 试验都是关于放射治疗在接受乳房保乳手术治疗的低风险老年患者中的作用，这些试验为老年女性且有合并症的患者可改变治疗方法提供了高质量的证据。这两项研究在有或没有进行全乳放疗的队列中有相似的局部复发率（PRIME II 无全乳放疗组 5 年局部复发率 4.1% vs. 全乳放疗组 1.3%；CALGB 9343 无全乳放疗组 10 年局部复发率 10% vs. 全乳放疗组 2%），尽管在局部复发率方面每组的研究结果均有明显差异，但全乳放疗组在腋窝复发率、远处转移或者乳腺癌特异性生存率方面无差异。在 PRIME II 和 CALGB 试验中大部分死亡都是非乳腺癌相关事件[56, 67]。

对任何年龄组的女性来说，乳房切除术的"绝对"适应证包括炎性乳腺癌和保乳手术失败，此外，对于一些女性来说，如果原发肿瘤相对于乳房的整体大小相对较大，且合并有广泛的原位癌成分，则可能需要进行乳房切除术。乳房切除术的另一个重要指征是患者的选择。肿瘤较大（UICC TNM T_3 期）已不再是乳房切除的绝对适应证，由于新辅助化疗的广泛应用使肿瘤回缩，可行保乳手术，同时引入肿瘤整形技术，这样可切除更大的乳房组织，而不影响美容效果。对于多中心和（或）多灶的患者来说也可行保乳手术。Gentilini 等[45]一项回顾性分析显示对于多中心和（或）多灶的乳腺癌患者来说，保乳手术与疾病的低控制率无关，只要能取得良好的整容效果，是可以考虑的。在欧洲，人们更倾向于保乳手术[33]，而在美国，乳房切除术比例升高，可能由于要控制减少手术风险[51]。2007 年 BCCOM 报道显示，若让一定比例的小肿瘤且适合保乳手术的患者选择，她们会选择乳房切除术。在老年女性中，原发肿瘤的大小略高于平均水平，这也是乳房切除率上升的原因之一，另外老年女性可能不太关心乳房切除术后对身体形象的影响，可能更担心放疗占用的时间和不便。乳房的缺失也是引起老年女性抑郁的主要原因。外科医师和医疗保健专业因素在指导老年女性选择手术方面起到重要作用。

在选择手术时要考虑的另一个因素是是否需要

全身麻醉。一些较虚弱的老年女性可能反对全身麻醉，她们可能要面临并发症增加的风险。在局部麻醉下，可以进行广泛的局部切除手术，但对于乳房较大的女性来说，在局部麻醉下进行乳房切除术是不可行的，因为足够的麻醉所需的麻醉剂毒性水平可能很高。然而，一系列局麻下乳房切除术案例表明，局麻下乳房切除术是可行的，很少需要使用有害水平的局部麻醉剂[80]；但是，没有关于患者对手术的耐受性或与之相关的疼痛的数据。Kitowski等[65]最近的一项研究表明，局部麻醉或区域阻滞麻醉的优点包括对疼痛控制良好以及术后恶心和呕吐率低。同位素和（或）蓝色染料引导前哨淋巴活检在局麻下是可行的，但腋窝淋巴结清扫不适合在局麻下进行。

对于那些肿瘤过大而无法保留乳房或肿瘤局部晚期且肿瘤为 ER 阳性的患者，可采用 PET 来降低肿瘤分期。在这种新辅助设定下，来曲唑与他莫昔芬相比提高了疗效（55% vs. 36% 有效率）[32]。虽然没有数据支持在这个患者群体中使用新辅助化疗，但理论上来讲，对于 ER 阴性且肿瘤负荷大的女性和 HER2 阳性肿瘤的女性，可以使用化疗，但必须谨慎行事，因为这一年龄组的药物毒性水平增加，特别是阿霉素类药物，其心脏和其他毒性可能更为显著。NeoSphere 研究[46]显示，经过 4 个周期的新辅助治疗后，帕妥珠单抗联合曲妥珠单抗加多西他赛组病理完全缓解率高于单用曲妥珠单抗联合多西他赛组。重要的是，帕妥珠单抗联合曲妥珠单抗加多西他赛并没有导致任何额外的心脏毒性。NeoSphere 还研究了帕妥珠单抗联合曲妥珠单抗未联合化疗的方案，结果显示一部分女性达到了病理完全缓解，且有良好的安全性。然而，帕妥珠单抗联合曲妥珠单抗加多西他赛组的中位年龄是 50 岁（28～77 岁），而帕妥珠单抗联合曲妥珠单抗组的中位年龄为 49 岁（22～80 岁）。此外，在公布的数据中并没有提到有多少患者年龄在 70 岁或以上。

7.6 腋窝手术

对腋窝分期及治疗有以下两个原因。首先若通过临床或活检证实淋巴结转移，腋窝淋巴结清扫可以阻止局部进展以及相关并发症（疼痛、淋巴水肿、臂丛神经压迫）。在过去的 20 年里，常规的腋窝淋巴结清扫已被侵入性较小的方式如前哨淋巴结活检替代，利用术前乳房内注射放射性同位素或亚甲蓝以定位前哨淋巴结位置[39, 71, 99]。在许多方面，前哨淋巴结活检术非常适合老年患者，因为腋窝清扫会影响上臂功能，导致并发症。有趣的是，无论行腋窝淋巴结清扫还是前哨淋巴结活检，老年患者腋窝并发症的发生率低于年轻患者[39]。对于前哨淋巴结阳性的患者，腋窝淋巴结清扫或者放疗一直是标准的治疗，但 ACOSOG Z011 试验对上述治疗模式提出了挑战，该试验结果显示对有限的淋巴结转移，行保乳术和全身辅助治疗及放疗的患者行腋窝淋巴结清扫无明显获益[47]。但是对这项研究仍有疑惑，比如将微转移患者纳入其中，行低切线野放疗。最近公布的 10 年随访数据证实更进一步的腋窝治疗无明显获益[48]。鉴于 Z011 入组患者平均年龄为 54 岁，这一发现似乎更与老年体弱多病且预期寿命短的人群相关。

AMAROS[30]和 OTOASOR[93]试验也显示了相似的结果。这些研究对比腋窝淋巴结清扫和前哨淋巴结阳性加放疗[97]，这两者在腋窝复发率方面无差异，但腋窝放疗并发症较少。

除了加强局部疾病控制外，确定腋窝分期对于评估预后及选择合适的辅助治疗也是很重要的。老年女性很少接受辅助化疗，因此腋窝分期就显得没那么重要。一项随机对照研究[72]对 65～80 岁且临床分期 T_1N0 的老年乳腺癌患者免除腋窝手术并随访 15 年，15 年随访发现，腋窝手术组和非手术组远处转移率、总生存率、乳腺癌死亡率相似，腋窝复发率在非手术组是 6%。研究者得出的结论是早期老年乳腺癌患者临床分期明确，采用保乳手术、术后放射治疗和辅助内分泌治疗后并没有从腋窝分期手术中受益。然而，入组的所有患者均接受了辅助放疗。积极的腋窝处理可有助于确定是否需要接受胸壁或者锁骨上区域放疗，除非患者身体状态很差。Chagpar 等[16]在 70 岁以上且激素敏感的乳腺癌患者中寻找淋巴结转移的相关因素，以制定和验证预测淋巴结转移风险的临床规则。患者年龄、肿瘤大小和淋巴管侵犯被发现是危险因素，研究者得出结论，即一些老年乳腺癌患者淋巴结转移可能性低时可避免淋巴结评估。

综合这些研究，在临床（超声影像学）上显示淋巴结正常的老年患者可能避免前哨淋巴结活检，尤其是存在合并症且预期寿命受限时[12]。然而，大约15%年龄在70岁及以上的患者会出现淋巴结转移，如果活检证实并通过手术清除或放射治疗，那么这类患者可能会考虑全身辅助化疗[17]。

最近的一项研究[29]通过国家癌症数据库搜集了2012—2013年共68 205名年龄≥65岁且临床腋窝淋巴结阴性，Ⅰ~Ⅱ期乳腺癌患者，她们均接受了治疗，最终91.2%的患者接受了腋窝分期手术。

临床腋窝淋巴结阴性乳腺癌患者的标准治疗仍然是前哨淋巴结活检。对于如何评估老年患者尤其是低风险患者的淋巴结状态做进一步研究是很有必要的。

7.7 预期生命受限患者的替代方法

越来越多的女性患有乳腺癌，她们因高龄和合并症而身体虚弱且预期寿命较短。除了最基本的干预措施外，很难承受其他治疗，对于她们来讲，乳腺癌不太可能对预期寿命产生重大影响，预期寿命在很大程度上是由她们的身体基本状况决定。同样，治疗癌症意义不大，手术更无必要，尤其对于可以进行内分泌治疗的患者。然而，对于一些患者而言手术治疗要适当进行，以避免出现令人痛苦的症状如疼痛、溃疡和局部疾病进展引起的出血，尤其是ER阴性患者。手术可以在局麻下或者专门制定的全麻方案下进行。临床腋窝淋巴结阴性者腋窝手术可以省略，临床腋窝淋巴结阳性者可在局部神经阻滞下行腋窝淋巴结清扫或者腋窝放疗。一般来说，即使在体弱的老年患者中，全身麻醉也是一种安全的选择，死亡率低于1%，尽管其发病率可能更高。若CGA预期寿命短（<3年）或者围手术期并发症或死亡风险大，则应在术前由经验丰富的麻醉医师做正式评估，并给予最合适的方法。这在其他章节已经讨论（第6章）。

有一些微创手术方法，即经皮穿刺肿瘤切除、射频消融、聚焦超声消融、间歇性激光消融和冷冻治疗。这些技术可改善美容效果、减少心理疾病和

缩短住院时间[41]。它们需要病变在影像学上清晰可见（尤其是超声），通过皮肤切除病变>1 cm或更多。这些技术其中包括热消融、射频消融和冷冻消融治疗，均尚未在老年和（或）体弱患者中进行评估，所以必须被视为试验阶段，只用于临床试验。Mauri[73]最近对这些技术进行回顾性分析，它们需要与影像学部门紧密结合，可能适合体弱者；不过，在获得更多数据之前，它们只被应用于试验[52, 60, 94, 100]。

对于体弱、ER阳性的老年女性乳腺癌患者来说，PET是她们余生控制疾病的治疗方法。在短期内疾病控制率高，而且在某些情况下肿瘤可能会完全缓解。本文在其他章节详细地讨论了这个问题。

7.8 手术并发症

乳腺癌手术是低风险的浅表器官手术，即使在老年人中手术相关的死亡率也很低。然而，乳房切除术后瘢痕形成、伤口疼痛、血清肿形成、血肿、感染以及皮肤坏死的发生率较高。腋窝手术通常会引起血肿、感染、淋巴水肿、神经源性疼痛、乳房水肿和肩部僵硬，以及很少出现的损伤胸长神经导致的翼状肩等并发症。腋窝淋巴结清扫最常见的并发症是淋巴水肿，发生率可高达38%[64]。在前哨淋巴结活检和淋巴结示踪技术中出现此类并发症较少，但也可能会出现[39]。手术后这些并发症的发生率不会因患者年龄或者合并症而增加[55]，尤其是腋窝术后的并发症发生率老年患者低于年轻患者。

除了乳腺癌术后生理上的并发症，心理上的影响也是要考虑的，尤其对于乳房切除术的患者。有证据表明外观对老年人的影响低于年轻患者[38, 42, 63]。

特别是在老年人群中，我们有一些数据是关于手术和不手术对那些接受初级激素治疗的女性的影响。在长期随访中，两种治疗方式对心理的影响无差异，但手术在术后3个月内有负面影响，2年后消失[35]。

对术后谵妄的发生率我们知之甚少，这是老年人全身麻醉相关的常见并发症，但很少被研究。在超过50%的病例中，发现谵妄和早期的适当干预可以解决这类问题[21]。术后谵妄与术后并发症、死亡率、住院时间和住院费用有关。提早出院，让她

们适应熟悉的环境，对精神健康起着重要的作用。要注意的是诊断癌症时发现抑郁症和住院时间长有关；这加强了使用 CGA 工具的价值，它可评估抑郁症。最近对 41 项研究和 9 000 多名患者进行了系统回顾和 meta 分析，确定了保护性和可改变的预后因素，包括吸烟、身体衰弱和精神药物的使用，应进一步研究这些因素以减轻术后谵妄潜在的危害，并给予干预措施[102]。

7.9 乳房重建和肿瘤整形技术

在过去的 20 年中，乳房切除术后的乳房重建率大幅度提高。这与在一定范围内乳房保留的手术方式增加有关，例如治疗性乳房成形术和通过容积移位进行的乳房整形术，称为"肿瘤整形技术"[20]。这些新技术对乳腺癌女性的治疗产生了重大影响，但迄今为止的证据表明，老年女性，特别是 70 岁以上者，没有受益于乳房重建或整形手术，尽管指导方针指出这些技术应该被广泛应用[3]。有许多潜在的原因，包括患者和医疗保健专业人员的因素，或老年患者可能认为乳腺癌手术治疗对身体的影响不如年轻患者重要，对自己的身体形象关注较少[42]。然而，身体完整性对于一些患者来说是一个重要的问题，一些病例展现了老年女性乳房重建的良好效果，这些病例报告使用的是自体皮瓣，但简单的植入方法往往更频繁地应用于老年女性[1, 69]。除了患者因素外，75 岁以上女性乳房重建率极低，这可能表明，由于缺乏证据基础，外科医师仍持保留意见。毫无疑问，重建技术，特别是利用自体肌皮瓣，是较主要的外科手术方式，可能会增加副作用和并发症的风险，如皮瓣坏死。对年轻女性的研究表明，这些并发症在有合并症的患者中更为普遍，这一因素可能影响外科医师，从而导致其无法为老年女性乳腺癌患者提供这些选择。患者也意识到这些问题，这可能促使他们决定不进行乳房重建[86]。英国国家乳房切除和重建审计局就这个问题提供了全面的数据。它描述了治疗模式，以及与这些类型的手术相关的临床和患者报告的生活质量结果。总体而言，在 2008 年 1 月 1 日至 2009 年 3 月 31 日期间接受乳房切除术的 16 485 名女性中，有 21%

进行了即刻乳房重建。做了乳房切除手术的女性显得苍老且虚弱。80 岁以上的女性都没有进行重建手术（即刻或延迟）。年龄在 70~79 岁之间的女性有 2% 进行即刻重建，3% 进行了延迟重建手术。临床医师不建议重建的主要原因是患者年龄、合并症和辅助治疗的需要。对于 60 岁以下的女性，大约有 60% 的乳房切除患者需要进行即刻乳房重建。在 60~69 岁的女性中，这一比例下降到 50% 左右，并在 70~80 岁之间迅速下降。然而，对于 70 岁以下和 70 岁以上的女性来说，不同癌症网络提供的即刻乳房重建的比例差别很大。这种差异不能用患者合并症或肿瘤特征的差异来解释[27]。

7.10 老年乳腺癌患者的手术策略

对于有合理预期寿命的女性，只要能耐受治疗，老年患者就应该和年轻患者一样接受标准外科手术治疗。这包括保乳手术或乳房切除术，乳房重建术也是可行的选择。手术方式的选择应在与患者协商及了解患者病情后决定。对所有合适的患者均需评估淋巴结状态，在行腋窝淋巴结清扫或者对淋巴结放疗之前，可通过术前淋巴结活检或者前哨淋巴结活检技术来确认淋巴结转移情况。

在年龄极大或者身体衰弱的患者亚组中可考虑替代治疗，这些患者除了咨询外科医师和肿瘤学家外，还应与老年病学专家及麻醉医师协商管理，应利用合适的评估工具如 CGA，并根据患者的偏好选择，本文的其他地方已讨论此主题（第 4~6 章）。

ER 阳性乳腺癌患者可能选择手术或 PET。在这一人群中，身体衰弱者若不适合全麻手术，可在局麻下完成手术。

对于这些患者来说，难点在于避免出现痛苦症状的同时提供最大的治愈机会；总生存率的轻微提高并不能证明严重损害患者健康的治疗方式是正当的，因此，必须将患者的偏好纳入决策过程，同时采用最低风险与最大获益相结合的方式以避免因外科手术或者疾病进展而导致的并发症。若患者已被证实淋巴结转移，应考虑清扫淋巴结；对于身体衰弱的患者，放疗是可行的替代方案，若患者不适合长期放疗，可考虑 PET。若患者临床腋窝淋巴结阴性，可行前哨淋巴结活检术，或可避免腋窝淋巴结清扫术，尤其适用于 ER 阳性的患者。

7.11　总结

老年女性是一个特殊的群体，主要因为其健康状况及其可能对治疗的耐受情况。对于体弱的女性来说，乳腺癌可能对生命的威胁降低，其治疗风险增加，手术方式需量身定制。在一些女性中，手术可以被最小化甚至避免，且不会损害乳腺癌的预后。老年病学专家和麻醉师的建议将确保在每种情况下治疗是最佳的。

参考文献
（遵从原版图书著录格式及出现顺序）

［1］ ALDERMAN A K, MCMAHON L Jr, WILKINS E G. The national utilization of immediate and early delayed breast reconstruction and the effect of sociodemographic factors. Plast Reconstr Surg, 2003, 111：695–705.

［2］ AL-GHAZAL S K, FALLOWFIELD L, BLAMEY R W. Comparison of psychological aspects and patient satisfaction following breast conserving surgery, simple mastectomy and breast reconstruction. Eur J Cancer, 2000, 36：1938–1943.

［3］ ATHANASIOU I, REED M, SHRESTHA A, et al. Characteristics and outcomes of older women with breast cancer undergoing breast reconstruction：analysis of the age gap trial, 2018.

［4］ AUDISIO R A, VERONESI P, FERRARIO L, et al. Elective surgery in gastrointestinal tumors in the aged. Ann Oncol, 1997, 8（4）：317–327.

［5］ AUDISIO R A, OSMAN N, AUDISIO M M, et al. How do we manage breast cancer in the elderly patients? A survey among members of the British Association of Surgical Oncologists（BASO）. Crit Rev Oncol Hematol, 2004, 52：135–141.

［6］ AUDISIO R A, RAMESH H, LONGO W E, et al. Preoperative assessment of surgical risk in oncogeriatric patients. Oncologist, 2005, 10：262–268.

［7］ BALASUBRAMANIAN S P, MURROW S, HOLT S, et al. Audit of compliance to adjuvant chemotherapy and radiotherapy guidelines in breast cancer in a cancer network. Breast, 2003, 12：136–141.

［8］ BATES T, EVANS T, LAGORD C, et al. A population based study of variations in operation rates for breast cancer, of comorbidity and prognosis at diagnosis：failure to operate for early breast cancer in older women. Eur J Surg Oncol, 2014, 40（10）：1230–1236.

［9］ BCCOM. Breast cancer clinical outcome measures report. 2007. http://www.wmpho.org.uk/wmciu/documents/BCCOM%20Year%20.3%20report.pdf.

［10］ BIGANZOLI L, WILDIERS H, OAKMAN C, et al. Management of elderly patients with breast cancer：updated recommendations of the International Society of Geriatric Oncology（SIOG）and European Society of Breast Cancer Specialists（EUSOMA）. Lancet Oncol, 2012, 13（4）：148–160.

［11］ BOUCHARDY C, RAPITI E, FIORETTA G, et al. Undertreatment strongly decreases prognosis of breast cancer in elderly women. J Clin Oncol, 2003, 21：3580–3587.

［12］ BOUGHEY J C, HAFFTY B G, HABERMANN E B, et al. Has the time come to stop surgical staging of the axilla for all women age 70 years or older with hormone receptor-positive breast cancer? Ann Surg Oncol, 2017, 24（3）：614–617.

［13］ Breast Cancer Clinical Outcome Measures（BCCOM）report. 2007. http://www.wmpho.org. uk/wmciu/documents/BCCOM%20Year%203%20report.pdf.

［14］ BURTON M, COLLINS K A, LIFFORD K J, et al. The information and decision support needs of older women（≥ 75 years）facing treatment choices for breast cancer：a qualitative study. Psychooncology, 2015, 24：878–884. https://doi.org/10.1002/pon.3735.

［15］ CAPASSO I, NUZZO F, LABONIA V, et al. Survery + tamoxifen vs tamoxifen as treatment of stage I and II breast cancer in over to 70 years old women；ten years follow-up. Ann Oncol, 2000, 11（4）：20.

［16］ CHAGPAR A B, MCMASTERS K M, EDWARDS M J, et al. Can sentinel node biopsy be avoided in some elderly breast cancer patients? Ann Surg, 2009, 249（3）：455–460.

［17］ CHAGPAR A B, HOROWITZ N, SANFT T, et al. Does lymph node status influence adjuvant therapy decision-making in women 70 years of age or older with clinically node negative hormone receptor positive breast cancer? Am J Surg, 2017, 214（6）：1082–1088.

［18］ CHAKRABARTI J, KENNY F, SYED B, et al. A randomised trial of mastectomy only versus tamoxifen for treating elderly patients with operable primary breast cancer-final results at 20-year follow-up. Crit Rev Oncol Hematol, 2011, 78（3）: 260-264.

［19］ CHARLSON M E, POMPEI P, ALES K L, et al. A new method of classifying prognostic comorbidity in longitudinal studies: development and validation. J Chronic Dis, 1987, 40: 373-383.

［20］ CLOUGH K B, KAUFMAN G J, NOS C, et al. Improving breast cancer surgery: a classification and quadrant per quadrant atlas for oncoplastic surgery. Ann Surg Oncol, 2010, 17（5）: 1375-1391.

［21］ COLE M G, PRIMEAU F, MCCUSKER J. Effectiveness of interventions to prevent delirium in hospitalized patients: a systematic review. CMAJ, 1996, 155: 1263-1268.

［22］ COLLINS K, WINSLOW M, REED M W, et al. The views of older women towards mammographic screening: a qualitative and quantitative study. Br J Cancer, 2010, 102（10）: 1461-1467.

［23］ COLLINS K, BURTON M, REED M, et al. Bridging the age gap in breast cancer: evaluation of decision support interventions for older women with operable breast cancer: protocol for a cluster randomised controlled trial. BMJ Open, 2017, 7（7）: e015133.

［24］ DE BONIFACE J, FRISELL J, BERGKVIST L, et al. Breast-conserving surgery followed by whole-breast irradiation offers survival benefits over mastectomy without irradiation. Br J Surg, 2018.

［25］ DE GLAS N A, BASTIAANNET E, ENGELS C C, et al. Validity of the online PREDICT tool in older patients with breast cancer: a population-based study. Br J Cancer, 2016, 114（4）: 395-400.

［26］ De Kruijf E M, Bastiaannet E, Ruberta F, et al. Comparison of frequencies and prognostic effect of molecular subtypes between young and elderly breast cancer patients. Mol Oncol, 2014, 8（5）: 1014-1025.

［27］ DERKS M G M, LIEFERS G J, KIDERLEN M, et al. Variation in treatment and survival in older women with non-metastatic breast cancer in Europe: A population based study from the EURECCA Breast Cancer Group. Eur J Cancer, 2018.

［28］ DIAB S G, ELLEDGE R M, CLARK G M. Tumor characteristics and clinical outcome of elderly women with breast cancer. J Natl Cancer Inst, 2000, 92: 550-556.

［29］ DOMINICI L S, SINESHAW H M, JEMAL A, et al. Patterns of axillary evaluation in older patients with breast cancer and associations with adjuvant therapy receipt. Breast Cancer Res Treat, 2018, 167（2）: 555-566.

［30］ DONKER M, VAN TIENHOVEN G, STRAVER M E, et al. Radiotherapy or surgery of the axilla after a positive sentinel node in breast cancer（EORTC 10981-22023 AMAROS）: a randomised, multicentre, open-label, phase 3 non-inferiority trial. Lancet Oncol, 2014, 15（12）: 1303-1310.

［31］ EAKER S, DICKMAN P W, BERGKVIST L, et al. Differences in management of older women influence breast cancer survival: results from a population-based database in Sweden. PLoS Med, 2006, 3: e25.

［32］ ELLIS M J, MA C. Letrozole in the neoadjuvant setting: the P024 trial. Breast Cancer Res Treat, 2007, 105: 33-43.

［33］ GARCIA-ETIENNE C A, TOMATIS M, HEIL J, et al. Mastectomy trends for early-stage breast cancer: a report from the EUSOMA multi-institutional European database. Eur J Cancer, 2012, 13（48）: 1947-1956.

［34］ EXTERMANN M, MEYER J, MCGINNIS M, et al. A comprehensive geriatric intervention detects multiple problems in older breast cancer patients. Crit Rev Oncol Hematol, 2004, 49: 69-75.

［35］ FALLOWFIELD L J, HALL A, MAGUIRE P, et al. Psychological effects of being offered choice of surgery for breast cancer. BMJ, 1994, 309: 448.

［36］ FENNESSY M, BATES T, MACRAE K, et al. Late follow-up of a randomized trial of surgery plus tamoxifen versus tamoxifen alone in women aged over 70 years with operable breast cancer. Br J Surg, 2004, 91: 699-704.

［37］ FENTIMAN I S, VAN ZIJL J, KARYDAS I, et al. Treatment of operable breast cancer in the elderly: a randomized clinical trial EORTC 10850 comparing modified radical mastectomy with tumorectomy plus tamoxifen. Eur J Cancer, 2003, 39: 300-308.

［38］ FIGUEIREDO M I, CULLEN J, HWANG Y T, et al. Breast cancer treatment in older women: does getting what you want improve your long term body image and mental health? J Clin Oncol, 2004, 22（19）: 4002-4009.

［39］ FLEISSIG A, FALLOWFIELD L J, LANGRIDGE C I, et al. Post-operative arm morbidity and quality of life. Results of the ALMANAC randomized trial comparing sentinel node biopsy with standard axillary treatment in the management of patients with early breast cancer. Breast Cancer Res Treat, 2006, 95: 279-293.

［40］ FOBAIR P, STEWART S L, CHANG S, et al. Body image and sexual problems in young women with breast cancer. Psychooncology, 2006, 15: 579-594.

［41］ FORNAGE B D, HWANG R F. Current status of imaging-guided percutaneous ablation of breast cancer.

Am J Roentgenol, 2014, 203（2）：442. https://doi. org/10.2214/AJR.13.11600.

［42］ FRANZOI S L, KOEHLER V. Age and gender differences in body attitudes: a comparison of young and elderly adults. Int J Aging Hum Dev, 1998, 47: 1-10.

［43］ FRIED L P, TANGEN C M, WALSTON J, et al. Frailty in older adults: evidence for a phenotype. J Gerontol A Biol Sci Med Sci, 2001, 56（3）：M146-M156.

［44］ GAZET J C, FORD H T, COOMBES R C, et al. Prospective randomized trial of tamoxifen vs surgery in elderly patients with breast cancer. Eur J Surg Oncol, 1994, 20: 207-214.

［45］ GENTILINI O, BOTTERI E, ROTMENSZ N, et al. Conservative surgery in patients with multifocal/multicentric breast cancer. Breast Cancer Res Treat, 2009, 113: 577-583.

［46］ GIANNI L, PIENKOWSKI T, IM Y H, et al. Efficacy and safety of neoadjuvant pertuzumab and trastuzumab in women with locally advanced, inflammatory, or early HER2-positive breast cancer（NeoSphere）: a randomised multicentre, open-label, phase 2 trial. Lancet Oncol, 2012, 13（1）：25-32. https://doi.org/10.1016/S1470-2045（11）70336-9. Epub 2011 Dec 6.

［47］ GIULIANO A E, HUNT K K, BALLMAN K V, et al. Axillary dissection vs no axillary dissection in women with invasive breast cancer and sentinel node metastasis: a randomized clinical trial. JAMA, 2011, 305（6）：569-575. https://doi. org/10.1001/jama.2011.90.

［48］ GIULIANO A E, BALLMAN K, MCCALL L, et al. Locoregional recurrence after sentinel lymph node dissection with or without axillary dissection in patients with sentinel lymph node metastases: long-term follow-up from the American College of Surgeons Oncology Group（Alliance）ACOSOG Z0011 randomized trial. Ann Surg, 2016, 264: 413-420.

［49］ GOLDBERG J A, SCOTT R N, DAVIDSON P M, et al. Psychological morbidity in the first year after breast surgery. Eur J Surg Oncol, 1992, 18: 327-331.

［50］ GOSNEY M A. Clinical assessment of elderly people with cancer. Lancet Oncol, 2005, 6: 790-797.

［51］ GUTH U, MYRICK M E, VIEHL C T, et al. Increasing rates of contralateral prophylactic mastectomy-A trend made in USA? 52. Eur J Surg Oncol., 2012, 38（4）：296-301.

［52］ HAMAZOE R, MAETA M, MURAKAMI A, et al. Heating efficiency of radiofrequency capacitive hyperthermia for treatment of deep-seated tumors in the peritoneal cavity. J Surg Oncol, 1991, 48: 176-179.

［53］ HIND D, WYLD L, REED M W. Surgery, with or without tamoxifen, vs tamoxifen alone for older women with operable breast cancer: cochrane review. Br J Cancer, 2007, 96: 1025-1029.

［54］ HOFVIND S, HOLEN Å, AAS T, et al. Women treated with breast conserving surgery do better than those with mastectomy independent of detection mode, prognostic and predictive tumor characteristics. Eur J Surg Oncol, 2015, 41: 1417-1422.

［55］ HOUTERMAN S, JANSSEN-HEIJNEN M L, VERHEIJ C D, et al. Comorbidity has negligible impact on treatment and complications but influences survival in breast cancer patients. Br J Cancer, 2004, 90: 2332-2337.

［56］ HUGHES K S, SCHNAPER L A, BELLON J R, et al. Lumpectomy plus tamoxifen with or without irradiation in women age 70 years or older with early breast cancer: Long-term follow-up of CALGB 9343. J Clin Oncol, 2013, 31: 2382-2387.

［57］ HUNT K E, FRY D E, BLAND K I. Breast carcinoma in the elderly patient: an assessment of operative risk, morbidity and mortality. Am J Surg, 1980, 140: 339-342.

［58］ 58. HUSAIN L S, COLLINS K, REED M, et al. Choices in cancer treatment: a qualitative study of the older women's（>70 years）perspective. Psychooncology, 2008, 17: 410-416.

［59］ INOUYE S K, PEDUZZI P N, ROBISON J T, et al. Importance of functional measures in predicting mortality among older hospitalized patients. JAMA, 1998, 279: 1187-1193.

［60］ JEFFREY S S, BIRDWELL R L, IKEDA D M, et al. Radiofrequency ablation of breast cancer: first report of an emerging technology. Arch Surg, 1999, 134: 1064-1068.

［61］ KESSELER H J, SETON J Z. The treatment of operable breast cancer in the elderly female. Am J Surg, 1978, 135: 664-666.

［62］ KIDERLEN M, BASTIAANNET E, WALSH P M, et al. Surgical treatment of early stage breast cancer in elderly: an international comparison. Breast Cancer Res Treat, 2012, 132: 675-682.

［63］ KING M T, KENNY P, SHIELL A, et al. Quality of life 3 months and 1 year after first treatment for early stage breast cancer: Influence of treatment and patient characteristics. Qual Life Res, 2000, 9: 789-800.

[64] KISSIN M W, DELLA ROVERE G Q, EASTON D, et al. Risk of lymphedema following the treatment of breast cancer. Br J Surg, 1986, 73: 580-584.

[65] KITOWSKI N J, LANDERCASPER J, GUNDRUM J D, et al.Local and paravertebral block anesthesia for outpatient elective breast cancer surgery. Arch Surg, 2010, 145: 592-594.

[66] KORNBLITH A B, LIGIBEL J. Psychosocial and sexual functioning of survivors of breast cancer. Semin Oncol, 2003, 30: 799-813.

[67] KUNKLER I H, WILLIAMS L J, JACK W J L, et al. Breast-conserving surgery with or without irradiation in women aged 65 years or older with early breast cancer (PRIME II). Lancet Oncol, 2015, 16: 266-273.

[68] LAVELLE K, TODD C, MORAN A, et al. Non-standard management of breast cancer increases with age in the UK: a population based cohort of women > or >65 years. Br J Cancer, 2007, 96: 1197-1203.

[69] LIPA J E, YOUSSEF A A, KUERER H M, et al. Breast reconstruction in older women: advantages of autogenous tissue. Plast Reconstr Surg, 2003, 111: 1110-1121.

[70] LOUWMAN W J, JANSSEN-HEIJNEN M L, HOUTERMAN S, et al. Less extensive treatment and inferior prognosis for breast cancer patient with comorbidity: a population-based study. Eur J Cancer, 2005, 41: 779-785.

[71] MANSEL R E, FALLOWFIELD L, KISSIN M, et al. Randomized multicenter trial of sentinel node biopsy versus standard axillary treatment in operable breast cancer: the ALMANAC Trial. J Natl Cancer Inst, 2006, 98: 599-609.

[72] MARTELLI G, MICELI R, DAIDONE M G, et al. Axillary dissection versus no axillary dissection in elderly patients with breast cancer and no palpable axillary nodes: results after 15 years of follow-up. Ann Surg Oncol, 2011, 18: 125-133.

[73] MAURI G, SCONFIENZA L M, PESCATORI L C, et al. Technical success, technique efficacy and complications of minimally-invasive imaging-guided percutaneous ablation procedures of breast cancer: a systematic review and meta-analysis. Eur Radiol, 2017, 27 (8): 3199-3210.

[74] MORGAN J, RICHARDS P, WARD S, et al. Case-mix analysis and variation in rates of non-surgical treatment of older women with operable breast cancer. Br J Surg, 2015, 102 (9): 1056-1063.

[75] MUSTACCHI G, CECCHERINI R, MILANI S, et al. Tamoxifen alone versus adjuvant tamoxifen for operable breast cancer of the elderly: long-term results of the phase III randomized controlled multicenter GRETA trial. Ann Oncol, 2003, 14: 414-420.

[76] National Audit of Breast Cancer in Older Patients (NABCOP) 2017 annual report. https://www.nabcop.org.uk/reports/nabcop-2017-annual-report/.

[77] National Audit of Breast Cancer in Older Patients (NABCOP) 2018 annual report. https://www.nabcop.org.uk/reports/nabcop-2018-annual-report/.

[78] National Mastectomy and Breast Reconstruction Audit 2011. Leeds, National Health Service Information Centre, 2011.

[79] NICE. Early and locally advanced breast Cancer: full guideline. National Collaborating Centre for Cancer: Cardiff, 2009.

[80] OAKLEY N, DENNISON A R, SHORTHOUSE A J. A prospective audit of simple mastectomy under local anesthesia. Eur J Surg Oncol, 1996, 22: 134-136.

[81] PACE PARTICIPANTS, AUDISIO R A, POPE D, et al. Shall we operate? Preoperative assessment in elderly cancer patients (PACE) can help - a SIOG surgical task force prospective study. Crit Rev Oncol Hematol, 2008, 65(2): 156-163.

[82] POPE D, RAMESH H, GENNARI R, et al. Pre-operative assessment of cancer in the elderly (PACE): a comprehensive assessment of underlying characteristics of elderly cancer patients prior to elective surgery. Surg Oncol, 2006, 15 (4): 189-197.

[83] PREECE P E, WOOD R A, MACKIE C R, et al. Tamoxifen as initial sole treatment of localized breast cancer in elderly women: a pilot study. Br Med J (Clin Res Ed), 1982, 284: 869-870.

[84] RAMESH H S J, POPE D, GENNARI R, et al. Optimising surgical management of elderly cancer patients. World J Surg Oncol, 2005, 3: 17.

[85] RAY C. Psychological implications of mastectomy. Br J Soc Clin Psychol, 1977, 16: 373-377.

[86] REABY L L. Reasons why women who have mastectomy decide to have or not to have breast reconstruction. Plast Reconstr Surg, 1998, 101: 1810-1818.

[87] READ W L, TIERNEY R M, PAGE N C, et al. Differential prognostic impact of comorbidity. J Clin Oncol, 2004, 22 (15): 3099-3103.

[88] REPETTO L, AUDISIO R A. Elderly patients have become the leading drug consumers: it's high time to

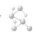

properly evaluate new drugs within the real targeted population. J Clin Oncol, 2006, 24（35）: e62-e63.

［89］REPETTO L, FRATINO L, AUDISIO R A, et al. Comprehensive geriatric assessment adds information to Eastern Cooperative Oncology Group performance status in elderly cancer patients: an Italian Group for Geriatric Oncology Study. J Clin Oncol, 2002, 20: 494-502.

［90］ROBERTSON J F, ELLIS I O, ELSTON C W, et al. Mastectomy or tamoxifen as initial therapy for operable breast cancer in elderly patients: 5-year follow-up. Eur J Cancer, 1992, 28A（4-5）: 908-910.

［91］RUDENSTAM C M, ZAHRIEH D, FORBES J F, et al. Randomized trial comparing axillary clearance versus no axillary clearance in older patients with breast cancer: first results of International Breast Cancer Study Group Trial 10-93. J Clin Oncol, 2006, 24: 337-344.

［92］SATARIANO W A, RAGLAND D R. The effect of comorbidity on 3-year survival of women with primary breast cancer. Ann Intern Med, 1994, 120: 104-110.

［93］SÁVOLT Á, PÉLEY G, POLGÁR C, et al. Eight-year follow up result of the OTOASOR trial: the optimal treatment of the axilla - surgery or radiotherapy after positive sentinel lymph node biopsy in early-stage breast cancer: a randomized, single centre, phase III, non-inferiority trial. Eur J Surg Oncol, 2017, 43（4）: 672-679.

［94］SINGLETARY S E, DOWLATSHAHI K, DOOLEY W C, et al. Minimally invasive operation for breast cancer. Curr Probl Surg, 2004, 41: 385-447.

［95］Suemoto et al.（2016）https://eprognosis.ucsf.edu/suemoto.php. Accessed 27 Feb 2019.

［96］SYED B M, GREEN A R, PAISH E C, et al. Biology of primary breast cancer in older women treated by surgery: with correlation with long-term clinical outcome and comparison with their younger counterparts. Br J Cancer, 2013, 108（5）: 1042-1051.

［97］TRUONG P T, BERNSTEIN V, WAI E, et al. Age-related variations in the use of axillary dissection: a survival analysis of 8038 women with T1-ST2 breast cancer. Int J Radiat Oncol Biol Phys, 2002, 54: 794-803.

［98］VAN MAAREN M C, DE MUNCK L, DE BOCK G H, et al. 10 year survival after breast-conserving surgery plus radiotherapy compared with mastectomy in early breast cancer in the Netherlands: a population-based study. Lancet Oncol, 2016, 17: 1158-1170.

［99］VERONESI U, PAGANELLI G, VIALE G, et al. A randomized comparison of sentinel-node biopsy with routine axillary dissection in breast cancer. N Engl J Med, 2003, 349: 546-553.

［100］VLASTOS G, VERKOOIJEN H M. Minimally invasive approaches for diagnosis and treatment of early-stage breast cancer. Oncologist, 2007, 12（1）: 1-10.

［101］WARD S E, RICHARDS P, MORGAN J, et al. Omission of surgery in older women with early breast cancer has an adverse impact on breast cancer specific survival. Br J Surg, 2018, 105: 1454-1463.

［102］WATT J, TRICCO A C, TALBOT-HAMON C, et al. Identifying older adults at risk of delirium following elective surgery: a systematic review and meta-analysis. J Gen Intern Med, 2018, 33（4）: 500-509. https://doi.org/10.1007/s11606-017-4204-x.

［103］WILDIERS H, KUNKLER I, BIGANZOLI L, et al. Management of breast cancer in elderly individuals: recommendations of the International Society of Geriatric Oncology. Lancet Oncol, 2007, 8: 1101-1115.

［104］WILLSHER P C, ROBERTSON J F, JACKSON L, et al. Investigation of primary tamoxifen therapy for elderly patients with operable breast cancer. Breast, 1997, 6: 150-154.

［105］WYLD L, GARG D K, KUMAR I D, et al. Stage and treatment variation with age in postmenopausal women with breast cancer: compliance with guidelines. Br J Cancer, 2004, 90: 1486-1491.

［106］WYLIE S, RAVICHANDRAN D. A United Kingdom national survey of breast surgeons on primary endocrine therapy of early operable breast cancer. Eur J Surg Oncol, 2012, 38（5）: 423.

［107］ZUMSTEG Z S, MORROW M, ARNOLD B, et al. Breast-conserving therapy achieves locoregional outcomes comparable to mastectomy in women with T1-2 N0 triple-negative breast cancer. Ann Surg Oncol, 2013, 20: 3469-3476.

第八章　老年女性乳腺癌患者的乳房重建手术

Anne Shrestha and Lynda Wyld

　　摘要：乳房切除术后的乳房重建和肿瘤整形手术作为新的技术，在过去的 20 年中得到迅速发展和广泛应用。即刻乳房重建（immediate breast reconstruction，IBR）和延期乳房重建（delayed breast reconstruction，DBR）已经发展出一系列新技术，包括保留乳房皮肤和乳头的乳房切除术、出现许多新的自体皮瓣乳房重建术（DIEP、TUG、TDAP、LICAP），这些技术提高了我们使用植入物和植入物附属物的水平，植入物附属物包括广泛的脱细胞真皮基质（acellular dermal matrices，ADM）和脂肪瓣。

　　先进的肿瘤整形技术应用于保乳手术扩大了保乳手术的适应证，也能提高美学效果，即使具有挑战性的保乳病例也能从容应对。从外科和肿瘤学的角度来看，外科医师来对这些技术的安全应用有更好的证据基础，尽管目前少有设计良好的随机研究来支持大多数的手术。随着这些技术的发展，一些国家的外科界已经接受了这些技术并不断增加有效的培训以加强新技术的实施。由于这些技术的发展，在英国，乳房切除术后的乳房重建比例从 1997 年的 7% 急剧上升到 2013 年的 23%（JEEVAN R，MENNIE J C，MOHANNA P N，et al.National trends and regional variation in immediate breast reconstruction rates.Br J Surg，103：1147-1156，2016）。然而，这些复杂的手术很少在老年女性中进行。这种现象由多种因素决定，包括外科医师不推荐（担心手术并发症）以及老年女性可能对美容问题不太关心或希望自己避免复杂手术。本章将对一些新技术做一个简要的概述，探讨复杂乳房重建和肿瘤整形手术在老年乳腺癌患者中的应用。它将涵盖手术的应用情况和适应证、发展趋势、效果（美学性、发病率、死亡率、肿瘤学结果和生活质量）和技术考虑因素。

　　关键词：老年女性；乳房重建；肿瘤整形；乳腺癌；手术；生活质量

8.1　乳房重建和肿瘤整形保乳手术

　　对于大多数面临乳房切除的女性来说，无论是作为立即程序（IBR）还是在乳房切除手术和肿瘤治疗的后续（DBR），乳房重建已成为现实的考虑[1]。研究表明，不论是年轻还是老年乳腺癌患者在进行乳房重建后自尊心、身体形象和生活质量都有显著提高[2-3]。

　　乳房重建的技术难度根据术式的不同而存在较大的差异，相对简单的有单纯胸大肌后的植入物重建，复杂的自体游离皮瓣重建有腹壁下动脉穿支皮瓣（deep inferior epigastric perforator，DIEP）。同样的，也有大量不同的治疗性的乳房整形技术（组织移位整形术），这些技术的应用取决于乳房肿瘤的位置和乳房的体积及形态（图 8-1，文后彩图 8-1）[4]。肿瘤整形保乳手术也可通过使用局部带蒂皮瓣或者脂肪移植填补缺损的体积来实现。

　　乳房重建技术的选择很复杂，根据患者对术后乳房对称性的意愿和期望、乳房的体积和下垂程度以及患者是否有合适的供体部位来获取自体皮瓣而有所不同。老年和年轻患者之间存在显著的潜在技术差异（表 8-1），这可能会影响乳房切除术后重建的选择或是否提供治疗性乳房整形术。与年轻女性相比，老年女性的乳房下垂更明显，乳房脂肪组织更多，并且通常具有更高的体重指数。同时老年女性皮肤通常较薄且缺乏弹性，因此不太可能适应新的乳房体积和形状。此外，老年患者合并症、复合用药和器官衰竭的发生率较高，这可能会增加手术和麻醉的风险。

　　大多数研究表明，由于长时间麻醉对身体的不良影响，与基于植入物的重建相比，老年女性患者不太可能接受基于自体皮瓣的乳房重建，尽管自体组织重建在乳房形状、大小和一致性上匹配度更高。

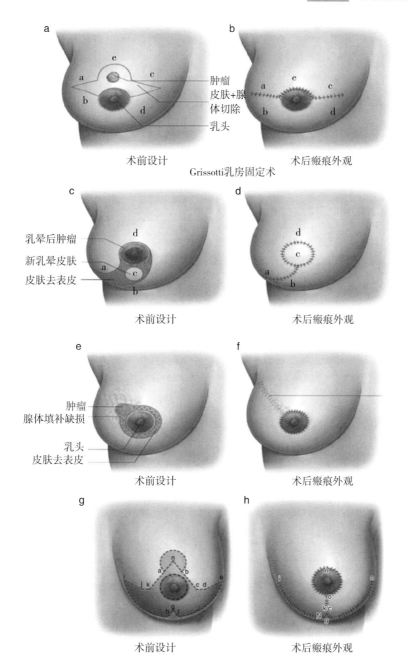

图 8-1　一些最常见的治疗性乳房整形技术总结，显示术前设计和术后瘢痕外观。

蝙蝠翼法（a,b）, Grissotti 法，网球拍法（e,f），倒"T"法（g,h）

表 8-1　可能影响老年患者重建技术选择的因素

特征	对选择乳房重建的影响	对肿瘤整形保乳术的影响
更大的乳房下垂（下垂）	显著下垂的乳房重建具有挑战性，使用自体技术比植入物更容易实现。对于非常下垂的乳房，需要对称。一些重建技术取决于下垂程度，例如皮肤悬吊术和 goldilocks 术	下垂矫正是许多治疗性乳房整形技术的一个组成部分，它利用松弛的皮肤来重塑乳房。可能需要与对侧乳房对称
脂肪型，低密度的乳房组织	乳房质地非常柔软，不太可能与植入物匹配，但可能与自体脂肪组织匹配	需要广泛使用实质皮瓣的 1 级肿瘤整形技术可能会导致脂肪坏死，应避免在脂肪型乳房中使用。脂肪移植中吸脂受区较差，脂肪坏死风险较高

续表

特征	对选择乳房重建的影响	对肿瘤整形保乳术的影响
皮肤弹性差	保留皮肤的乳房切除术后的皮肤包膜必须紧密"贴合"新的乳房丘，以避免"假性下垂"或皮肤皱褶	
糖尿病、高血压、血管病变	伤口愈合问题、感染和植入物丢失的风险增加。自体皮瓣失败的风险增加	伤口愈合问题、乳头坏死和脂肪坏死的风险增加
合并症增加	长时间麻醉的风险更高，尤其是在游离皮瓣手术中	在长时间的治疗性乳房整形术中，麻醉时间延长的风险更高
肌肉减少症（与年龄相关的全身肌肉量减少）	胸肌可能非常薄且脆弱，这可能会影响其在使用肌肉做囊袋的植入物重建技术的应用。这可能会排除完全使用肌肉覆盖假体的技术，也可能会损害部分胸肌覆盖假体的技术（例如使用ADM来支撑植入物下极）并建议使用完全胸肌前的ADM	
供体部位的脂肪组织萎缩	自体皮瓣体积更小	用于脂肪塑形的脂肪量较少

对于乳房下垂的老年女性来讲，特别是要求乳房不那么下垂的老年女性，真皮悬吊术能利用皮肤的松弛性来制造一个填充良好的囊袋，同时大幅收紧皮肤包膜[5]（图8-2，文后彩图8-2）。

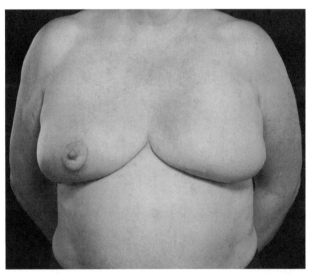

图8-2 老年（71岁）女性左侧保留皮肤的乳房切除术和真皮悬吊加植入物重建，加上右侧对称性缩乳（经同意复制）

复杂的乳房重建和肿瘤整形技术在老年女性中的应用

虽然指南建议乳房重建手术应该提供给所有女性，而不应该有年龄限制，但现实世界的实践证明随着年龄的增加，乳房重建率明显降低，重建率与年龄

有显著的相关性。2010年国家乳房切除术和乳房重建审计（National Mastectomy and Breast Reconstruction Audit，NMBRA）数据显示老年女性接受乳房重建的可能性较低（图8-3）[6]。这种趋势与各种国家和国际指南形成鲜明对比。SIOG和EUSOMA推荐对于年龄>70岁的患者应该提供与年轻患者一样的手术方式[7]，这个建议在2012年英国乳房外科医师协会中被强调推荐[8]。NICE公布的乳腺癌指南也指出，重建手术应该讨论并提供给所有准备接受乳房切除术的早期乳腺癌患者，患者的健康状况不应该成为禁忌证[9]。

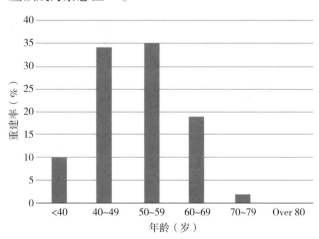

图8-3 数据来自英国国家乳房切除术和乳房重建审计（2010）[6]

导致这种年龄相关的乳房重建率不同的原因很复杂，并不一定意味着卫生专业人员存在年龄歧

视。乳房重建手术总是比简单的乳房切除术更复杂，即使是相对简单的、基于植入物的重建术，随着年龄的增长以及身体素质的下降，伴随的疾病随之增加，老年女性进行更复杂手术的可能性会降低。接受标准乳房手术的老年女性患者的死亡率非常低，范围为 0%～2%[10]，但是关于老年女性发病率和死亡率的数据目前仍然较少。

老年患者的乳房重建率因不同的临床医师、乳腺科室以及地域而异，公布的范围从 < 5% 到 85%[11]，而人们对乳房重建率普遍偏低的原因知之甚少。在所有治疗领域中，高龄是不符合乳腺癌治疗指南的独立危险因素[12]。Kamali 及其同事报告说，IBR率随着年龄的增长而显著降低，并表示老年患者不太可能选择乳房重建手术[13]。英国国家乳房切除术和乳房重建审计（2009 年）进一步支持该结果，该审计表明 70 岁以上女性有 45% 提供了乳房重建手术，但只有 8% 接受了此术式，80 岁以上的女性中有 18% 提供乳房重建手术，最终只有 2% 接受[14]。De Lorenzi 及其同事的报告显示，虽然研究中所有 65 岁及以上的女性都提供了乳房重建手术，但只有 17% 的人进行了此手术[15]。Jeeva 及其同事研究了乳腺癌患者接受乳房切除和即刻乳房重建的比例，并指出 70 岁以上的患者只有 25.6% 的人接受即刻乳房重建[16]。在 Mays 及其同事的一项研究中，70岁以上女性患者中接受重建手术的比例 < 1%[17]。大型医院或提供专门的肿瘤整形服务的机构中老年患者接受重建手术的可能性增加[18]。

老年患者的重建决策过程更为复杂。临床医师通常对老年女性对其身体形象的态度持有一些偏见，他们认为与年轻患者相比，她们不太可能考虑进行重建手术[19]。老年女性更可能会以务实的态度接受自己的疾病，她们往往希望避免更复杂的手术，因为她们认为可能会带来更多的风险。老年患者由于合并症多、器官功能衰退、身体虚弱和用药增多，临床医师担心进行手术可能会导致发病率和死亡率增加。但是，文献中缺乏关于老年女性乳房再造的信息；他们在许多研究中代表性不足，或者根据"老年"的定义而完全被排除在外，因通常将 60 或 65 岁作为截止年龄。当研究中包含老年女性时，该群体通常只占研究的一小部分，因此，这组患者中关于可

用技术和重建效果的信息有限。涉及老年患者的研究在设计上主要是回顾性的，涉及病例系列研究或调查。不为老年患者提供和年轻患者同等治疗的唯一可以接受的原因是手术风险高或患者自身的意愿。

8.2　老年患者乳房重建手术的评估

在与患者共同制定治疗策略时，了解其对乳腺癌治疗的期望至关重要。在与患者沟通过初步诊断并给予时间使其接受该诊断后，应该进行一次专门讨论重建的会诊。Fenlon 及其同事对 70 岁以上患者的乳腺癌治疗进行回顾性研究表明，尽管所有女性都希望有这种选择，但医师却很少与患者讨论乳房重建[20]。在最初没有获得有关重建信息的老年患者希望医师在行乳房切除术之前给予咨询[21]。临床医师未与老年患者讨论此话题可能反映了临床医师在一定程度上存在年龄偏见，可能是以个别女性的偏好代表全体女性或临床医师和患者对医疗风险的担忧。

临床医师倾向于低估患者的预期寿命并高估并发症的潜在发生率。健康状况良好的老年女性通常具有较高的预期寿命，并且由于该年龄组中乳腺癌的生物学特性较好，故存活率通常较高。回顾性研究表明，接受植入物或横行腹直肌肌皮瓣（transverse rectus abdominus myocutaneous flaps，TRAM）重建的 65 岁及以上女性的 4.2 年生存率分别为 91% 和 88%[22]。实际年龄并不总是评估患者身体健康的良好指标，应该更加重视患者的生理年龄。根据年龄和合并症预测 10 年生存率可以使用一系列工具来完成，例如修正的查尔森合并症指数（Modified Charlson Co-morbidity Index，MCCI）和一系列经过验证的在线计算器如 Schonberg 指数[23-24]。

随着年龄的增长，合并症和多重用药的可能性增加，导致手术并发症的风险升高。不过，年龄本身不与术后风险增加相关[25]，仔细的术前评估可以将发病率降至最低。现已开发了各种评分工具，以确保在评估患者的适应证时采用更客观的方法。CGA 由多个组成部分组成，不仅着眼于患者的心理和身体健康，还包括功能和社会方面，因此可以在提供重建手术以及选择最合适的重建技术之前进行准确的风险评估[23]。

8.3 老年乳腺癌患者乳房重建类型

涉及老年女性乳房重建的研究目前仍然较少，因此外科医师在提供重建手术时可参考的指南也很少，文献中很少报道老年人的保乳整形手术。一项针对 65 岁及以上女性的回顾性研究发现，14/63 的女性接受了保乳整形手术，6 例进行了双侧手术（2 例双侧乳腺癌和 4 例对侧对称性手术）。其中两名患者随后进行了乳房切除术。总体而言预后良好且在肿瘤学上是安全的[15]。

自体脂肪移植或脂肪建模现在已成为重建后乳房畸形管理的一个重要组成部分。目前专门针对老年乳腺癌患者进行脂肪填充的研究有限，但一项对 137 名女性（平均年龄 64.8 岁，范围 60 ~ 78 岁）的研究表明，老年女性大多为脂肪型乳房且有更多萎缩的脂肪组织，这可能会降低移植物存活率并导致更高的并发症发生率。然而，该研究的结论认为脂肪建模是一个可行的选择，可以纠正老年乳腺癌患者保乳后乳房的缺陷[26]。

在乳房切除时立即进行乳房重建已变得越来越流行[16]。相对于 DBR，IBR 可以减少手术次数、降低成本并减少患者的不适和不便。对于老年患者，这可能是首选方法，因为患者很大可能以后不会要求进行重建手术，且随着时间的推移可能会出现健康状况下降的情况。

如上所述，在规划老年女性的重建类型时需要考虑技术因素（表 8-1）。重建类型因患者年龄而异，在一项对年龄 > 65 岁的乳腺癌患者与年轻患者的对比研究中，Girotto 及其同事指出，79% 的老年女性进行了即刻重建，其中 50% 的患者进行了植入物重建。与年轻患者相比，老年患者进行自体乳房重建的可能性较小，乳头乳晕复合体重建率在老年组中也较低[27]。Lipa 和同事的报告显示，> 65 岁患者的自体乳房重建率增加，其中 40.5% 的患者进行了 TRAM 皮瓣重建，28.6% 为 LD 皮瓣重建，31% 为基于植入物的重建手术[22]。Bezuhly 及其同事的报告显示，选择乳房重建的 70 岁以上患者更有可能接受皮瓣和植入物的联合重建，如背阔肌手术[28]。总体而言，相比于自体重建，老年患者更可能接受基于植入物的重建（表 8-2），原因可能是担心麻醉时间延长以及与供体部位相关的并发症的增加，在动脉粥样硬化可能更普遍的年龄组中则担心皮瓣的血管供应质量。曾有研究报告老年女性的游离皮瓣重建，但数量依然很少[3, 29-30]，在大多数病例系列中，老年被归类为 60 或 65 岁，在西方人群的老年范畴中，这类人还未达到老年人的标准。

8.4 乳房再造的并发症

与年轻女性相比，老年女性更容易出现合并症，并且还会出现衰老器官的退化，例如肾脏、心脏和呼吸功能的储备减少，还可能患有肌肉减少症、关节炎和独立性丧失[37]。他们对手术和麻醉的抵抗力往往较差，且在进行重大干预后可能会遭受不可逆的功能丧失[33, 38-39]。糖尿病、高血压和动脉粥样硬化的发病率都比较高，这些可能会增加皮瓣灌注失败和坏死的风险[35]。老年患者应用多种药物治疗也十分常见，许多人需要定期服用药物，其中一些药物如抗凝剂，可能会增加术后出血的风险。Matsumoto 及其同事指出，60 岁以上的女性患高血压和糖尿病的比率显著增高，同时该年龄组在 ASA 分级为 2 级及其以上的比率较高。高龄患者队列在乳房重建后发生并发症的概率是年轻组的 1.6 倍[35]。Selber 及其同事也发现了相似的结果，在接受乳房重建的老年患者群体中合并症发生率和 ASA 等级更高[30]。

尽管如此，关于与乳房重建相关并发症的发生，中老年组仍然与年轻组的乳腺癌患者相似。一些研究比较了接受自体组织或植入物重建手术的老年女性和年轻女性的随访结果。August 及其同事指出，老年患者更倾向接受植入物乳房重建，而不是自体组织乳房重建。然而，他们发现这两种乳房重建的并发症发生率在老年患者和年轻患者中并没有显著差异[40]。Lipa 和同事的研究显示，接受植入物重建患者的并发症发生率（77%）显著高于自体组织重建（LD 42%，TRAM 35%）。植入物重建组中的大多数并发症是轻微和自限性的，例如血清肿形成，但是，在平均 4 年的随访期内，植入物取出率为 42%（$n=11$），其中 4 例在术后早期即被取出[22]。

表 8-2　老年乳腺癌患者乳房重建研究的评价

作者	样本量 （老年患者的百分比） 年龄归类为老年	年龄组 （平均年龄）	研究队列进行的重建类型	
			年龄较大的队列	年轻的队列
Santonsa[31]	1531（15%）	≤ 45（NS） 45 ~ 60（NS） ≥ 60（NS）	植入物 – 70.1% 自体组织 –29.9%	植入物 – 69% 自体组织 –31%
Song[32]	1809（3%） ≥ 65	> 65（48.9） ≥ 65（67.4）	自体组织 – 100%	自体组织（100%）
Laporta[33]	993（20%） ≥ 60	< 50（42.6） 50 ~ 59（53.5） 60 ~ 69（64.1） ≥ 70（71.4）	植入物 – 34.6% 自体组织 +/– 植入物 – 65.4%	植入物 – 36.1% 自体组织 +/– 植入物 – 63.9%
Mays[17]	54 831（< 1%） ≥ 70	> 70（NS） ≥ 70（NS）	NS	NS
Ludolph[34]	179（21.7%） ≥ 60	> 60（NS） ≥ 60（NS）	自体组织 – 100% （DIEP – 18%， TRAM – 82%）	自体组织 100% （ms–TRAM – 64%， DIEP – 36%）
Kamali[13]	4450（100%） ≥ 60	60 ~ 65（NS）65 ~ 70 （NS）70 ~ 75（NS） 75 ~ 80（NS） ≥ 80（NS）	植入物 – 76.8% 自体组织 –17.4% 联合 – 5.8%	——
Matsumoto[35]	560（16.8%） ≥ 60	> 60（NS） ≥ 60（NS）	自体组织 –37.2% 植入物 – 38.3% 联合 – 24.5%	自体组织 –25.6% 植入物 – 50.6% 联合 – 23.8%
Girotto[27]	316（8%） ≥ 65	> 65 （47.4） ≥ 65 （69.3）	植入物 – 50% 自体组织 –50%	植入物 – 33% 自体组织 –67%
Bezuhly[28]	54 660（28%） ≥ 70	< 50（NS） 50 ~ 69（NS） ≥ 70（NS）	植入物 – 26.8% 自体组织 –31.8%	植入物 – 22.7% 自体组织 –43.3%
Lipa[22]	84（100%） ≥ 65	≥ 65（69.2）	植入物 – 31% 自体组织 – 69% （LD – 29%， TRAM – 40%）	——
Butz[3]	40 769（37%） （10.8% 的老年患者接受乳房重建） ≥ 65	> 65（50） ≥ 65（69）	植入物 – 83.5% 自体组织 – 16.5% （LD – 7.9%，TRAM – 6%， 游离皮瓣 –2.6%）	植入物 – 78.7% 自体组织 – 21.3% （LD – 6.1%， TRAM – 10.5%， 游离皮瓣 – 4.7%）
Gibreel[36]	364，767（35%） （3.6% 的老年患者接受乳房重建） ≥ 65	> 65（NS） ≥ 65（NS）	NS	NS

注：NS 未说明。

Kamali 和同事的一项回顾性研究分析了 4450 名年龄 > 60 岁的乳腺癌患者的 IBR 和相关并发症。大多数重建是基于植入物的手术（77%），其次是自体组织重建（17%）和联合手术（6%）。在这项研究中，术后 30 天内自体重建并发症发生率较高，与植入物和联合重建相比，出血、感染和血栓栓塞并发症的发生率存在显著差异[13]。在由 Chang 和同事关于游离皮瓣乳房重建的研究中发现，并发症发生率在年龄 60 ~ 69 岁（N=103）的患者为 26.2%，70 岁及以上患者为 42.6%（N=19）。更高龄组患者脂肪坏死和血栓形成的比例更高，虽然与其他年龄组相比没有统计学差异，这可能由于样本量较小。他们还报告说，与 60 岁以下的患者相比，高龄组并发症发生率没有差异[29]。Matsumoto 的报告进一步强调了这一点，即 60 岁以下和 60 岁以上的患者之间的并发症发生率没有显著差异，这反映了不论哪个年龄组在选择患者上都是谨慎的[35]。

Butz 等进行的一项研究中，样本量为 40 769 名乳腺癌患者，其中 65 岁以上接受乳房重建的有 1624 名，年龄 > 65 岁或 < 65 岁接受植入物重建者的并发症无显著差异。与年轻女性相比，接受自体重建的老年患者更容易发生静脉血栓栓塞，但老年组的平均住院日较短[3]。

Gibreel 和同事的研究发现，没有接受乳房重建的患者的合并症发生率比接受乳房重建者高，其中 18.4% 的乳房重建患者存在一种以上的合并症，而在 < 65 岁的乳房重建患者中仅有 9.8%。年龄较大组的 30 天再入院率较高，住院总时间较长[36]。

Knackstedt 及其同事回顾了他们在 65 岁以上女性中直接行植入物乳房重建的手术，其中 19 例患者直接进行了植入物重建，对比 88 例患者接受扩张器或植入物重建。直接植入组的平均年龄较大，平均 73.5 岁，而接受扩张器和（或）植入物组的平均年龄为 69.2 岁。然而，在 30 天和 1 年时，两组在血清肿形成、血肿、坏死或重建失败的比率上没有显著差异。另外，直接植入物重建患者的住院时间较短[41]。

Laporta 和同事的报告显示，脂肪坏死、皮瓣损失、感染和平均住院时间在老年和年轻组患者中非常相似，但是在 > 70 岁的患者中植入物取出率较高

[33]。Selber 和同事研究老年患者游离皮瓣重建发现，重建手术时间与年龄无关，但老年患者更可能需要输血。总体而言，65 岁以上和 65 岁以下患者的并发症发生率仍然相似。

在一项对 137 名 60 岁及以上的老年乳腺癌患者进行脂肪建模修复缺损的研究中，Chirappapha 及其同事在供体部位没有观察到任何并发症；12% 的患者发生了脂肪建模相关的并发症，其中 5% 的患者出现脂肪坏死，1%（2 名患者）发生蜂窝织炎，两者均采取保守治疗，另有 1% 的患者患有脂肪坏死伴脓肿，33% 的患者接受了进一步的脂肪建模[26]。

更大规模的研究表明，乳房重建在年龄较大的乳腺癌患者中具有良好的耐受性。然而，选择乳房重建的老年女性很可能是一群被挑选过且积极性高的患者。与自体重建相比，植入物重建的并发症总体上较少，而且年轻和年长组的并发症发生率非常相似，这表明不应劝阻老年女性接受乳房重建。值得注意的是，实际上关于什么年龄被认为是老年存在争议和不一致，研究报告年龄在 50 ~ 70 岁之间者为老年人。在 Matsumoto 的研究中，年龄通过两种方法分层；WHO 的年轻（< 44 岁），中等年龄（45 ~ 59 岁）和老年人和（或）非常老（> 60 岁），巴西全国老年人政策（National Elderly Policy，NEP）定义老年人为 > 60 岁者[35]。这是在全球和发展中国家平均寿命仍然非常低的背景下的定义。然而，在预期寿命通常超过 80 岁且进行最复杂的重建手术的发达国家，真正的高龄可能要到 70 岁。在该学科领域涉及 70 岁以上患者的研究仍然很少，许多研究的中位年龄在西方背景下被更合理地描述为中年晚期（60 ~ 65/70 岁）。

值得一提的是，这些研究都没有详细报告研究中女性的健康水平，这在老年人群中的差异很大。也可能这些研究中的大多数女性都经过严格挑选以确保健康，很少有严重的合并症。

英国年龄差距研究比较了接受乳房切除术或乳房切除术联合重建术的老年女性的健康水平，并表明这些组之间的年龄、合并症和虚弱水平差异很大，这说明了外科医师在提供这些复杂手术时是如何选择的（未发表的数据见图 8-4）。

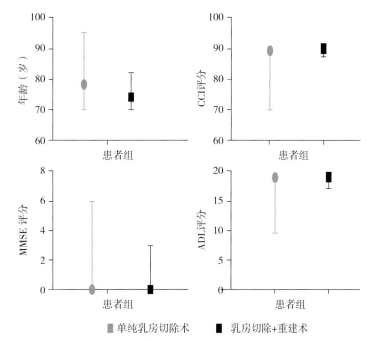

图 8-4　对比英国在 2013—2018 年的 900 名接受乳房切除术的老年女性与 33 名接受乳房切除加重建术的老年女性的年龄、健康状况（CCI 评分）、虚弱（ADL 评分）、认知（MMSE 评分）

8.5　生活质量和患者满意度

在乳腺癌被诊断后的很长时间内，许多患者都面临着各种情绪的挑战，尤其是关于身体的感知。生活质量现在被认为是癌症治疗的重要终点，身体形象和自尊在保持良好的生活质量方面发挥着重要作用。Smith 和他的同事的调查发现，18% 的 > 70 岁且接受乳房全切的患者更希望接受保乳手术，而 40% 的人希望尝试通过初始 PET 来缩小肿瘤，使得保乳手术成为一种选择，这意味着拥有乳房对老年女性仍然很重要。Smith 还报道说 55% 接受乳房切除术的患者和 37% 接受保乳手术的患者表示，他们担心乳房切除术会导致自卑或抑郁[42]。Figueiredo 及其同事的研究显示，与接受乳房切除术的患者相比，接受保乳手术的老年乳腺癌患者在治疗后 2 年的身体形象更好。31% 的人认为身体形象是他们决定治疗的重要因素，接受乳房切除术的患者比保乳手术患者更有可能出现身体形象问题和心理健康问题[43]，因此，乳房再造对于维持这个年龄组的信心尤为重要。

Sisco 及其同事的一项着眼于老年女性（> 65 岁）乳房切除重建术后的生活质量研究发现，与选择不进行任何重建手术的人相比，接受重建手术的人的身体形象和乳房相关的社会心理健康状况更好，还发现与年轻女性的结果相似[44]。Girotto 及其同事发现，使用短表 -36（Short Form-36，SF-36）生活质量工具进行评分时，接受乳房重建治疗的患者得分高于单纯接受乳房切除术的患者，与接受乳房重建治疗的年轻患者相比，这些患者在心理健康领域的得分也更高[27]。Maruccia 及其同事报告称，老年患者的一期乳房重建有助于保持老年患者的生活质量，并且使用视觉模拟量表（visual analogue scale，VAS）进行评分，患者满意度非常高[45]。Song 及其同事的报告显示，使用 BREAST-Q 工具评分时，患者对重建结果的满意度很高，这也反映在 Ludolph 及其同事的研究中[32, 34]。

Bowman 及其同事对 75 名 60 ～ 77 岁的乳房重建患者进行了一项调查，来了解他们的生活质量和整体患者满意度。该研究发现，70% 的患者表示对结果很满意，报告显示好或非常好。几乎所有人（90%）认为所有乳腺癌患者无论年龄大小都应该接受重建手术，并且所有乳腺癌患者应该进行关于乳房重建的讨论[21]。

Santosa 及其同事表示，与 60 岁以下的女性相比，老年女性在接受乳房重建后普遍报告满意度和社会心理健康状况有所改善。值得注意的是，接受植入物重建的老年女性在手术后身体健康状况较差，相反那些进行自体重建的人，身体状况实际上得到了改善。有趣的是，在 2 年的随访中，接受植入物重建的老年患者比年轻组更可能拥有更好的性健康，但是，他们对重建结果的满意度低于 60 岁以下的人；接受自体重建手术的老年患者对结果的满意度高于接受 IMBR 手术的患者[31]。

8.6 结论

癌症护理现在越来越以患者为中心。老年女性构成了一个异质性的患者群体，其中身体健康、心理社会动态和对治疗的期望都应该被考虑在内。对于接受乳房重建的老年女性，其心理和生活质量的影响明显优于未进行乳房重建的女性。手术的身体并发症可能略高一些，尤其是在经过严格筛选的身体健康、积极性高的女性群体中进行自体重建术后。死亡率如此之低，以至被认为不可靠而不报告出来。由于平均预期寿命在西方世界不断攀升，外科医师应该持开明的态度与老年患者讨论乳房重建，特别是那些健康状况良好的患者，并消除那些偏见，如老年患者对重建不感兴趣、重建手术风险太高和预后不佳等。

现迫切需要关于 70 岁以上年龄组结果的高质量数据。

参考文献
（遵从原版图书著录格式及出现顺序）

[1] JEEVAN R, MENNIE J C, MOHANNA P N, et al. National trends and regional variation in immediate breast reconstruction rates. Br J Surg, 2016, 103（9）: 1147-1156.

[2] HOWARD-MCNATT M, FORSBERG C, LEVINE E A, et al. Breast cancer reconstruction in the elderly. Am Surg, 2011, 77（12）: 1640-1643.

[3] BUTZ D R, LAPIN B, YAO K, et al. Advanced age is a predictor of 30-day complications after autologous but not implant-based postmastectomy breast recon- struction. Plast Reconstr Surg, 2015, 135（2）: 253e-261e.

[4] CLOUGH K B, VAN LA PARRA R F D, THYGESEN H, et al. Long-term results after oncoplastic surgery for breast cancer: a 10-year follow-up. Ann Surg, 2018, 268（1）: 165-171.

[5] GOYAL A, WU J M, CHANDRAN V P, et al. Outcome after autologous dermal sling-assisted immediate breast reconstruction. Br J Surg, 2011, 98（9）: 1267-1272.

[6] ICHSC N. National Mastectomy and Breast Reconstruction Audit 2010.

[7] BIGANZOLI L, WILDIERS H, OAKMAN C, et al. Management of elderly patients with breast cancer: updated recommendations of the International Society of Geriatric Oncology（SIOG）and European Society of Breast Cancer Specialists（EUSOMA）. Lancet Oncol, 2012, 13（4）: e148-e160.

[8] CAWTHORNE S. All party parliamentary group on breast cancer: inquiry into older age and breast cancer. ABS Newsletter, 2013: 1.

[9] National Institute for Clinical Excellence（NICE）. Guidance on cancer services. Improving outcomes in breast cancer - manual update. London: NICE, 2002. http://www.nice.org.uk/ nicemedia/pdf/Improving_outcomes_breastcancer_manual.pdf.

[10] TESAROVA P. Breast cancer in the elderly—should it be treated differently? Rep Prac Oncol Radiother, 2013, 18（1）: 26-33.

[11] OH D D, FLITCROFT K, BRENNAN M E, et al. Patterns and outcomes of breast reconstruction in older women - a systematic review of the literature. Eur J Surg Oncol, 2016, 42（5）: 604-615.

[12] LOUWMAN W J, VULTO J C, VERHOEVEN R H, et al. Clinical epidemiology of breast cancer in the elderly. Eur J Cancer, 2007, 43（15）: 2242-2252.

[13] KAMALI P, CURIEL D, VAN VELDHUISEN C L, et al. Trends in immediate breast reconstruction and early complication rates among older women: a big data analysis. J Surg Oncol, 2017, 115（7）: 870-877.

[14] ICHSC N. National Mastectomy and breast reconstruction audit. Second Annual Report 2009.

[15] De Lorenzi F, Rietjens M, Soresina M, et al. Immediate breast reconstruction in the elderly: can it be considered an integral step of breast cancer treatment? The experience of the European Institute of Oncology, Milan. J Plast Reconstr Aesthet Surg, 2010, 63（3）: 511-515.

[16] JEEVAN R, BROWNE J P, GULLIVER-CLARKE C, et al. Association between age and access to immediate breast reconstruction in women undergoing mastectomy for breast cancer. Br J Surg, 2017, 104（5）: 555-561.

［17］ MAYS S, ALABDULKAREEM H, CHRISTOS P, et al. Surgical outcomes in women>/=70 years undergoing mastectomy with and without reconstruction for breast cancer. Am J Surg, 2017, 214（5）: 904-906.

［18］ DODGION C M, LIPSITZ S R, DECKER M R, et al. Institutional variation in surgical care for early-stage breast cancer at community hospitals. J Surg Res, 2017, 211: 196-205.

［19］ FRANZOI S L, KOEHLER V. Age and gender differences in body attitudes: a comparison of young and elderly adults. Int J Aging Hum Dev, 1998, 47（1）: 1-10.

［20］ 20. FENLON D, FRANKLAND J, FOSTER C L, et al. Living into old age with the consequences of breast cancer. Eur J Oncol Nurs, 2013, 17（3）: 311-316.

［21］ BOWMAN C C, LENNOX P A, CLUGSTON P A, et al. Breast reconstruction in older women: should age be an exclusion criterion? Plast Reconstr Surg, 2006, 118（1）: 16-22.

［22］ LIPA J E, YOUSSEF A A, KUERER H M, et al. Breast reconstruction in older women: advantages of autogenous tissue. Plast Reconstr Surg, 2003, 111（3）: 1110-1121.

［23］ CHARLSON M E, POMPEI P, ALES K L, et al. A new method of classifying prognostic comorbidity in longitudinal studies: development and validation. J Chronic Dis, 1987, 40（5）: 373-383.

［24］ SCHONBERG M A, DAVIS R B, MCCARTHY E P, et al. External validation of an index to predict up to 9-year mortality of community-dwelling adults aged 65 and older. J Am Geriatr Soc, 2011, 59（8）: 1444-1451.

［25］ WATT J, TRICCO A C, TALBOT-HAMON C, et al. Identifying older adults at risk of harm following elective surgery: a systematic review and meta-analysis. BMC Med, 2018, 16（1）: 2.

［26］ CHIRAPPAPHA P, RIETJENS M, DE LORENZI F, et al. Evaluation of Lipofilling safety in elderly patients with breast cancer. Plast Reconstr Surg Glob Open, 2015, 3（7）: e441.

［27］ GIROTTO J A, SCHREIBER J, NAHABEDIAN M Y. Breast reconstruction in the elderly: preserving excellent quality of life. Ann Plast Surg, 2003, 50（6）: 572-578.

［28］ BEZUHLY M, TEMPLE C, SIGURDSON L J, et al. Immediate post-mastectomy reconstruction is associated with improved breast cancer-specific survival: evidence and new challenges from the surveillance, epidemiology, and end results database. Cancer, 2009, 115（20）: 4648-4654.

［29］ CHANG E I, VACA L, DALIO A L, et al. Assessment of advanced age as a risk factor in microvascular breast reconstruction. Ann Plast Surg, 2011, 67（3）: 255-259.

［30］ SELBER J C, BERGEY M, SONNAD S S, et al. Free flap breast reconstruction in advanced age: is it safe? Plast Reconstr Surg, 2009, 124（4）: 1015-1022.

［31］ SANTOSA K B, QI J, KIM H M, et al. Effect of patient age on out-comes in breast reconstruction: results from a multicenter prospective study. J Am Coll Surg, 2016, 223（6）: 745-754.

［32］ SONG D, SLATER K, PAPSDORF M, et al. Autologous breast reconstruction in women older than 65 years versus women younger than 65 years: a multi-center analysis. Ann Plast Surg, 2016, 76（2）: 155-163.

［33］ LAPORTA R, SOROTOS M, LONGO B, et al. Breast reconstruction in elderly patients: risk factors, clinical outcomes, and aesthetic results. J Reconstr Microsurg, 2017, 33（4）: 257-267.

［34］ LUDOLPH I, HORCH R E, HARLANDER M, et al. Is there a rationale for autologous breast reconstruction in older patients? A retrospective single center analysis of quality of life, complications and comorbidities after DIEP or ms-TRAM flap using the BREAST-Q. Breast J, 2015, 21（6）: 588-595.

［35］ MATSUMOTO W K, MUNHOZ A M, OKADA A, et al. Influence of advanced age on postoperative outcomes and total loss following breast reconstruction: a critical assessment of 560 cases. Rev Col Bras Cir, 2018, 45(2): e1616.

［36］ GIBREEL W O, DAY C N, HOSKIN T L, et al. Mastectomy and immediate breast reconstruction for cancer in the elderly: a National Cancer Data Base Study. J Am Coll Surg, 2017, 224（5）: 895-905.

［37］ DAVIS J W, CHUNG R, JUAREZ D T. Prevalence of comorbid conditions with aging among patients with diabetes and cardiovascular disease. Hawaii Med J, 2011, 70（10）: 209-213.

［38］ KANONIDOU Z, KARYSTIANOU G. Anesthesia for the elderly. Hippokratia, 2007, 11（4）: 175-177.

［39］ BRATZKE L C, KOSCIK R L, SCHENNING K J, et al. Cognitive decline in the middle-aged after surgery and anaesthesia: results from the Wisconsin registry for Alzheimer's prevention cohort. Anaesthesia, 2018, 73（5）: 549-555.

［40］AUGUST D A, WILKINS E, REA T. Breast reconstruction in older women. Surgery, 1994, 115（6）: 663-668.

［41］KNACKSTEDT R, GATHERWRIGHT J, MOREIRA A. Direct-to-implant breast reconstruction in women older than 65 years: a retrospective analysis of complication rate and overall outcomes. Plast Reconstr Surg, 2018, 141（2）: 251-256.

［42］SMITH L I, DAYAL S, MURRAY J, et al. Attitudes towards breast conservation in patients aged over 70 with breast cancer. Springerplus, 2016, 5: 478.

［43］FIGUEIREDO M I, CULLEN J, HWANG Y T, et al. Breast cancer treatment in older women: does getting what you want improve your long-term body image and mental health? J Clin Oncol, 2004, 22（19）: 4002-4009.

［44］SISCO M, JOHNSON D B, WANG C, et al. The quality-of-life benefits of breast reconstruction do not diminish with age. J Surg Oncol, 2015, 111（6）: 663-668.

［45］MARUCCIA M, DI TARANTO G, ONESTI M G. One-stage muscle-sparing breast reconstruction in elderly patients: a new tool for retaining excellent quality of life. Breast J, 2018, 24（2）: 180-183.

第九章　辅助内分泌治疗

Amelia McCartney, Giuseppina Sanna, and Laura Biganzoli

　　摘要：早期乳腺癌远处转移的风险可以通过辅助治疗来改善。目前的指南建议激素受体阳性的乳腺癌患者接受辅助内分泌治疗。随着年龄的增长，ER 的阳性率逐渐增加，65 岁及以上的乳腺癌患者中 ER 阳性占 80% 以上。因此，考虑到大多数老年早期乳腺癌患者在理论上符合条件，内分泌治疗在辅助治疗中的应用证据对这一人群显得特别有意义。最近的大型随机对照试验和荟萃分析提供了有关绝经后女性内分泌治疗的药物选择、持续时间和模式的数据，可以帮助临床医师向老年患者提出治疗建议。本章将总结这些开放性试验的结果，并讨论它们对老年患者的适用性。

　　关键词：辅助；内分泌治疗；老年人；激素受体阳性；芳香化酶抑制剂；他莫昔芬；选择性雌激素受体下调剂

　　乳腺癌的一个主要问题是随后发生的远处转移。对 ER 和（或）孕酮受体（progesterone-receptor，PgR）阳性疾病患者进行辅助内分泌治疗的最终目的是降低肿瘤复发和死亡的风险。目前的 St Gallen 指南建议，内分泌反应性强的肿瘤患者（大多数肿瘤细胞中的 ER 和 PgR 都高表达）以及内分泌反应性不完全的乳腺癌患者［ER 和（或）PgR 低表达］都应进行辅助内分泌治疗[10]。考虑到 ER 阳性病例随着年龄的增长而逐渐增加，在 65 岁及以上的乳腺癌患者中，ER 阴性的病例不到 20%，因此大多数老年患者都适合行辅助内分泌治疗。

9.1　他莫昔芬：疗效和安全性数据

　　他莫昔芬是一种选择性 ER 调节剂，历来是内分泌敏感型早期乳腺癌最常用的激素疗法。给予他莫昔芬 5 年与不治疗相比，每年复发率几乎减半［复发率 0.59（SE0.03）］，乳腺癌死亡率降低三分之一［死亡率 0.69（SE0.04）］。这意味着 15 年内乳腺癌复发率和死亡率的获益分别为 11.8% 和 9.2%[16]，无论患者年龄如何，都可从中获益。关于年龄对他莫昔芬造成的血栓栓塞事件风险的影响这一方面，

Ragaz 等人计算得出，50 岁时血栓栓塞事件死亡率的相对风险为 1.5%，到 80 岁时急剧增加至 17.5%[36]。然而，在这个特定年龄组中，他莫昔芬的心脏保护作用超过了血栓栓塞相关死亡的风险。有研究表明，血栓栓塞事件的风险与治疗的持续时间有关，另一组研究显示，血栓栓塞事件的风险从治疗时间 2 年到 5 年间翻了一倍[38]。

9.2　芳香化酶抑制剂

　　AI 在临床上的应用动摇了他莫昔芬在绝经后女性治疗中的地位。辅助 AI 试验可根据在辅助治疗方案中引入 AI 的方式进行分类，如下所示：①先期治疗试验，将他莫昔芬和 AI 之间进行头对头比较，或两个或多个 AI 之间进行直接比较；②转换试验，比较用他莫昔芬或一种 AI 进行 5 年的治疗与他莫昔芬治疗 2～3 年，然后转换为一种 AI 治疗，总持续时间为 5 年的治疗；③延长辅助试验，评估各种内分泌治疗单药或组合应用，研究持续治疗时间超过 5 年的潜在获益。表 9-1 总结了已发表试验的研究设计和结果。

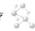

表 9-1 评估 AI 在辅助治疗中的作用的临床试验

试验名称（患者数）	试验设计		随访月数	终点					
先期试验									
ATAC[11]（n = 6241）	5 y A		120	DFS	HR 0.91; P = 0.04	TDR	HR 0.87; P = 0.03	OS	HR 0.97; P = 0.6
	5 y T			TTR	HR 0.84; P = 0.001				
BIG 1–98[37]（n = 4922）	5 y L		104	DFS	HR 0.86; P = 0.007	DRFI	HR 0.86; P = 0.047	OS	HR 0.87; P = 0.048
	5 y T			BCFI	HR 0.86; P = 0.03				
FATA–GIM3[13]（n = 1847）	5y L		60	DFS	NS			OS	NS
	5 y A								
	5 y E								
FACE[39]（n = 4136）	5 y L		65	DFS	HR 0.93; P = 0.32	TDM	HR 0.94; P = 0.99	OS	HR 0.98; P = 0.79
	5 y A								
				DDFS	HR 0.96; P = 0.62				
转换试验 比较 5y T vs. 2 ~ 3 y T → AI									
依西美坦协作组研究（IES）[33]（n = 4724）	2 ~ 3y T	2 ~ 3y E	120	DFS	HR 0.85; P = 0.002	BCEFS	HR 0.86; P = 0.03	OS	HR 0.89; P = 0.08
	2 ~ 3y T	2 ~ 3y T		EFS	HR 0.81; P < 0.001				
ABCSG–8/ 意大利他莫昔芬阿那曲唑研究（ITA）/ ARN095[27]（n = 4600）	2 ~ 3y T	2 ~ 3y A	128	DFS	HR 0.59; P < 0.0001	EFS	HR 0.55; P < 0.0001	OS	HR 0.71; P = 0.04
	2 ~ 3y T	2 ~ 3y T		DRFS	HR 0.61; P = 0.002				
FATA–GIM 3[13]（n = 3697）	5 y AI	2 y T	60	DFS	HR 0.0.89; P = 0.23			OS	HR 0.72; P = 0.052
		3 y AI							
TEAM[12]（n = 6120）	5 y E	2 ~ 3 y T	118	DFS	HR 0.96; P = 0.39	DRFI	HR 0.91; P = 0.15	OS	HR 0.98; P = 0.74
		2 ~ 3 y E							
辅助延长试验									
MA 17[19]（n = 5187）	5y T	5 y L	30	DFS	HR 0.58; P < 0.001	DDFS	HR 0.60; P < 0.002	OS	HR 0.82; P = 0.3
	5y T	安慰剂							

续表

试验名称（患者数）	试验设计		随访月数	终点					
MA.17R[22]（n=1918）	10y AI	5y L	75	DFS	HR 0.66; P=0.01			OS	HR 0.97, P=0.83
	4.5~6 yr. ET	安慰剂							
ABCSG-6a[26]（n=856）	5y T±AG	3y A	62.3	DFS	HR 0.62; P=0.031			OS	NS
	5y T±AG	NT							
NSABP B-33[31]（n=1598）	5y T	5y E	30	DFS	HR 0.68; P=0.07	RFS	HR 0.44; p=0.004	OS	NS
	5y T	安慰剂							
DATA[42]（n=1860）	2~3yT	2~3yT	50	DFS	HR 0.79; P=0.066			OS	HR 1.08; P=0.59
	3y A	6y A							
IDEAL（Blok et al. 2017）（n=1824）	ET 5y	ET 5y	79	DFS	HR 0.96; P=0.7			OS	HR 1.08; P=0.59
	2.5y L	5y L							
NSABP-B42[32]（n=3966）	ET 5y	ET 5y	83	DFS	HR 0.85; P=0.048（NS）			OS	HR 1.15, P=0.22
	L 5y	P 5y							
ABSCG-16[23]（n=3484）	ET 5y	ET 5y	105	DFS	HR 1.007, P=0.925			OS	HR 1.007, P=0.947
	A 2y	A 5y							
SOLE（Colleoni et al.2017）（n=4851）	4~6y ET	4~6y ET	60	DFS	HR=1.08 P=0.31	DDFS	HR 0.88 p=0.25	OS	HR 0.85, P=0.16
	5y L	5y IL							

注：AI：芳香化酶抑制剂，A：阿那曲唑，T：他莫昔芬，L：来曲唑，IL：间歇性来曲唑，E：依西美坦，NS：不显著，NT：未治疗，HR：风险比，ET：内分泌治疗，y：年，AG：氨鲁米特，BCEFS：乳腺癌无事件生存期，BCFI：乳腺癌无事件间隔，EFS：无事件生存期，DFS：无病生存期，DRFI：无远处复发间隔，DRFS：无远处复发生存期，TDR：至远处复发时间，OS：总生存率，TTR：复发时间，DDFS：远处无病生存期，TDM：远处转移时间，RFS：无复发生存期。Biganzoli 等人修订[1]，已授权。

疗效数据

9.2.1.1　先期试验（Tam 与 AI 比较）

阿那曲唑单独或联合用药（the arimidex & alone or in combination，ATAC）试验将 9366 名绝经后患者随机分为单独应用他莫昔芬组、单独应用阿那曲唑组，或联合应用他莫昔芬和阿那曲唑 5 年组[41]。最近的一项分析是在中位随访 120 个月后进行的，阿那曲唑单药治疗似乎优于他莫昔芬单药治疗[11]。在激素受体阳性的亚组中，阿那曲唑在 PFS、TTR 和 TDR 方面有优势，但在 OS 方面没有优势。

国际乳腺组织（Breast International Group，BIG）

1-98 研究是一项随机、Ⅱ期、双盲试验，比较了 4 种可能的辅助内分泌治疗方案 5 年的治疗效果：①来曲唑；②来曲唑序贯他莫昔芬；③他莫昔芬；④他莫昔芬序贯来曲唑。共有 4922 名患者被随机分组进行比较[4]。患者中位年龄为 61 岁（范围：38～90 岁）。中位随访 8.1 年后，在 DFS、TTR 和 TDR 方面可观察到来曲唑单药治疗优于他莫昔芬，同时在 OS 方面也有优势，这在早期发表的分析中没有观察到（HR 0.79；95%CI 0.69～0.90）[37]。采用逆概率删失加权分析法，旨在调整报告初始试验结果后发生的选择性交叉，使来曲唑相较他莫昔芬的 OS 事件风险降低了 18%，差异具有统计学意义[6]。

9.2.1.2 转换试验

在依西美坦协作组研究（intergroup exemestane study，IES）中，4724 名绝经后 ER 阳性或 ER 未知的患者，应用他莫昔芬 2～3 年后证实无复发现象，随后被随机分配到依西美坦组或他莫昔芬组，继续完成 5 年治疗的剩余部分[8]。患者的中位年龄为 64 岁，在平均 55.7 个月的随访中，改用依西美坦的患者显示出 DFS 和 TDR 优势。调整与基线和治疗特征相关的潜在混杂因素，对治疗效果的估计没有实质性影响［调整的 DFS 0.75（0.65～0.86，P = 0.0001）］。中位随访 120 个月后的最终分析结果显示，依西美坦组与乳腺癌相关的事件减少，依西美坦和他莫昔芬的绝对差异为 4%（95% CI 1.2～6.7）[33]。在纳入淋巴结状况、既往内分泌治疗和既往化疗的多种变量分析之后，这种差异仍然存在。

三项临床试验：阿那曲唑 - 他莫昔芬（Arimidex-Nolvadex，ARNO 95）、奥地利乳腺癌和结直肠癌研究组（Austrian Breast and Colorectal Cancer Study Group，ABCSG-8）和意大利他莫昔芬 - 阿那曲唑（italian tamoxifen anastrozole，ITA）研究，随机分配绝经后女性患者在服用他莫昔芬 2～3 年后服用阿那曲唑或继续服用他莫昔芬达 5 年。需要注意的是，虽然 ITA 和 ARNO 95 是两个经典的转换试验，但在 ABCSG-8 中，患者从一开始就采用纯排序策略进行随机分组。2006 年，对这三项临床试验进行了荟萃分析，共有 4600 名符合条件的患者，年龄中位数为 63 岁。中位随访 30 个月后，阿那曲唑治疗组患者的 DFS 风险和死亡风险显著降

低[27]。在对 ARNO 试验的单独分析中证实了联合应用 AI 在 OS 方面具有优势。979 例患者年龄 ≤ 75 岁，在中位 30.1 个月的随访中，与继续服用他莫昔芬的患者相比，改用阿那曲唑可使 DFS 显著改善，疾病复发或死亡的相对风险降低 34%（HR 0.66，P = 0.049），OS 显著改善 47%（HR 0.53，P = 0.45）[28]。在校正了年龄等潜在的预后因素后，改用阿那曲唑辅助治疗仍能显著改善 DFS 和 OS。

他莫昔芬依西美坦多国辅助治疗组（Tamoxifen Exemestane Adjuvant Multinational，TEAM）试验将患者随机分为两组，一组接受 5 年依西美坦单药治疗，一组接受他莫昔芬序贯依西美坦治疗共 5 年。在 IES 试验结果发表后，对该方案于 2004 年进行了修订，所有分配到他莫昔芬组的患者在接受他莫昔芬 2.5～3 年的初始治疗后都改为依西美坦进行后续治疗。中位随访 5 年后，两组在 DFS、OS 或无复发生存率方面无差异[43]。10 年的结果总体上延续了这一趋势，设定的分析未能明确任何能从这两种方案中获益更多的临床病理亚组（包括年龄）[12]。

FATA-GIM3 试验将 3697 名患者分配到 6 种治疗策略中的一种：阿那曲唑、依西美坦或来曲唑起始治疗共 5 年，或起始采用他莫昔芬治疗 2 年，然后转换到上述三种 AI 药物中的一种治疗接下来的 3 年[13]，其中约 28% 的人年龄在 70 岁以上。中位随访 60 个月后，5 年的 AI 起始治疗策略与转换治疗策略相比显示出优势，DFS 分别为 89.8%（95%CI 88.2～91.2）和 88.5%（95%CI 86.7～90.0）。

9.2.1.3 来自早期乳腺癌试验协作组的数据

早期乳腺癌试验协作组（Early Breast Cancer Trialists' Collaborative Group，EBCTCG）对随机试验进行了荟萃分析，评估了以下策略：①起始他莫昔芬治疗与起始 AI 治疗；②起始他莫昔芬治疗与他莫昔芬治疗后转换为 AI 治疗；③起始 AI 治疗与他莫昔芬治疗后转换为 AI 治疗。在 2009 年和 2015 年的报告中，当比较 5 年的 AI 治疗和 5 年的他莫昔芬治疗时，在治疗的前 4 年中使用 AI 类药物的复发率低于他莫昔芬，但在此后并不显著[14, 17]。根据年龄因素来说这些比率差别不大，70 岁或以上患者的复发风险降低率为 0.60（CI 0.48～0.76）。在这种情况下，按比例的总复发率降低了约 30%。AI

类药物治疗使 10 年乳腺癌死亡率降低了约 15%。最后，这些分析说明了 AI 相对他莫昔芬的整体优势，强调了在绝经后女性的辅助治疗方案的一些阶段（起始或后续）中纳入 AI 作为主要治疗药物的重要性。

9.2.1.4 选择哪种 AI?

3 个大型临床试验表明，3 种 AI 类药物之间的疗效没有明显的差异。MA.27 是第一个比较绝经后女性辅助内分泌治疗中甾体和非甾体 AI 的试验[20]。这项开放性Ⅲ期试验共有 7576 名女性患者入组（中位年龄 64 岁；约 28% 的受试者年龄在 70 岁或以上），接受 5 年依西美坦或阿那曲唑治疗。中位随访 4.1 年后，通过双侧检验，两组患者在乳腺癌预后方面无显著差异。设计的多变量分析显示没有显著的治疗因素交互作用，但是在 ≥ 70 岁的女性中可观察到较差的无事件生存率（HR 1.89；95%CI 1.35 ~ 2.66；P < 0.001）。

FACE 研究比较了绝经后淋巴结阳性早期乳腺癌患者中 5 年来曲唑与阿那曲唑治疗的疗效[39]。大约 40% 的入组患者年龄在 65 岁或以上，平均年龄为 62 岁。来曲唑在 PFS 或 OS 方面的疗效均未表现出优于阿那曲唑。同样，FATA-GIM3 显示，3 种 AI 类药物在疗效方面没有差异[13]。阿那曲唑的 5 年无病生存率为 90.0%（95%CI 87.9 ~ 91.7），依西美坦为 88.0%（95%CI 85.8 ~ 89.9），来曲唑为 89.4%（95%CI 87.3 ~ 91.1）。

9.2.1.5 延长辅助治疗试验

对最近的 88 项临床试验进行荟萃分析，总共纳入近 62 923 名女性，她们在接受总计 5 年的辅助内分泌治疗后无疾病复发，提示了 5 年辅助治疗后中断治疗对远期复发的意义[35]。在整个研究期间的 5 ~ 20 年，复发事件在持续发生，并且与原发肿瘤大小、淋巴结分期以及组织学分级密切相关。在肿瘤 T1 淋巴结阴性的患者中，远处复发的风险为 13%，在 1 ~ 3 个淋巴结转移的患者中远处复发的风险上升到 20%，在 4 ~ 9 个淋巴结转移的患者中上升到 34%。T1N0 低级别组织学分型组远处复发的绝对风险为 10%，中级别组织学分型组远处复发的绝对风险为 13%，高级别为 17%。考虑到这种显著的复发率，即使是肿瘤较小且无淋巴结转移的早期乳

腺癌患者，内分泌治疗延长到 5 年以上也能使患者得到更多获益。

NCIC CTG MA.17 研究的对象是已完成大约 5 年他莫昔芬辅助治疗的女性[18]，共有 5187 名患者随机分组接受来曲唑或安慰剂（双盲）治疗 5 年，中位年龄为 62 岁，其中 25% 的患者年龄 ≥ 70 岁。由于来曲唑在 DFS 方面的明显优势，在第一次中期分析后，研究中断并揭盲。在中位 30 个月的随访中，来曲唑的延长治疗导致 DFS 和 DDFS 的延长[19]。亚组分析结果也显示淋巴结阳性患者的 OS 优势（HR 0.61；P = 0.04）。揭盲后，安慰剂组的患者服用来曲唑。平均随访 54 个月后进行的意向性治疗分析显示，最初随机分配接受来曲唑治疗的患者在 DFS 方面优于最初随机分配接受安慰剂治疗的患者（4 年 DFS HR 0.64；P = 0.000 02）和 DDFS（4 年 DDFS HR 0.76；P = 0.041），尽管有 73% 安慰剂组的患者在揭盲后交叉到来曲唑组[24]。

美国国家乳腺癌肠癌外科辅助治疗研究项目（National Surgical Adjuvant Breast and Bowel Project，NSABP）B-33 试验的目的是将 3000 名服用他莫昔芬 5 年后无复发的患者随机分组，继续服用依西美坦治疗 5 年或安慰剂治疗 5 年[31]。由于 MA.17 的结果，该研究中断揭盲，1598 名随机受试者进行分配，安慰剂组的患者服用依西美坦。依西美坦组有 72% 的患者选择继续服用依西美坦治疗，而安慰剂组有 44% 的患者改用依西美坦治疗。在 30 个月的中位随访中，原依西美坦组 4 年 DFS 有临界统计学的显著改善，4 年 RFS 在统计学上有显著改善。

在 ABCSG-6a 试验的背景下，ABCSG-6a 研究中的 456 名女性患者既往接受了 5 年他莫昔芬或他莫昔芬加氨鲁米特治疗 2 年，随后单独服用他莫昔芬治疗 3 年，这些患者被重新随机分组为阿那曲唑治疗 3 年或不治疗[26]，患者的中位年龄为 61.8 岁。在中位随访 60 个月时，与未治疗组相比，AI 组出现疾病复发的患者明显减少。

在 DATA 试验中，将既往接受过 2 ~ 3 年他莫昔芬治疗的患者分为接受 3 年或 6 年的阿那曲唑治疗组[42]。共有 1860 名患者被纳入研究，每组平均年龄为 57 岁。超过 40% 的患者年龄在 60 岁或以上。总的来说，6 年组的 5 年 DFS 为 83.1%，3 年组为

79.4%（*HR* 0.79，95%*CI* 0.62 ~ 1.02，*P* = 0.066）。对年龄在 60 岁或以上的患者进行的亚组分析显示，延长治疗并没有获益（*HR* 0.85，95%*CI* 0.61 ~ 1.19，*P*=0.63）。IDEAL 试验是同一组织进行的另一项试验，将既往接受过 5 年任何辅助内分泌治疗的患者随机分为 2.5 年或 5 年来曲唑组[2]。共有 1824 名女性患者纳入研究，平均随访时间 6.6 年，不到四分之一的患者年龄在 65 ~ 75 岁之间，75 岁以上的患者很少（2 年组和 5 年组分别为 6.8% 和 8.4%）。总的来说，在 DFS、OS 或无远处复发间隔方面，5 年对比 2.5 年的延长治疗没有优势。在 65 ~ 75 岁的患者中，PFS 的 *HR* 为 0.69（95%*CI* 0.45 ~ 1.08），而在 75 岁以上的患者中，PFS 的 *HR* 为 0.98（95%*CI* 0.53 ~ 1.81）（*P* = 0.82）。

NSABP B42 将 3966 名患者随机分为来曲唑组或安慰剂组，在完成既往 5 年的辅助内分泌治疗（AI 单药治疗或他莫昔芬治疗后转为 AI 治疗）后接受来曲唑或安慰剂治疗 5 年[32]。中位随访 6.9 年后，延长 AI 治疗导致无病生存事件的风险降低了 15%（差异无统计学意义），但并未改善 OS。乳腺癌复发风险或者对侧乳腺癌风险显著降低 29%，疾病复发累积风险降低 28%。

ABCSG-16 试验的结果表明，缩短延长内分泌治疗的时间可以产生足够的临床益处，同时避免相关的副作用[23]。在完成既往 5 年的他莫昔芬或 AI 治疗之后，3484 名女性被随机分配接受 2 年或 5 年的延长辅助内分泌治疗（阿那曲唑 1 mg/d），平均年龄为 64 岁，平均随访 105 个月后，每组有 22% 的患者出现 DFS 事件。两组在 DFS、OS、继发癌发生时间和对侧乳腺癌发生时间方面无显著性差异。然而，5 年组的骨折发生率更高（6% vs. 4%；*HR* 1.405，95% *CI* 1.03 ~ 1.91，*P* = 0.029）。

MA.17R 研究中纳入了 1918 名女性，在完成 4.5~6 年的包括一种 AI 的初始辅助内分泌治疗后，随机分配患者接受安慰剂治疗或来曲唑治疗 5 年[22]。大多数入组患者（79.3%）在初始治疗期间接受过他

莫昔芬治疗，中位年龄为 65.1 岁。中位随访时间为 6.3 年，来曲唑组 5 年无病生存率为 95%，安慰剂组为 91%（*HR* 0.66；*P* = 0.01）。然而，来曲唑组的 OS 并不比安慰剂组高（分别为 93% 和 94%；*HR* 0.97；*P* = 0.83）。值得注意的是，本研究中 DFS 的定义不包括死亡事件。当所有死因都包括在内时，DFS 的绝对获益率只有 2%（*P* = 0.06）。在老年患者中这一点尤为重要，因为相互冲突的死亡原因可能会降低特定治疗在老年人群中的获益。

SOLE 研究入组淋巴结阳性且绝经后的早期乳腺癌女性，她们已经接受了 4 ~ 6 年的辅助内分泌治疗，在随后的 5 年时间内接受连续或间歇来曲唑治疗[7]。意向治疗的人群中有 451 名女性，两组的中位年龄为 60 岁。间歇给药并没有降低毒性率或提高疗效（间歇给药的 DFS 为 85.8%，持续给药的 DFS 为 85.8%；*HR* 1.08，95%*CI* 0.93 ~ 1.26，*P* = 0.31）。因此，连续给药的内分泌治疗仍是标准方法。

简而言之，以上讨论的试验和 meta 分析在很大程度上表明 AI 药物在降低肿瘤复发风险方面优于他莫昔芬。起始 AI 或转换方案（虽然并不优于单一疗法）都是合理的选择策略，可以根据疾病风险因素和患者伴随疾病、治疗耐受性和个人偏好来决定。虽然延长内分泌治疗的持续时间超过 5 年可能有助于预防晚期复发，但缺乏在老年患者亚群中的证据。此外，在考虑对老年人采取延长治疗方案时，应权衡死亡率和发病率的潜在发生原因、累积副作用所增加的风险以及由此产生的依从性问题。

9.3 从"绝经后人群"到老年人群

在一般"绝经后"人群中观察到的重要试验结果是否可以延伸到老年女性身上？表 9-2 列出了在辅助内分泌治疗试验中，根据年龄做出的 DFS 亚组分析的结果。只有两项研究对老年人群进行了详细的分析。

表9-2　辅助治疗试验中无病生存率的各年龄亚组分析

研究名称	随访时间	年龄组（岁）	患者数	风险比	95% 可信区间	P 值
ATAC	100 个月	<65	5137	0.76	0.63 ~ 0.91	NR
		65+	4229	0.77	0.63 ~ 0.93	NR
BIG 1-98	51 个月	<65	3127	0.82	0.67 ~ 0.99	0.04
		65+	1795	0.82	0.67 ~ 1.01	0.06
IES	120 个月	<60	1523	0.82	0.63 ~ 1.06	NR
		60 ~ 69	2021	0.70	0.56 ~ 0.87	NR
		70+	1180	0.81	0.63 ~ 1.04	NR
ABCSG-8/ARN095	28 个月	<60	1265	0.63	0.40 ~ 1.00	0.05
		60+	1959	0.58	0.39 ~ 0.87	0.007
MA.17	4 年结果	<60	2152	0.46	0.30 ~ 0.70	0.0004
		60 ~ 69	1694	0.68	0.44 ~ 1.04	0.078
		70+	1323	0.67	0.41 ~ 1.11	0.12
ABCSG-6a	62.3 个月	<60	147	0.60	0.21 ~ 1.72	0.336
		60+	705	0.63	0.39 ~ 1.03	
NSABP B-33	4 年结果	<60	777	0.53	NR	0.06
		60+	785	0.80	NR	0.43
TEAM	9.8 年	<50	211	1.02	0.57 ~ 1.83	NR
		50 ~ 59	1874	0.84	0.70 ~ 1.01	NR
		60 ~ 69	2373	0.95	0.81 ~ 1.11	NR
		70+	1662	1.04	0.90 ~ 1.20	NR
MA.27	4.1 年	≤ 59	5417	NR	NR	NR
		≥ 70	2159	1.89	0.52 ~ 1.10	NR
DATA	50 个月	<60	971	0.75	0.52 ~ 1.10	NR
		≥ 60	689	0.85	0.61 ~ 1.19	NR

资料来源：Biganzoli 等人修订[1]，已授权。

注：NR 未报道。

Crivellari 等探讨了在 BIG 1-98 试验中，老年女性接受辅助他莫昔芬或者来曲唑的有效性的潜在差别[9]。报告纳入 4922 名患者，中位随访时间为40.4 个月。采用亚组治疗效果模式图（subpopulation treatment effect pattern plot，STEPP）来分析不同年龄组 DFS 的差异。研究者发现，来曲唑在不同年龄组中都优于他莫昔芬，并且受年龄影响不明显（年

龄和治疗的相互作用，$P = 0.84$），这导致一种假设的出现，即老年患者从 AI 治疗中的获益与年轻患者相同，就如他莫昔芬一样。

关于辅助强化治疗策略，每个年龄亚组的 DFS分析结果都汇总在表9-2里。Muss 等将 MA.17 试验里面的随机患者按年龄分为三组：< 60 岁组、61 ~ 69 岁组和 70 岁及以上（70+）组[34]。DFS（4

年结果＜60岁、60～69岁和70岁及以上组分别为92.4%、91.4%和92.5%）和DDFS（4年结果＜60岁、60～69岁和70岁及以上组分别为96.0%、94.3%和95.0%）在三组之间没有明显差别。由于非乳腺癌相关的死亡风险随着年龄增长而增加，OS在三组之间出现显著差别（4年结果＜60岁、60～69岁和70岁及以上组分别为97.4%、96.2%和90.6%）。在对其他的潜在预后因素如来曲唑或安慰剂治疗、之前的他莫昔芬治疗时间、淋巴结状态、既往化疗等进行调整之后，这一结果仍未改变。只在年龄＜60岁的女性患者中明显观察到来曲唑相关的DFS和DDFS的改善。但是，年龄和治疗之间的相互作用对DFS、DDFS或OS均无统计学意义（DFS、DDFS和OS的P值分别为0.36、0.77和0.98），没有证据表明来曲唑在不同年龄组间有不同的作用。MA.17在所有淋巴结阳性患者中显示出OS获益。在年龄相关的亚组分析中，只有淋巴结阳性且年龄为70岁及以上的患者有明显的OS获益，推荐高危患者进行延长治疗时可考虑这一结果；相反地，当对于相对低风险特征的患者人群考虑延长治疗时，结合ABCGS-16的研究结果，可考虑给予短疗程的延长治疗，这样可以减少相关副作用的发生。

9.4 副作用

衰老与并发症的发生率增加相关。在老年人群中，并发症的存在经常影响到他莫昔芬和AI的选择，因此对用药安全性的认识尤其重要。他莫昔芬的长期安全性已被熟知，与AI相比，长期服用他莫昔芬与子宫内膜癌和血栓事件发生相关；相反的，服用AI与骨骼肌肉障碍有关。在AI特有的副作用里，骨质减少、骨质疏松、骨折和心脏事件尤其令老年患者担忧。

AI治疗通常会导致临床骨折明显增加。IES和BIG 1-98试验的数据显示，年龄对于骨折风险没有明显的影响[5, 9]。对于ATAC试验全部受试者进行的10年分析结果证实，尽管治疗期间骨折的发生风险在阿那曲唑组更高（OR 1.33，95%CI 1.15～1.55，P = 0.0001），但是在治疗完成之后，骨折的发生率在两组相同（OR 0.98，95%CI 0.74～1.30，P = 0.9）[11]。

在整个研究期间髋部骨折的发生率在两组之间结果相同，但是脊柱骨折在阿那曲唑组更为常见（OR 1.49，95%CI 1.01～2.22）。ATAC试验中第7年针对患者骨密度（bone mineral density，BMD）数据的单独更新显示，阿那曲唑相关的骨丢失在治疗停止后不会持续进展[15]。IES试验的10年更新数据显示，治疗完成后依西美坦和他莫昔芬组的骨折发生率无显著差异（分别为9.3%和8.0%；P = 0.14）[33]。

在MA.17R试验中，与安慰剂组相比，接受来曲唑延长治疗的患者在治疗期间的骨毒性效应更为常见，这一效应在终止试验治疗后将会停止[22]。间断使用骨保护剂似乎不会影响治疗期间观察到的骨毒性效应差异，这两组的骨保护剂使用率相似。

MA.27B是MA.27试验的一个子研究，其中招募了两种女性，即女性骨密度t值在-2.0或以上的，以及骨密度t值低于-2.0的[21]。两种患者均口服补钙和维生素D，t值低于-2.0的患者同时接受双膦酸盐治疗。这一研究的主要终点是2年后腰椎和髋部BMD的变化。在基线t值低于-2.0的患者组中，服用依西美坦的患者与服用阿那曲唑的患者相比，腰椎和髋部BMD在2年后的平均变化没有显著差异，由此研究者得出结论，AI可以被考虑用于BMD t值低于-2.0的患者。

2015 EBCTCG meta分析，在早期的乳腺癌患者中应用AI与他莫昔芬并进行比较，提示服用AI导致相关骨折发生率增加，这一结果在5年后也能观察到。AI组5年的骨折发生率为8.2%，他莫昔芬组为5.5%（绝对增加2.7%，95%CI 1.7～3.7）[17]。

心血管事件

在一些辅助治疗试验中，使用AI的患者心血管事件的发生率较高。在ATAC试验中，除了心绞痛的出现在统计学上无显著差异外，他莫昔芬和阿那曲唑在其他缺血性心血管事件的发生率相似[40]。在10年的随访中，2.9%的阿那曲唑组患者和3%的他莫昔芬组患者死于心血管疾病。同样，分别有1.1%和1.2%患者死于脑血管疾病[11]。

在BIG 1-98试验中，尽管两种治疗方法的心脏不良事件总发生率之间无显著差异，但与他莫昔芬组相比，来曲唑治疗组的心脏事件分级（3～5

级）更高[4]，最明显的是，来曲唑治疗组的心脏死亡发生率是他莫昔芬治疗组的两倍。Crivellari 等通过观察心脏事件的总发生率发现，校正危险因素后，在老年组（65～74岁）中可观察到有利于他莫昔芬的显著差异，但在年龄最大组（≥75岁）中没有差异[9]。关于缺血性心脏事件，校正危险因素后，首次3～5级缺血性心脏事件发生的时间在年龄较大的人群（65～74岁）中观察到有利于他莫昔芬的显著差异，但在年龄较小的人群（<65岁）或年龄最大组（≥75岁）中没有观察到差异。根据 Cox 模型分析，高血压病史是心脏事件和缺血性心脏事件的一个具有统计学意义的危险因素。既往心脏事件和缺血性心脏事件分别是未来内分泌治疗期间出现心脏事件和缺血性心脏事件的危险因素。

在 IES 试验中，依西美坦组心肌梗死（myocardial infarctions，MI）的发生率有升高的趋势，然而，治疗对心梗风险的影响似乎主要局限于有高血压病史的患者。71% 服用依西美坦的心梗患者在基线检查时有高血压，而服用他莫昔芬的相应患者中有 32% 有基线高血压[8]。

MA.17 试验中的数据中将 AI 与安慰剂进行了比较，心血管事件没有差异，这表明在所有比较了 AI 和他莫昔芬的辅助治疗试验中观察到的心脏毒性差异的主要因素可能是他莫昔芬的心脏保护作用。事实上，最近对 19 项关于 AI 和他莫昔芬对绝经后乳腺癌女性治疗的随机对照试验（n = 62 345）的心脏毒性进行的荟萃分析也证实了这一假设[30]。与他莫昔芬相比，辅助 AI 治疗组心血管事件的风险增加了 19%（RR 1.19，95%CI 1.07～1.34）；与延长辅助治疗中的安慰剂相比，AI 并未带来类似的风险增加；相反，与安慰剂或不治疗相比，他莫昔芬降低了 33% 的心血管事件风险（RR 0.67，95%CI 0.45～0.98），因此，他莫昔芬的心脏保护作用完全解释了在他莫昔芬和 AI 进行比较的试验中观察到的风险增加。

9.5　依从性

内分泌治疗对生活质量的不良影响可降低患者的依从性，从而降低潜在治疗效果，因此，临床医师应尽可能调查治疗相关毒性，早期发现并给予有效支持治疗。BIG 1-98 试验中的患者依从性差和早期停用来曲唑（主要是由于副作用）都与 DFS 降低相关[3]。70 岁以上患者的依从性降低更大（HR 1.478，95%CI 1.196～1.826，P< 0.001）。一机构回顾性分析了 65 岁以上乳腺癌患者报告的内分泌治疗的相关副作用，结果显示 22.7% 的患者出现潮热，16.2% 的患者出现关节疼痛[25]。超过 20% 的患者因副作用而过早停止治疗，其中 38.6% 的患者主要是因为关节痛而停止治疗（OR = 5.37，95%CI 2.33～12.39，P = 0.0001）。

9.6　老年患者的治疗选择

内分泌治疗是否在所有激素受体阳性的老年患者中都是必要的是一个最基本的问题。对于那些低风险的患者，治疗决策应基于风险效益分析，该分析应考虑到前 10 年内的低复发率、同侧和对侧复发减少的可能、患者的预期寿命以及与治疗相关的不良事件。肿瘤小（< 1 cm）且淋巴结阴性的老年患者，或有严重的合并症且估计生存期 < 10 年的患者，不太可能从他莫昔芬或其他内分泌治疗中获得任何生存益处。在这些患者中，不进行任何辅助治疗也是可行的选择。

对于适合辅助内分泌治疗的老年患者，宜采用与年轻绝经后患者相同的方法。在没有绝对禁忌证的情况下，无论是在起始治疗还是在转换治疗中，AI 应被视为 5 年治疗策略的一部分，尤其是对于那些高复发风险的患者，应考虑采用基于患者特征的治疗方法，以最大限度地提高治疗指数。从安全性的角度来看，当患者考虑开始进行内分泌治疗时，应评估包括心血管疾病和骨质疏松症在内的所有风险因素。因此，在同时患有诸如骨质疏松症与既往骨折或有显著心脏病史的情况下，可以首选 AI 转换治疗策略。

ER 阳性肿瘤随着时间推移有相对恒定的复发风险，根据这一原理，数据支持 AI 延长辅助治疗。基于标准病理预后标志物对他莫昔芬治疗 5 年后的复发和死亡风险进行个体化评估，结果表明对于复发风险较低的女性，可以避免延长辅助治疗[29]。

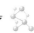

MA.17 试验的亚组分析表明，这种"延长"的治疗方法对健康的且 70 岁以上的高危乳腺癌女性有效[34]。在接受 5 年起始 AI 治疗的患者中，试验显示，延长治疗对 DFS 的益处微乎其微，并且缺乏关于 OS 获益的数据。延长治疗总体在老年人群中可能意义不大，因为许多人在获得延长治疗带来的任何生存获益之前会死于基础疾病或高龄。通过使用与辅助治疗中相同的内分泌治疗药物，可以减少复发性或转移性疾病的发生。因此，关于是否在辅助治疗中延长 PET 以获得 DFS 延长，或采用普遍的 5 年疗程结束时保留日后复发的内分泌治疗的可能选择，应根据患者偏好、治疗耐受性，以及同时存在的基础疾病，进行多方面的权衡来决定。

参考文献
（遵从原版图书著录格式及出现顺序）

[1] BIGANZOLI L, LICITRA S, CLAUDINO W, et al. Clinical decision making in breast cancer: TAM and aromatase inhibitors for older patients—a jungle? Eur J Cancer, 2007, 43: 2270–2278.

[2] BLOK E J, KROEP J R, MEERSHOEK–KLEIN KRANENBARG E, et al. Optimal duration of extended adjuvant endocrine therapy for early breast cancer; results of the IDEAL trial (BOOG 2006–05). J Natl Cancer Inst, 2018, 110: djx134.

[3] CHIRGWIN J H, GIOBBIE–HURDER A, COATES A S, et al. Treatment adherence and its impact on disease–free survival in the Breast International Group 1–98 trial of tamoxifen and letrozole, alone and in sequence. J Clin Oncol, 2016, 34: 2452–2459.

[4] COATES A S, KESHAVIAH A, THURLIMANN B, et al. Five years of letrozole compared with tamoxifen as initial therapy for postmenopausal women with endocrine–responsive early breast cancer: update of study BIG 1–98. J Clin Oncol, 2007, 25: 486–492.

[5] COLEMAN R E, BANKS L M, GIRGIS S I, et al. Skeletal effects of exemestane on bone–mineral density, bone biomarkers, and fracture incidence in postmenopausal women with early breast cancer participating in the Intergroup Exemestane Study (IES): a randomized controlled study. Lancet, 2007, 8: 119–127.

[6] COLLEONI M, GIOBBIE–HURDER A, REGAN M M, et al. Analyses adjusting for selective crossover show improved overall survival with adjuvant letrozole compared with tamoxifen in the BIG 1–98 study. J Clin Oncol, 2011, 29: 1117–1124.

[7] COLLEONI M, LUO W, KARLSSON P, et al. Extended adjuvant intermittent letrozole versus continuous letrozole in postmenopausal women with breast cancer (SOLE): a multicentre, open–label, randomised, phase 3 trial. Lancet Oncol, 2018, 19: 127–138.

[8] COOMBES R C, KILBURN L S, SNOWDON C F, et al. Survival and safety of exemestane versus tamoxifen after 2–3 years' tamoxifen treatment (Intergroup Exemestane Study): a randomized controlled trial. Lancet, 2007, 369: 559–570.

[9] CRIVELLARI D, SUN Z, COATES A S, et al. Letrozole compared with tamoxifen for elderly patients with endocrine–responsive early breast cancer: the BIG 1–98 trial. J Clin Oncol, 2008, 26: 1972–1979.

[10] CURIGLIANO G, BURNSTEIN H J, WINER E P, et al. De–escalating and escalating treatments for earlystage breast cancer: the St Gallen international expert consensus conference on the primary therapy of early breast cancer 2017. Ann Oncol, 2017, 28: 1700–1712.

[11] CUZICK J, SESTAK I, BAUM M, et al. Effect of anastrozole and tamoxifen as adjuvant treatment for early–stage breast cancer: 10–year analysis of the ATAC trial. Lancet Oncol, 2010, 11: 1135–1141.

[12] DERKS M G M, BLOK E J, SEYNAEVE J W R, et al. Adjuvant tamoxifen and exemestane in women with postmenopausal early breast cancer (TEAM): 10–year–follow–up of a multicentre, openlabel, randomised, phase 3 trial. Lancet Oncol, 2017, 18: 1211–1220.

[13] DE PLACIDO S, GALLO C, DE LAURENTIIS M, et al. Adjuvant anastrozole versus exemestane versus letrozole, upfront or after 2 years of tamoxifen, in endocrine–sensitive breast cancer (FATAGIM3): a randomised, phase 3 trial. Lancet Oncol, 2018, 19: 474–485.

[14] DOWSETT M, CUZICK J, INGLE J, et al. Meta–analysis of breast cancer outcomes in adjuvant trials of aromatase inhibitors versus tamoxifen. J Clin Oncol, 2009, 28: 509–518.

[15] EASTELL R, ADAMS J, CLACK G, et al. Long–term effects of anastrozole on bone mineral density: 7–year results from the ATAC trial. Ann Oncol, 2011, 22: 857–862.

[16] Early Breast Cancer Trialists' Collaborative Group. Effects of chemotherapy and hormonal therapy for early breast cancer on recurrence and 15–year survival: an overview of

the randomised trials. Lancet, 2005, 365: 1687–1717.

[17] Early Breast Cancer Trialists' Collaborative Group. Aromatase inhibitors versus tamoxifen in early breast cancer: patient–level meta–analysis of the randomised trials. Lancet, 2015, 386: 1341–1352.

[18] GOSS P E, INGLE J N, MARTINO S, et al. A randomised trial of letrozole in postmenopausal women after five years of tamoxifen therapy for early–stage breast cancer. N Engl J Med, 2003, 349: 1793–1802.

[19] GOSS P E, INGLE J N, MARTINO S, et al. Randomised trial of letrozole following tamoxifen as adjuvant therapy in receptor–positive breast cancer: update findings from NCIC CTG MA.17. J Natl Cancer Inst, 2005, 97: 1262–1271.

[20] GOSS P E, INGLE J N, PRITCHARD K I, et al. Exemestane versus anastrozole in postmenopausal women with early breast cancer: NCIC CTG MA.27 – a randomized controlled phase III trial. J Clin Oncol, 2013, 31: 1398–1404.

[21] GOSS P E, HERSHMAN D L, CHEUNG A M, et al. Effects of adjuvant exemestane versus anastrozole on bone mineral density for women with early breast cancer (MA.27B): a comparison analysis of a randomised controlled trial. Lancet Oncol, 2014, 15: 474–482.

[22] GOSS P E, INGLE J N, PRITCHARD K I, et al. Extending aromatase–inhibitor adjuvant therapy to 10 years. N Engl J Med, 2016, 375: 209–219.

[23] GNANT M, STEGER G, GREIL R, et al. A prospective randomized multi–center phase III trial of additional 2 versus additional 5 years of anastrozole after initial 5 years of adjuvant endocrine therapy – results from 3484 postmenopausal women in the ABCSG–16 trial.Cancer Res, 2018, 78: GS3–01.

[24] INGLE J, DU T, SHEPHERD L, et al. NCI CTG MA.17: intent to treat analysis (ITT) of randomized patients after a median follow–up of 54 months. J Clin Oncol, 2006, 24 (15S).

[25] IQBAL M, MANTHRI S, ROBINSON K, et al. Impact of adjuvant endocrine therapy related toxicities on treatment cessation in elderly breast cancer (abstract e21528). J Clin Oncol; published online, 2017: 30. https://doi.org/10.1200/JCO.2017.35.15_supp.e21528.

[26] JAKESZ R, GREIL R, GNANT M, et al. Extended adjuvant therapy with anastrozole among postmenopausal breast cancer patients: results from the randomized Austrian Breast and Colorectal Cancer Study Group Trial 6a. J Natl Cancer Inst, 2007, 99: 1845–1853.

[27] JONAT W, GNANT M, BOCCARDO F, et al. Effectiveness of switching from adjuvant tamoxifen to anastrozole in postmenopausal women with hormone-sensitive early stage breast cancer: a meta–analysis. Lancet, 2006, 7: 991–996.

[28] KAUFMANN M, JONAT W, HILFRICH J, et al. Improved overall survival in postmenopausal women with early breast cancer after anastrozole initiated after 2 years of treatment with tamoxifen compared with continued tamoxifen: the ARNO 95 study. J Clin Oncol, 2007, 25: 2664–2670.

[29] KENNECKE H F, OLIVOTTO I A, SPEERS C, et al. Late risk of relapse and mortality among postmenopausal women with oestrogen responsive early breast cancer after 5 years of tamoxifen. Ann Oncol, 2007, 18: 45–51.

[30] KHOSROW–KHAVAR F, FILION K B, AL–QURASHI S, et al. Cardiotoxicity of aromatase inhibitors and tamoxifen in postmenopausal women with breast cancer: a systematic review and metaanalysis of randomized controlled trials. Ann Oncol, 2017, 28: 487–496.

[31] MAMOUNAS E P, JEONG J H, WICKERHAM D L, et al. Benefit from exemestane as extended adjuvant therapy after 5 years of adjuvant tamoxifen: intention–o–treat analysis of the National Surgical Adjuvant Breast and Bowel Project B–33 Trial. J Clin Oncol, 2008, 26: 1965–1971.

[32] MAMOUNAS E P, BANDOS H, LEMBERSKY B C, et al. A randomized, double–blinded, placebocontrolled clinical trial of extended adjuvant endocrine therapy with letrozole in postmenopausal women with hormone receptor-positive breast cancer who have completed previous adjuvant therapy with an aromatase inhibitor. Cancer Res, 2017.

[33] MORDEN J P, ALVAREZ I, BERTELLI G, et al. Long–term follow–u of the Intergroup Exemestane Study. J Clin Oncol, 2017, 35: 2507–2514.

[34] MUSS H B, TU D, INGLE J N, et al. Efficacy, toxicity, and quality of life in older women with early-stage breast cancer treated with letrozole or placebo after 5 years of tamoxifen: NCIC CTG Intergroup Trial MA.17. J Clin Oncol, 2008, 26: 1956–1964.

[35] PAN H, GRAY R, BRAYBROOKE J, et al. 20–year risks of breast–cancer recurrence after stopping endocrine therapy at 5 years. N Engl J Med, 2017, 377: 1836–1846.

[36] RAGAZ J, COLDMAN A. Survival impact of adjuvant tamoxifen on competing causes of mortality in breast cancer

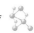

survivors, with analysis of mortality from contralateral breast cancer, cardiovascular events, endometrial cancer and thromboembolic episodes. J Clin Oncol, 1998, 16: 2018-2024.

[37] REGAN M M, NEVEN P, GIOBBIE-HURDER A, et al. Assessment of letrozole and tamoxifen alone and in sequence for postmenopausal women with steroid hormone receptor-positive breast cancer: the BIG 1-98 randomised clinical trial at 8.1 years median follow-up. Lancet Oncol, 2011, 12: 1101-1108.

[38] SACCO M, VALENTINI M, BELFIGLIO M, et al. Randomized trial of 2 versus 5 years of adjuvant tamoxifen for women aged 50 years or older with early breast cancer: Italian Interdisciplinary Group for Cancer Evaluation Study of adjuvant treatment in breast cancer. J Clin Oncol, 2003, 21, 2276-2281.

[39] SMITH I, YARDLEY D, BURRIS H, et al. Comparative efficacy and safety of adjuvant letrozole versus anastrozole in postmenopausal patients with hormone receptor-positive, node-positiveearly breast cancer: final results of the randomized phase III Femara versus anastrozole clinical

evaluation (FACE) trial. J Clin Oncol, 2017, 35: 1041-1048.

[40] The Arimidex Tamoxifen, Alone or in Combination (ATAC) Trialists' Group. Comprehensive side-effect profile of anastrozole and tamoxifen as adjuvant treatment for early-stage breast cancer: long-term safety analysis of the ATAC trial. Lancet Oncol, 2006, 7: 633-643.

[41] The ATAC Trialists' Group. Anastrozole alone or in combination with tamoxifen versus tamoxifen alone for adjuvant treatment of postmenopausal women with early breast cancer: first results of the ATAC randomised trial. Lancet, 2002, 359: 2131-2139.

[42] TJAN-HEIJNEN V C G, VAN HELLEMOND I E G, PEER P G M, et al. Extended aromatase inhibition after sequential endocrine therapy (DATA): a randomised, phase 3 trial. Lancet Oncol, 2017, 18: 1502-1511.

[43] VAN DE VELDE C J, REA D, SEYNAEVE C, et al. Adjuvant tamoxifen and exemestane in early breast cancer (TEAM): a randomised phase 3 trial. Lancet, 2011, 377: 321-331.

第十章　辅助系统治疗

Nicolò Matteo Luca Battisti and Alistair Ring

摘要：乳腺癌在老年女性中很普遍。在这一人群中，不同的疾病生物学特性、相互影响的合并症、较短的预期寿命以及对患者身体状况的担忧，使得早期乳腺癌的决策在缺乏特定年龄证据的情况下显得尤为棘手，因此，老年乳腺癌患者较少接受辅助性的全身治疗。

然而，辅助化疗的使用得到了回顾性证据的支持，这些证据表明，与未接受任何治疗的患者相比，化疗使死亡率总体上有所降低，并且与年轻患者相比，更积极的化疗形式带来了类似的益处，尽管由于伴随疾病导致总体生存率更差。虽然缺乏生存获益的前瞻性数据，高风险老年患者的预后仍有所改善。尽管如此，更温和的化疗形式似乎并不有益，老年女性首选的治疗方案仍不确定。

老年患者从曲妥珠单抗中获得的益处与年轻女性相同。然而，由于只有一小部分老年女性参加了曲妥珠单抗的关键性试验，因此数据再次受到限制。回顾性研究证实曲妥珠单抗是安全且耐受性良好的，前瞻性研究表明，对于 HER2 阳性的老年乳腺癌患者，无蒽环类药物方案是一个有吸引力的选择。急性和长期化疗相关的毒性在老年乳腺癌患者中更为常见，他们通常会增加死亡率和血液学不良事件。当使用蒽环类药物时，心脏毒性也是一个经常关注的问题，而神经毒性与使用紫杉烷有关。蒽环类药物对认知状态和功能的潜在影响以及急性髓细胞性白血病（acute myeloid leukaemia，AML）的风险增加也被报道过。尽管曲妥珠单抗在这一人群中是安全的，但对接受抗 HER2 治疗的老年患者也应考虑进行仔细的监测，特别是关于心脏毒性风险的增加。低风险疾病生物学特征的流行、虚弱和功能受限的发生率以及伴随疾病对预期寿命的影响应始终指导治疗决策，这也可能得益于风险和化疗毒性预测工具的使用以及分子谱分析。使用筛查工具和全面的老年病学评估也可能发现常规评估通常低估的问题。

关键词：乳腺癌；老年人；辅助系统治疗

10.1　简介

年龄是乳腺癌的一个风险因素。2013 年至 2015 年，英国 25% 的乳腺癌新诊断患者为 75 岁及以上的老年人，特定年龄段的发病率随年龄增长而稳步上升[1]。此外，将近一半的乳腺癌相关死亡发生在 75 岁及以上的女性身上。

在为老年乳腺癌患者制订治疗计划时，必须考虑到生物学特性、多种合并症、预期寿命、总体健康和功能状况的差异，在考虑辅助性系统治疗时尤其如此，因为治疗的获益可能相对较少，而治疗的副作用可能很大[2]。不幸的是，由于老年患者的证据基础有限，使得临床决策变得更加复杂。这是因为老年患者在临床试验中的代表性历来不足[3]，虽然最近有一些趋势表明情况有所改善[4]，但可用于提出针对特定年龄的治疗建议的有力数据仍然有限。我们从观察性研究中了解到，在早期乳腺癌的老年患者中，辅助化疗的使用相对不常见。AcheW 研究考察了 803 名 70 岁以上的早期乳腺癌女性的治疗情况，结果表明，整个人群中只有 8% 的人接受了辅助化疗或新辅助化疗[5]。在 309 名高危患者中，也只有 30% 的患者被建议做化疗，17% 的患者接受化疗。不为老年女性提供化疗的最常见的原因包括：其他治疗方法被认为更合适、化疗相关的获益被认为很小，以及合并症和疲乏的增加。在最近的一项前瞻性研究中，在 70 岁及以上的女性中，有近一半被 CGA 认为是高危患者且没有接受辅助化疗，这表明潜在的治疗不足[6]。

本章介绍了支持对老年乳腺癌女性使用辅助性全身治疗（化疗和抗 HER2 治疗）的证据。这些证据应该基于上述老年患者的低治疗率来看待，并提供一个机会来研究更积极的治疗是否可以改善这一患者群体的预后。

10.2 使用辅助性全身治疗的基本原则

10.2.1 化疗

回顾性和前瞻性数据支持在老年乳腺癌患者中使用辅助性化疗。EBCTCG 的荟萃分析表明，69 岁以下的患者使用多药化疗有生存优势。对于 70 岁以上的患者，复发风险的比例降低与年轻的绝经后女性相似，但（与年轻的年龄组相比）不再有统计学意义[5]。然而，在纳入超过 15 万名的患者中，只有 4.1% 的患者年龄在 70 岁及以上，这使得证据支持强度不足。SEER 数据库对 5081 名 65 岁以上的激素受体阴性的早期乳腺癌患者的回顾性系列研究证实，尽管 70 岁及以上的患者接受化疗的可能性较小，但接受辅助化疗的女性死亡率降低了 15%[7]。同样，SEER 数据库对 41 390 名 65 岁以上的 I~III 期患者进行了分析，证实 75 岁及以上的女性接受化疗的比例降低，但 ER 阴性而腋窝淋巴结阳性的乳腺癌患者在接受化疗时有生存获益[3]。该研究未能确定 ER 阳性和 ER 阴性、淋巴结阴性患者的任何益处。

这些回顾性的分析主要是对接受或不接受化疗的患者进行试验或临床实践的比较。然而，在比较不同辅助化疗方案的研究子集分析中，也有可能看到老年患者和年轻患者的治疗有相同的获益增加，这就支持了辅助化疗对老年患者有效的观点。CALGB7581、8082、8541 和 9344 试验对 6487 名结节阳性患者（8% 为 65 岁及以上）的综合报告记载，与当时的标准治疗相比，年轻和老年患者都能从更积极的化疗中获益，在复发风险和死亡率方面也有类似的获益[4]。然而，由于其他原因造成的死亡，65 岁以上患者的总生存率较低。同样，美国 9735 号肿瘤试验显示，多西他赛和环磷酰胺（TC）等不含蒽环类药物的化疗方案在老年和年轻患者中的疗效与多柔比星和环磷酰胺（AC）相似[8]。这些研究结果对老年患者特别有意义，因为他们可能有心血管问题，因此应避免使用蒽环类药物。

与上述回顾性数据和子集分析相比，专门讨论老年乳腺癌患者辅助性化疗益处的前瞻性数据很有限。法国辅助研究小组 08 试验（French Adjuvant Study Group 08，FASG 08）招募了 388 名 65 岁以上的患者，对他莫昔芬联合表柔比星为基础的化疗与单纯内分泌治疗进行了比较。该研究表明，淋巴结阳性患者的复发风险有所降低，这在 ER 阴性患者中更为明显，但总体生存率并无获益[9]。

ICE（老年患者伊班膦酸钠加或不加卡培他滨）研究考察了口服卡培他滨化疗是否能降低老年女性早期乳腺癌的复发风险。对伊班膦酸钠（根据激素受体情况联合内分泌治疗）和是否联合卡培他滨化疗进行了比较。这项研究随机调查了 1358 名患者，在无病或总生存期方面没有差异[10]。FASG 08 和 ICE 是仅有的两项前瞻性研究，通过比较化疗与无化疗组，直接探讨了辅助化疗对老年早期乳腺癌患者的绝对益处。其他研究试图解决同样的问题，但由于招募不力而提前结束[11]。

同时，许多前瞻性临床试验以辅助化疗对高危乳腺癌的老年女性有益为前提，对不同的化疗方案进行了比较[9]。CALGB 49 907 研究纳入了 65 岁或以上任何淋巴结和激素受体状态的浸润性 T_1~T_4 乳腺癌的女性。女性随机接受标准化疗［根据医师的选择，6 个周期的环磷酰胺、甲氨蝶呤和氟尿嘧啶（cyclophosphamide，methotrexate，and fluorouracil，CMF）或 4 个周期的阿霉素 / 环磷酰胺（AC）］或 6 个周期的口服卡培他滨[12]。在 633 名患者中，61% 的患者年龄在 70 岁或以上。中位随访 2 年后，随机接受卡培他滨治疗的患者与接受标准化疗的患者相比，经历无复发生存事件的可能性提高 2.4 倍（95%CI 1.5~3.8；调整后的 P = 0.0003），死亡的可能性提高 2.1 倍（95%CI 1.2~3.7；P = 0.02），因此，与老年女性的标准辅助化疗相比，本试验未能证明辅助卡培他滨的益处。最近，ELDA 研究未能检测到 302 名 65~79 岁随机接受 CMF 或每周多西他赛治疗的患者在无病生存率和死亡风险方面的任何差异[13]；此外，紫杉烷组的生活质量较差。目前尚不清楚这两种治疗方法与含蒽环类药物的治疗方法（如 AC，在 CALGB 49 907 对照组中 56% 的治疗方法中使用）相比的效果如何。非聚乙二醇化脂质体阿霉素联合环磷酰胺和每周紫杉醇也在一小群 65 岁及以上心脏并发症发生率低的高危患者中进行了试验。然而，在没有对照组或参考组的情况下，与在该人群中测试的其他方案相比，很难得出关于该方案疗效的结论[14]。

总的来说，从回顾性和（有限的）前瞻性数据中得出结论似乎是合理的，即辅助化疗对高危（淋巴结阳性和 ER 阴性）乳腺癌的老年女性有好处。然而，仅基于疗效数据，没有明确的首选方案。

10.2.2 抗 HER2 治疗

关于辅助曲妥珠单抗在老年人群中的作用，现有的数据有限。在 HERA 试验中，只有 16.2% 的患者年龄在 60 岁以上，该试验确定了早期 HER2 阳性乳腺癌术后 1 年曲妥珠单抗治疗的标准[15]。尽管如此，在一项大型荟萃分析中可观察到，接受化疗和曲妥珠单抗治疗的老年患者与单独接受化疗的患者相比，相对风险降低了 47%[16]，因此，在没有心脏（或化疗相关）禁忌证的情况下，所有 HER2 阳性的乳腺癌患者（不论年龄）均应考虑曲妥珠单抗联合化疗[17-18]。

2028 例患者的回顾性研究表明，大多数老年人（81.7%）能够完成一年的辅助曲妥珠单抗疗程，尽管年龄的增加和合并症与早期停药率相关[19]。患有低风险疾病的老年患者也能从良好的疾病控制和低心脏事件发生率中获益，如最近一系列淋巴结阴性的小肿瘤（< 2 cm）的患者的回顾性分析所示[20]。尽管如此，较短的治疗时间也可能是老年人为减少心脏病风险的一种选择。PHARE 试验未能证明曲妥珠单抗在 3.5 年随访中 6 个月与 12 个月的非劣效性，尽管在标准治疗组中可观察到更多的心脏事件[21]。与现行标准相比，SOLD 研究也未能显示 9 周曲妥珠单抗的非劣效性[22]；然而，无病生存率和总生存率的绝对差异很小，当然需要更详细的年龄亚组分析。

无蒽环类药物方案可能是低、中等复发风险或可能增加心脏毒性的合并症的老年人的一个重要选择。一项开放性Ⅱ期研究表明，年龄在 75 岁以下的患者联合应用 TC 和曲妥珠单抗，在 2 年内获得了良好的无病生存率和总生存率（分别为 97.8% 和

99.2%），心脏功能障碍发生率为 6%，通常是可逆的[23]。多西他赛加卡铂和曲妥珠单抗也能提供与蒽环类紫杉烷方案相似的结果，心脏毒性较小；然而，它只在 70 岁以下的患者中进行了试验[24-25]。每周紫杉醇和曲妥珠单抗是一种耐受性良好的方案。这已在单臂Ⅱ期试验中进行了研究，在淋巴结阴性疾病中，3 年无病生存率高达 98.7%，令人鼓舞，尽管只有 10% 的患者年龄在 70 岁或以上[26]。7 年后，无病生存率最近被证实为 93.3%，乳腺癌特异性生存率为 98.6%，总生存率为 95%[27]。该方案通常耐受性良好，对 HER2 阳性的老年乳腺癌患者是一个有吸引力的选择。

目前，尚无临床试验数据支持单纯曲妥珠单抗（不含化疗）辅助治疗。然而，当化疗不合适时，曲妥珠单抗单药治疗可能是合理的，尤其是在激素受体阳性疾病的情况下与内分泌治疗联合使用。曲妥珠单抗的这种使用方法不在欧盟上市许可范围内，但是在观察性研究中，单独使用曲妥珠单抗与无复发生存率（3 年为 84%，5 年为 80%）和总生存率（分别为 93% 和 87%）相关[28]。

关于老年患者使用曲妥珠单抗的证据在早期乳腺癌患者中更为有限。80 岁以下的患者已在关键研究中接受治疗，该研究将帕妥珠单抗定义为新辅助治疗的标准，但尚未报道年龄特异性细节[29]。在辅助治疗环境中，在 APHINITY 研究中，13.1% 接受帕妥珠单抗治疗的患者年龄在 65 岁及以上，但年龄亚组分析仍然不可用[30]。

总的来说，老年患者似乎从辅助曲妥珠单抗中获得了与年轻患者相似的益处，没有心脏（或化疗）禁忌证且 HER2 阳性的乳腺癌老年患者应考虑这种治疗。

10.3 老年乳腺癌患者辅助性全身治疗的毒副作用

10.3.1 化疗

老年患者出现辅助化疗相关毒副作用的风险增加。在国际乳腺癌研究小组（International Breast Cancer Study Group，IBCSG）的试验荟萃分析中，发现 65 岁以上的人在接受 CMF 治疗时的死亡率比

年轻人高（65 岁以上为 1.28%，51～64 岁为 0.26%，50 岁以下为 0.08%）[31]。同样，对 3 项 CALGB 研究的荟萃分析显示，3 个年龄组的辅助化疗相关的毒性死亡风险增加（65 岁以上、51～64 岁和 50 岁以下的患者分别为 1.5%、0.4% 和 0.19%）[32]。

在老年患者中观察到的治疗相关死亡率增加，可能部分反映了血液学毒性的增加。年龄与骨髓储备减少和接受化疗时血液学毒性的风险增加有关。在没有任何药代动力学差异的情况下，早期乳腺癌患者在接受蒽环类药物治疗时，化疗引起的中性粒细胞减少症的发生率随年龄增长而增加[33]，因此，年龄被认为是发热性中性粒细胞减少症的一个风险因素，在这一人群中应及早考虑使用粒细胞集落刺激因子（granulocyte colony stimulating factors，G-CSF）[34-35]。在上述 CALGB 分析中，老年患者的 4 级血液学毒性、治疗中止和 AML 或骨髓增生异常综合征的死亡发生率较高[32]。在 IBCSG Ⅶ 研究中，65 岁以上的患者在应用 CMF 方案时出现血液学毒性和黏膜炎的比例较高，而且不太可能接受最初计划的剂量强度[36]。在另一个机构的系列研究中，白细胞减少、中性粒细胞减少、恶心、心脏毒性和血栓性静脉炎在 65 岁以上使用 CMF 方案的患者中更为频繁和严重[37]。最近，随着年龄的增长，蒽环类药物序贯紫杉类药物被发现增加了血液学和非血液学毒性的风险，但在四项试验的综合分析中，对于老年患者仍然是可行的[38]。

蒽环类药物化疗的心脏毒性是有据可查的[39]。SEER-Medicare 数据库对 43 338 名年龄在 66～80 岁的Ⅰ～Ⅲ期乳腺癌患者进行了研究，发现使用蒽环类药物时，5 年和 10 年的充血性心脏衰竭率分别为 19% 和 38%，不使用蒽环类药物时分别为 18% 和 33%，不使用化疗时分别为 15% 和 29%[40]。除年龄外，黑色人种、高血压、糖尿病和冠状动脉疾病也都与心脏风险的增加有关，这些风险可能在治疗后 10 年才变得明显，因此，在为老年患者提供以蒽环类药物为基础的化疗之前，应仔细考虑，这应该包括：全面的心脏评估，考虑是否有心脏毒性较低的蒽环类药物方案[41-42]，或是否适合采用单独的紫杉类药物方案。

使用紫杉类药物与主要的感觉神经病变有关。

紫杉醇的神经毒性似乎比多西他赛更强，其神经病变的总发生率分别为 60% 和 15%[43]。在西南肿瘤学组（Southwest Oncology Group，SWOG）对 65 岁以上参与者的研究分析中，年龄和糖尿病史是外周神经病变发生的独立预测因素，紫杉醇比多西他赛更常见[44]。在 NRG 肿瘤学和（或）NSABP B-30 研究中，高龄也是长期周围神经病变的一个风险因素[45]。其他潜在的风险因素是同时使用铂类、肥胖和较低的活动量。当与其他年龄相关的现象（如肌肉质量下降和视力恶化）相结合时，神经病变在生活质量和跌倒风险方面都会成为一个重要的问题。

认知障碍是癌症患者的另一个关注领域[46]。年龄是认知能力下降的一个风险因素，老年人更容易受到癌症及其治疗在认知方面的不利影响[47]。然而，11%～41% 的老年患者在接受乳腺癌辅助治疗前就有认知问题[48-49]。一项对 123 名接受乳腺癌辅助化疗的老年患者进行的前瞻性研究表明，其中 49% 的患者存在客观的认知能力下降，尤其影响工作记忆[50]。这可能对于考虑化疗的老年患者是一个重要问题。然而，一个关键的、未回答的问题是，随着时间的推移，这种情况会在多大程度上得到改善？

在接受化疗的老年患者中，通过问卷调查（如 Lawton's IADL）可发现化疗的功能影响是轻微到中等的[51]。其中的一个组成部分，即肌肉无力，与其他血液学和非血液学副作用一样频繁出现，并且与疲劳无关[52]。在 SEER-Medicare 数据库的一个辅助系统治疗的回顾性队列中，44 626 名患者的化疗与不同年龄组的功能不良事件的风险增加有关，特别是在完成化疗后的头 3 个月，并持续到随访[53]。然而，接受化疗的老年乳腺癌幸存者与那些没有接受细胞毒性治疗的人相比，尽管报告的身体功能略低，但长期来看，表现出相似的体能表现[54]。这可能反映了选择上的偏差，因为那些被选中接受化疗的人有更好的基线表现。尽管如此，那些接受化疗的人至少能保持与接受内分泌治疗的幸存者相似的体能表现。

细胞毒素也会增加老年人继发 AML 的风险。在一项来自 SEER-Medicare 数据集的观察分析中，与未接受化疗的患者相比，10 130 名接受化疗且年龄在 66 岁以上的患者发生 AML 的风险增加（*HR*

1.53，95% CI 1.14~2.06）[55]。最近，对四项肿瘤学临床试验联盟的辅助性试验的患者进行分析，发现 65 岁以上和 70 岁以上的患者 AML 或骨髓增生异常综合征的发生率为 0.8% 和 1.0%，而 65 岁以下的患者为 0.4%。65 岁以上（HR 3.13，95%CI 1.18~8.33）和接受蒽环类药物治疗（HR 5.16，95%CI 1.47~18.19）的患者风险增加[56]。

因此，化疗对考虑辅助化疗的老年女性既有短期的副作用，也有长期的副作用。这些因素需要在患者知情的情况下，与患者就其治疗的益处和风险进行讨论。

10.3.2 抗 HER2 治疗

抗 HER2 治疗使充血性心力衰竭的风险高出 5 倍，左心室射血分数（left ventricular ejection fraction，LVEF）下降的风险高出 2 倍[57-58]。尽管如此，在整体人群的前瞻性研究中，心脏毒性的总体发生率很低（1%~4%），而且通过适当的治疗是可逆的，尤其是在早期发现时[25, 59-62]。

对中北部癌症治疗小组（North Central Cancer Treatment Group，NCCTG）N9831 和 NSABP B-31 研究中 3351 名患者的综合分析表明，两项试验中严重心脏不良事件的绝对值分别增加了 3.3% 和 2.9%[63-64]；但是，只有 16% 的患者年龄在 60 岁以上。在 NSABP B-31 研究中，年龄较大和 LVEF 测量值为 50%~54% 是心力衰竭的重要预测因素[65]。同样，在 NCCTG N9831 研究中发现 50 岁以上、LVEF 低于 55%、服用抗高血压药的患者发生心脏并发症的风险较高[66]。一项大型 SEER-Medicare 回顾性分析对 9535 名 66 岁及以上的 I~III 期乳腺癌化疗患者进行了分析，其中 23.1% 的患者同时接受了曲妥珠单抗治疗。这项分析发现，与临床试验报道相比，充血性心力衰竭的发生率较高（使用曲妥珠单抗 29.4%，而不使用曲妥珠单抗的 18.9%）。心脏合并症（包括冠状动脉疾病和高血压）和年龄较大被确定为风险因素[67]。此外，一个小型的 70 岁及以上患者的回顾性系列表明，既往的心脏事件和糖尿病史与曲妥珠单抗的心脏毒性发生率增加有关[68]。尽管如此，大多数老年患者还是能够完成 1 年的曲妥珠单抗辅助治疗。在 SEER-Medicare 对 2028 名 66

岁及以上女性的回顾性系列研究中，81.7% 能够完成 1 年的曲妥珠单抗治疗，老年患者和有合并症的患者完成治疗的概率较低。然而，有 3.6% 的人因心脏事件而入院[19]，因此，充分的心脏监测是这一人群的关键，尽管在最近的一项回顾性研究中发现，2203 名女性中有 64% 的人没有充分监测，主管医师在督促患者进行心脏评估的方面起到重要作用[69]。此外，最近对 SEER-Medicare 数据库中 1077 名 65 岁以上患者的分析表明，接受多柔比星、环磷酰胺、紫杉醇和曲妥珠单抗与多西他赛、卡铂和曲妥珠单抗治疗的女性的不良事件和住院率以及 5 年乳腺癌特异性和总生存率相似，尽管前一组完成曲妥珠单抗的可能性较小[70]。因此，用当前含曲妥珠单抗的治疗方案安全治疗老年患者显然是可能的，但应密切关注心脏监测。

10.4 影响老年患者治疗决定的因素

如上所述，患有早期乳腺癌的老年女性从辅助化疗中获得的益处与年轻女性相似，但潜在的毒性更大[4]。因此，如果老年女性为高危乳腺癌患者，那么，就像年轻女性一样，应该考虑进行辅助化疗。

然而，乳腺癌在老年患者中往往表现出更多的惰性特征[71]，这些特征包括激素受体的表达增加[72]、人表皮生长因子受体 2 的过度表达率降低[73]，以及其他低风险病理特征的频率增加[74]，因此，许多老年患者可能不属于高危人群（基于组织病理学特征），无论年龄大小，都不需要化疗。当风险特征提示有高复发的风险时，必须结合患者的年龄来看待这个问题。这是因为高龄与功能储备和抗压能力的降低有关，也与合并症、社会问题、认知障碍和虚弱的高发率有关[75]。由于这些因素，乳腺癌往往不是早期乳腺癌老年女性的死因，因此应在预测预期寿命的前提下制定建议。在线工具可能有助于估计预期寿命，尽管它们在癌症患者中的使用还没有得到验证[76]。有趣的是，乳腺癌会增加 II 期老年患者的死亡风险，但在 I 期患者中却没有，心血管疾病仍然是最常见的死亡原因[77]。

乳腺癌患者的预期寿命因同时存在健康状况而

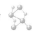

几乎减半[78]，合并症是预期寿命和生存率下降的独立预测因素[79]。影响功能状态的疾病会增加整体和乳腺癌相关的死亡率，特别是如果这些疾病是慢性的并且预计会恶化（例如，痴呆症、慢性阻塞性肺疾病和带有内脏损伤的糖尿病）[80]，因此，对于老年乳腺癌患者，应始终对可能影响其对化疗耐受性的合并症进行基线评估，有用的工具包括 Charlson 合并症指数评分[81]、累积指数评分表 - 老年（Cumulative Index Rating Scale–Geriatric，CIRS–G）[82]和美国老年人资源和服务（Older American Resources and Services，OARS）的身体健康部分[83]。

功能状态限制也与乳腺癌患者的预期寿命减少以及因各种原因和竞争性原因导致死亡风险的增加独立相关[84]。虚弱包括对压力的储备和抵抗力下降，影响生理系统，并增加对不良后果的易感性[85]。一个标准的定义包括体重减轻、行走速度慢和体力活动减少，这增加了老年乳腺癌患者住院的可能性，并降低了总的生存率[86]。

有许多工具可以支持决策。辅助在线系统可评估癌症的复发和生存率，其依据是个人和疾病的特定特征，包括合并症[87]。然而，在荷兰的一项研究中，发现当合并症被设定为一组老年乳腺癌患者的"平均年龄"时，高估了 10 年的复发风险，而当由专家小组指定水平时，则准确预测了这一风险（同时低估了总生存率）[88]。辅助在线系统应谨慎使用，因为它是由不包括大量老年患者的队列得出的。另一方面，NHS PREDICT[89]在开发过程中包括了 32% 的 65 岁及以上的患者，它包含了检测方式、HER2 状态和 Ki67，并提供了 5 年和 10 年的总生存率的估计[90]。该模型被发现能准确预测 5 年的总生存期，而对 10 年的总生存期则明显高估[91]。该模型的主要局限性是缺乏有关合并症的信息输入，以及缺乏乳腺癌特异性死亡率和复发率的信息。

采用两步法，包括老年问题的筛查工具，然后根据筛查结果进行 CGA，有助于制订有关老年乳腺癌患者辅助治疗的计划。各种筛查工具可以识别出健康或虚弱的患者，可以很容易地做出治疗决定，而虚弱的患者则需要进行 CGA，这可能会发现潜在的、可纠正的问题，并可以进行干预[92]。正如第 4 章所讨论的，CGA 已被用于评估老年癌症患者[93]，

并被发现影响治疗决定[94-95]。

基因表达谱的识别和验证最近成为早期乳腺癌管理的一项重大改进，其使用得到了美国临床肿瘤学会的支持[96]。Oncotype Dx 21 基因复发评分（recurrence score，RS）是最有效的预后检测，可以识别包括老年人在内的最有可能从辅助化疗中获益的患者[97, 98]；其目前适用于淋巴结阴性、ER 阳性、HER2 阴性的女性，越来越多的证据支持其也可用于淋巴结阳性的患者[99, 100]。有趣的是，在一项对 184 190 人进行的基于人口的大型观察性研究中，记录了 70 岁及以上没有做 21 基因检测或 RS 为 18 及以上但 RS 不低于 18 的患者的乳腺癌特异性死亡率很高[101]。

因此，对患有早期乳腺癌的老年女性进行全面的复发风险（包括分子分析）和竞争性原因导致的死亡风险评估至关重要，以优化辅助治疗的决策。

10.5 毒性预测

一些量表已被证明可以预测与化疗有关的不良事件并指导治疗方案[102-103]。此外，基于老年变量的模型已被前瞻性地开发用于预测化疗毒性。

老年化疗风险评估量表（Chemotherapy Risk Assessment Scale for High age，CRASH）是在 Moffitt 癌症中心开发和验证的，用于预测老年人化疗相关的血液学和非血液学毒性的风险[104]。该评分整合了患者和化疗风险。患者风险是基于临床和实验室数据以及来自 CGA 的信息。化疗风险是一项数学评分（称为 Chemotox），是利用已发表的临床试验数据，从两个最高频率的 4 级血液学毒性和 3 级及以上非血液学毒性的平均值中得出的。

研究发现，血液学毒性与 IADL 评分、乳酸脱氢酶水平、舒张压和 Chemotox 分数相关联。非血液学毒性是由 ECOG 表现状态、迷你精神状态检查、迷你营养评估和 Chemotox 预测的（表 10–1）。

另一个模型是由希望之城医院的癌症和衰老研究小组（Cancer and Aging Research Group，CARG）开发的，用于识别化疗中严重或致命毒性风险增加的患者[105]。它是在一项观察性研究中开发的，包括 500 名老年癌症患者（不限于乳腺癌）。该模型

包括年龄在 71 岁以上、涉及胃肠道或生殖道的原发性癌症、进行全剂量化疗而不减量、使用多药化疗方案、贫血、肌酐清除率低（< 34 mL/min）、听力一般或较差（自我报告）、在过去 6 个月内跌倒 1 次以上、不能独立服药（或需要一些帮助）、活动能力有限，以及由于身体或情绪限制而减少社会活动。每个因素都被赋予 1 ~ 3 个风险点。该模型已在 1 个独立的队列中得到验证，并显示低风险组的 3 ~ 5 级毒性发生率为 30%，中度风险组为 52%，高风险组为 83%[106]。

表 10-1　CRASH 评分[104]

要点					
预测因子		0	1	2	
血液学评分	舒张压	≤ 72	> 72		
	IADL	26 ~ 29	10 ~ 25		
	乳酸脱氢酶	0 ~ 459		> 459	
	化学毒素	0 ~ 0.44	0.45 ~ 0.57	> 0.57	
非血液学评分	ECOG PS	0	1 ~ 2	3 ~ 4	
	多媒体信息服务	30		< 30	
	MNA	28 ~ 30		< 28	
	化学毒素	0 ~ 0.44	0.45 ~ 0.57	> 0.57	

样本	CRASH 分数（严重毒性患者的分数 / %）			风险类别
	血红素亚组得分	非血红素亚组得分	综合得分	
起源集（n=347）	0 ~ 1: 7% 2 ~ 3: 23% 4 ~ 5: 54% > 5: 100%	0 ~ 2: 33% 3 ~ 4: 46% 5 ~ 6: 67% > 6: 93%	0 ~ 3: 50% 4 ~ 6: 58% 7 ~ 9: 77% > 9: 79%	低的 整数低 整数高 高的
验证	0 ~ 1: 12% 2 ~ 3: 35% 4 ~ 5: 45% > 5: 50%	0 ~ 2: 42% 3 ~ 4: 59% 5 ~ 6: 66% > 6: 100%	0 ~ 3: 61% 4 ~ 6: 72% 7 ~ 9: 77% > 9: 100%	

基于这些发现，现在人们认识到对功能和营养状况以及众所周知的临床和实验室参数的评估对决策至关重要。因此，欧洲癌症研究与治疗组织（European Organisation for Research and Treatment of Cancer，EORTC）已将其列为在未来试验中对老年癌症患者进行基线评估和筛查的最低数据集[107]。

10.6　正在进行的研究

目前支持老年乳腺癌患者使用辅助系统治疗的证据基础主要依赖于从年轻女性的试验中推断出来的数据以及在老年人身上进行的少量前瞻性和回顾性研究。然而，我们希望一些正在进行的专门针对老年患者的前瞻性研究将在未来几年内加强这一证据基础。目前正在进行或预计进行的试验见表 10-2。

10.7　结论

辅助性系统治疗对许多高复发风险的早期乳腺癌老年患者是安全和有益的。然而，决策是具有挑战性的，因为它涉及对疾病生物学、舒适度、预期寿命和患者身体状况的复杂考虑。由于这一特定患者群体的证据基础有限，决策过程变得更加复杂。

然而，目前正在进行的一些试验旨在填补这一知识空白。除了从这些试验中获得的信息外，还需要进一步了解老年女性乳腺癌的分子病理机制，以确定更有可能从化疗中获益的患者。无论这些研究的结果如何，即使在今天也很清楚，对全球健康状况的全面评估，包括老年病学评估领域和患者的偏好，是确定治疗的风险和效益的核心。

表 10-2　临床试验上正在招募的侧重于老年早期乳腺癌患者化疗的试验 [108]

试验	预期招募人数	合作者 / 发起人	描述	标识
70 岁及以上女性的乳腺癌治疗决策	312 名患者	Dana-Farber 癌症研究所	评估决策辅助工具，以帮助 70 岁及以上的乳腺癌患者制定治疗决策	NCT02823262
老年乳腺癌幸存者的认知：治疗暴露、载脂蛋白 E 和吸烟史	540 名患者	纪念斯隆 – 凯特琳癌症中心	与从未患过癌症的老年女性相比，评估乳腺癌幸存者中接受或未接受化疗的老年女性的认知能力受治疗的影响	NCT02122107
曲妥珠单抗在早期老年乳腺癌中的应用	56 名患者	辛西娅·奥乌苏癌症中心 / 国家癌症研究所	研究曲妥珠单抗的副作用及其对早期乳腺癌老年女性的疗效	NCT00796978
脂质体阿霉素与环磷酰胺联合甲氨蝶呤治疗接受过乳腺癌手术的老年女性的比较	77 名患者	国际乳腺癌研究小组	用脂质体阿霉素与环磷酰胺联合甲氨蝶呤治疗比较患有可切除、激素受体阴性乳腺癌的老年女性的无病生存期	NCT00296010
ATOP 试验：HER2 阳性的乳腺癌老年患者的辅助 T-DM1 治疗	200 名患者	学术和社区癌症研究联合组织 / 国家癌症研究所	评估 T-DM1 HER2 阳性 I ~ III 期乳腺癌老年患者的疗效	NCT02414646
老年与年轻女性乳腺癌患者的辅助治疗：辅助化疗对功能状态、合并症和生活质量的纵向影响	200 名患者	希望之城医疗中心 / 国家老龄化研究所	描述身体功能状态和生活质量的纵向轨迹，确定患者评估措施是否能预测成年乳腺癌患者从辅助化疗前到治疗结束后 6 个月的发病率。评估生理年龄的潜在生物标志物，包括高级糖化终产物和氧化应激和炎症的标志物	NCT01030250
根据基因组等级对 70 岁以上 ER 阳性而 HER2 阴性的乳腺癌女性进行辅助性系统治疗：对比化疗 + 内分泌治疗与内分泌治疗（ASTER 70s）	2000 名患者	UNI 癌症中心	根据基因组等级测试，评估辅助化疗对老年乳腺癌患者总生存期的益处	NCT01564056
一个开放的 II 期试验，利用新的成像和生化技术调查脂质体阿霉素（Caelyx）对老年乳腺癌患者的心脏影响	16 名参与者	鲁汶大学	利用新的非侵入性技术，比如应变率成像、经典超声心动图，以及测量肌钙蛋白 I 和脑钠肽的特殊血液测试，评估脂质体阿霉素对早期乳腺癌老年患者（65 岁或以上）的心脏影响	NCT00284336

续表

试验	预期招募人数	合作者/发起人	描述	标识
基因多态性和基因产物作为衰老的生物标志物以及与老年乳腺癌患者的临床老年评估、化疗耐受性和结果的相关性	110名患者	鲁汶大学	评估乳腺癌患者的衰老生物学，并研究化疗对衰老相关血液生物标志的影响	NCT00849758
跨越乳腺癌患者的年龄差距	3200名患者	谢菲尔德大学	开发一个预测工具，根据乳腺癌本身因素和他们的体质/虚弱程度为老年女性量身定制治疗方案，开发一个决策支持工具，协助老年妇女对其首选治疗做出知情决定	N/A

参考文献

（遵从原版图书著录格式及出现顺序）

[1] Cancer Research UK. ［2018-01-28］.http://www. cancerresearchuk.org/health-professional/cancer-statistics/ statistics-by-cancer-type/breast-cancer/incidence-invasive#ref.

[2] BASTIAANNET E, LIEFERS G J, DE CRAEN A J, et al. Breast cancer in elderly compared to younger patients in the Netherlands: stage at diagnosis, treatment and survival in 127, 805 unselected patients. Breast Cancer Res Treat, 2010, 124 (3)：801-807.

[3] GIORDANO S H, DUAN Z, KUO Y F, et al. Use and outcomes of adjuvant chemotherapy in older women with breast cancer. J Clin Oncol, 2006, 24 (18)：2750-2756.

[4] MUSS H B, WOOLF S, BERRY D, et al. Adjuvant chemotherapy in older and younger women with lymph nodepositive breast cancer. JAMA, 2005, 293 (9)：1073-1081.

[5] Early Breast Cancer Trialists' Collaborative Group (EBCTCG), Peto R, Davies C, et al. Comparisons between different polychemotherapy regimens for early breast cancer: meta-analyses of long-term outcome among 100, 000 women in 123 randomised trials. Lancet, 2012, 379 (9814)：432-444.

[6] OKONJI D O, SINHA R, PHILLIPS I, et al. Comprehensive geriatric assessment in 326 older women with early breast cancer. Br J Cancer, 2017, 117 (7)：925-931.

[7] ELKIN E B, HURRIA A, MITRA N, et al. Adjuvant chemotherapy and survival in older women with hormone receptornegative breast cancer: assessing outcome in a population-based, observational cohort. J Clin Oncol, 2006, 24 (18)：2757-2764.

[8] JONES S, HOLMES F A, O'SHAUGHNESSY J, et al. Docetaxel with cyclophosphamide is associated with an overall survival benefit compared with doxorubicin and cyclophosphamide: 7-year follow-up of US oncology research trial 9735. J Clin Oncol, 2009, 27 (8)：1177-1183.

[9] FARGEOT P, BONNETERRE J, ROCHÉ H, et al. Disease-free survival advantage of weekly epirubicin plus tamoxifen versus tamoxifen alone as adjuvant treatment of operable, node-positive, elderly breast cancer patients: 6-year follow-up results of the French adjuvant study group 08 trial. J Clin Oncol, 2004, 22 (23)：4622-4630.

[10] VON MINCKWITZ G, REIMER T, POTENBERG J. The phase III ICE study: adjuvant ibandronate with or without capecitabine in elderly patients with moderate or high risk early breast cancer. Cancer Res, 2014.

[11] LEONARD R, BALLINGER R, CAMERON D, et al. Adjuvant chemotherapy in older women (ACTION) study – what did we learn from the pilot phase? Br J Cancer, 2011, 105 (9)：1260-1266.

[12] MUSS H B, BERRY D A, CIRRINCIONE C T, et al. Adjuvant chemotherapy in older women with early-stage breast cancer. N Engl J Med, 2009, 360 (20)：2055-2065.

[13] PERRONE F, NUZZO F, DI RELLA F, et al. Weekly docetaxel versus CMF as adjuvant chemotherapy for older women with early breast cancer: final results of the

randomized phase III ELDA trial. Ann Oncol, 2015, 26（4）: 675-682.

[14] COLTELLI L, FONTANA A, LUCCHESI S, et al. Cardiac safety of adjuvant non-pegylated liposomal doxorubicin combined with cyclophosphamide and followed by paclitaxel in older breast cancer patients. Breast, 2017, 31: 186-191.

[15] PICCART-GEBHART M J, PROCTER M, LEYLAND-JONES B, et al. Trastuzumab after adjuvant chemotherapy in HER2-positive breast cancer. N Engl J Med, 2005, 353（16）: 1659-1672.

[16] BROLLO J, CURIGLIANO G, DISALVATORE D, et al. Adjuvant Trastuzumab in elderly with HER-2 positive breast cancer: a systematic review of randomized controlled trials. Cancer Treat Rev, 2013, 39（1）: 44-50.

[17] BIGANZOLI L, BATTISTI N M L, WILDIERS H, et al. Management of elderly patients with breast cancer: updated recommendations of the International Society of Geriatric Oncology（SIOG）and European Society of Breast Cancer Specialists（EUSOMA）. Lancet Oncol, 2012, 13（4）: e148-e160.

[18] GOLDHIRSCH A, WOOD W C, COATES A S, et al. Strategies for subtypes-dealing with the diversity of breast cancer: highlights of the St. Gallen international expert consensus on the primary therapy of early breast cancer 2011. Ann Oncol, 2011, 22（8）: 1736-1747.

[19] VAZ-LUIS I, KEATING N L, LIN N U, et al. Duration and toxicity of adjuvant Trastuzumab in older patients with earlystage breast cancer: a population-based study. J Clin Oncol, 2014, 32（9）: 927-934.

[20] CADOO K A, MORRIS P G, COWELL E P, et al. Adjuvant chemotherapy and Trastuzumab is safe and effective in older women with small, node-negative, HER2-positive early-stage breast cancer. Clin Breast Cancer, 2016, 16（6）: 487-493.

[21] PIVOT X, ROMIEU G, DEBLED M, et al. 6 months versus 12 months of adjuvant Trastuzumab for patients with HER2-positive early breast cancer（PHARE）: a randomised phase 3 trial. Lancet Oncol, 2013, 14（8）: 741-748.

[22] JOENSUU H, FRASER J, WILDIERS H et al. A randomized phase III study of adjuvant Trastuzumab for a duration of 9 weeks versus 1 year, combined with adjuvant taxane-anthracycline chemotherapy, for early HER2-positive breast cancer（the SOLD study）（Abstract GS3-04）, in 2017 San Antonio Breast Cancer Symposium: San Antonio, USA, 2017.

[23] TSAI H T, ISAACS C, FU A Z, et al. Risk of cardiovascular adverse events from Trastuzumab（Herceptin（®））in elderly persons with breast cancer: a population-based study. Breast Cancer Res Treat, 2014, 144（1）: 163-170.

[24] JONES S E, COLLEA R, PAUL D, et al. Adjuvant docetaxel and cyclophosphamide plus Trastuzumab in patients with HER2-amplified early stage breast cancer: a single-group, open-label, phase 2 study. Lancet Oncol, 2013, 14（11）: 1121-1128.

[25] SLAMON D, EIERMANN W, ROBERT N, et al. Adjuvant Trastuzumab in HER2-positive breast cancer. N Engl J Med, 2011, 365（14）: 1273-1283.

[26] TOLANEY S M, BARRY W T, DANG C T, et al. Adjuvant paclitaxel and Trastuzumab for node-negative, HER2-positive breast cancer. N Engl J Med, 2015, 372（2）: 134-141.

[27] TOLANEY S M, BARRY W T, GUO H, et al. Seven-year（yr）follow-up of adjuvant paclitaxel（T）and Trastuzumab（H）（APT trial）for node-negative, HER2-positive breast cancer（BC）. J Clin Oncol, 2017, 35（15_suppl）: 511.

[28] DALL P, KOCH T, GÖHLER T, et al. Trastuzumab without chemotherapy in the adjuvant treatment of breast cancer: subgroup results from a large observational study. BMC Cancer, 2018, 18（1）: 51.

[29] GIANNI L, PIENKOWSKI T, IM Y H, et al. 5-year analysis of neoadjuvant pertuzumab and Trastuzumab in patients with locally advanced, inflammatory, or early-stage HER2-positive breast cancer（NeoSphere）: a multicentre, open-label, phase 2 randomised trial. Lancet Oncol, 2016, 17（6）: 791-800.

[30] VON MINCKWITZ G, PROCTER M, DE AZAMBUJA E, et al. Adjuvant pertuzumab and Trastuzumab in early HER2-positive breast cancer. N Engl J Med, 2017, 377（2）: 122-131.

[31] COLLEONI M, PRICE K N, CASTIGLIONE-GERTSCH M, et al. Mortality during adjuvant treatment of early breast cancer with cyclophosphamide, methotrexate, and fluorouracil. International Breast Cancer Study Group. Lancet, 1999, 354（9173）: 130-131.

[32] MUSS H B, BERRY D A, CIRRINCIONE C, et al. Toxicity of older and younger patients treated with adjuvant chemotherapy for node-positive breast cancer: the Cancer and Leukemia Group B experience. J Clin Oncol, 2007, 25（24）: 3699-3704.

[33] DEES E C, O'REILLY S, GOODMAN S N, et al. A

prospective pharmacologic evaluation of age-related toxicity of adjuvant chemotherapy in women with breast cancer. Cancer Investig, 2000, 18（6）: 521-529.

[34] SMITH T J, BOHLKE K, LYMAN G H, et al. Recommendations for the use of WBC growth factors: American society of clinical oncology clinical practice guideline update. J Clin Oncol, 2015, 33（28）: 3199-3212.

[35] CRAWFORD J, ARMITAGE J, BALDUCCI L, et al. Myeloid growth factors. J Natl Compr Cancer Netw, 2013, 11（10）: 1266-1290.

[36] CRIVELLARI D, BONETTI M, CASTIGLIONE-GERTSCH M, et al. Burdens and benefits of adjuvant cyclophosphamide, methotrexate, and fluorouracil and tamoxifen for elderly patients with breast cancer: the International Breast Cancer Study Group Trial VII. J Clin Oncol, 2000, 18（7）: 1412-1422.

[37] DE MAIO E, GRAVINA A, PACILIO C, et al. Compliance and toxicity of adjuvant CMF in elderly breast cancer patients: a single-center experience. BMC Cancer, 2005, 5: 30.

[38] LOIBL S, VON MINCKWITZ G, HARBECK N, et al. Clinical feasibility of（neo）adjuvant taxane-based chemotherapy in older patients: analysis of >4, 500 patients from four German randomized breast cancer trials. Breast Cancer Res, 2008, 10（5）: R77.

[39] GIANNI L, HERMAN E H, LIPSHULTZ S E, et al. Anthracycline cardiotoxicity: from bench to bedside. J Clin Oncol, 2008, 26（22）: 3777-3784.

[40] PINDER M C, DUAN Z, GOODWIN J S, et al. Congestive heart failure in older women treated with adjuvant anthracycline chemotherapy for breast cancer. J Clin Oncol, 2007, 25（25）: 3808-3815.

[41] CRIVELLARI D, GRAY K P, DELLAPASQUA S, et al. Adjuvant pegylated liposomal doxorubicin for older women with endocrine nonresponsive breast cancer who are NOT suitable for a "standard chemotherapy regimen": the CASA randomized trial. Breast, 2013, 22（2）: 130-137.

[42] RYBERG M, NIELSEN D, CORTESE G, et al. New insight into epirubicin cardiac toxicity: competing risks analysis of 1097 breast cancer patients. J Natl Cancer Inst, 2008, 100（15）: 1058-1067.

[43] LEE J J, SWAIN S M. Peripheral neuropathy induced by microtubule-stabilizing agents. J Clin Oncol, 2006, 24（10）: 1633-1642.

[44] HERSHMAN D L, TILL C, WRIGHT J D, et al.

Comorbidities and risk of chemotherapy-induced peripheral neuropathy among participants 65 years or older in Southwest oncology group clinical trials. J Clin Oncol, 2016, 34（25）: 3014-3022.

[45] BANDOS H, MELNIKOW J, RIVERA D R, et al. Long-term peripheral neuropathy in breast cancer patients treated with adjuvant chemotherapy: NRG oncology/NSABP B-30. J Natl Cancer Inst, 2018, 110（2）: djx162.

[46] AHLES T A, ROOT J C, RYAN E L. Cancer- and cancer treatment-associated cognitive change: an update on the state of the science. J Clin Oncol, 2012, 30（30）: 3675-3686.

[47] LANGE M, RIGAL O, CLARISSE B, et al. Cognitive dysfunctions in elderly cancer patients: a new challenge for oncologists. Cancer Treat Rev, 2014, 40（6）: 810-817.

[48] HURRIA A, ROSEN C, HUDIS C, et al. Cognitive function of older patients receiving adjuvant chemotherapy for breast cancer: a pilot prospective longitudinal study. J Am Geriatr Soc, 2006, 54（6）: 925-931.

[49] LANGE M, GIFFARD B, NOAL S, et al. Baseline cognitive functions among elderly patients with localised breast cancer. Eur J Cancer, 2014, 50（13）: 2181-2189.

[50] LANGE M, HEUTTE N, RIGAL O, et al. Decline in cognitive function in older adults with early-stage breast cancer after adjuvant treatment. Oncologist, 2016, 21: 1337.

[51] CHEN H, CANTOR A, MEYER J, et al. Can older cancer patients tolerate chemotherapy? A prospective pilot study. Cancer, 2003, 97（4）: 1107-1114.

[52] 52. Extermann M, BOLER I, O'NEILL, et al. Muscle weakness is a significant problem in older patients receiving chemotherapy. Proc Am Soc Clin Oncol, 2006.

[53] MARIANO C, LUND J L, PEACOCK HINTON S, et al. Evaluating the association between adjuvant chemotherapy and functionrelated adverse events among older patients with early stage breast cancer. J Geriatr Oncol, 2017, 8（4）: 242-248.

[54] EXTERMANN M, LEEUWENBURGH C, SAMIIAN L, et al. Impact of chemotherapy on medium-term physical function and activity of older breast cancer survivors, and associated biomarkers. J Geriatr Oncol, 2017, 8（1）: 69-75.

[55] PATT D A, DUAN Z, FANG S, et al. Acute myeloid leukemia after adjuvant breast cancer therapy in older women:

understanding risk. J Clin Oncol, 2007, 25（25）: 3871–3876.

[56] FREEDMAN R A, SEISLER D K, FOSTER J C, et al. Risk of acute myeloid leukemia and myelodysplastic syndrome among older women receiving anthracycline-based adjuvant chemotherapy for breast cancer on Modern Cooperative Group Trials（Alliance A151511）. Breast Cancer Res Treat, 2017, 161（2）: 363–373.

[57] BOWLES E J, WELLMAN R, FEIGELSON H S, et al. Risk of heart failure in breast cancer patients after anthracycline and Trastuzumab treatment: a retrospective cohort study. J Natl Cancer Inst, 2012, 104（17）: 1293–1305.

[58] MOJA L, TAGLIABUE L, BALDUZZI S, et al. Trastuzumab containing regimens for early breast cancer. Cochrane Database Syst Rev, 2012, 4: CD006243.

[59] GIANNI L, DAFNI U, GELBER R D, et al. Treatment with Trastuzumab for 1 year after adjuvant chemotherapy in patients with HER2-positive early breast cancer: a 4-year follow-up of a randomised controlled trial. Lancet Oncol, 2011, 12（3）: 236–244.

[60] PEREZ E A, ROMOND E H, SUMAN V J, et al. Four-year follow-up of Trastuzumab plus adjuvant chemotherapy for operable human epidermal growth factor receptor 2-positive breast cancer: joint analysis of data from NCCTG N9831 and NSABP B-31. J Clin Oncol, 2011, 29（25）: 3366–3373.

[61] SMITH I, PROCTER M, GELBER R D, et al. 2-year follow-up of Trastuzumab after adjuvant chemotherapy in HER2-positive breast cancer: a randomised controlled trial. Lancet, 2007, 369（9555）: 29–36.

[62] 62. MARTIN M, ESTEVA F J, ALBA E, et al. Minimizing cardiotoxicity while optimizing treatment efficacy with Trastuzumab: review and expert recommendations. Oncologist, 2009, 14（1）: 1–11.

[63] ROMOND E H, PEREZ E A, BRYANT J, et al. Trastuzumab plus adjuvant chemotherapy for operable HER2-positive breast cancer. N Engl J Med, 2005, 353（16）: 1673–1684.

[64] RUSSELL S D, BLACKWELL K L, LAWRENCE J, et al. Independent adjudication of symptomatic heart failure with the use of doxorubicin and cyclophosphamide followed by Trastuzumab adjuvant therapy: a combined review of cardiac data from the National Surgical Adjuvant breast and Bowel Project B-31 and the North Central Cancer Treatment Group N9831 clinical trials. J Clin Oncol, 2010, 28（21）: 3416–3421.

[65] TAN-CHIU E, YOTHERS G, ROMOND E, et al. Assessment of cardiac dysfunction in a randomized trial comparing doxorubicin and cyclophosphamide followed by paclitaxel, with or without Trastuzumab as adjuvant therapy in node-positive, human epidermal growth factor receptor 2-overexpressing breast cancer: NSABP B-31. J Clin Oncol, 2005, 23（31）: 7811–7819.

[66] PEREZ E A, SUMAN V J, DAVIDSON N E, et al. Cardiac safety analysis of doxorubicin and cyclophosphamide followed by paclitaxel with or without Trastuzumab in the North Central Cancer Treatment Group N9831 adjuvant breast cancer trial. J Clin Oncol, 2008, 26（8）: 1231–1238.

[67] CHAVEZ-MACGREGOR M, ZHANG N, BUCHHOLZ T A, et al. Trastuzumab-related cardiotoxicity among older patients with breast cancer. J Clin Oncol, 2013, 31（33）: 4222–4228.

[68] SERRANO C, CORTÉS J, DE MATTOS-ARRUDA L, et al. Trastuzumab-related cardiotoxicity in the elderly: a role for cardiovascular risk factors. Ann Oncol, 2012, 23（4）: 897–902.

[69] CHAVEZ-MACGREGOR M, NIU J, ZHANG N, et al. Cardiac monitoring during adjuvant Trastuzumab-based chemotherapy among older patients with breast cancer. J Clin Oncol, 2015, 33（19）: 2176–2183.

[70] REEDER-HAYES K E, MEYER A M, HINTON S P, et al. Comparative toxicity and effectiveness of Trastuzumab-based chemotherapy regimens in older women with early-stage breast cancer. J Clin Oncol, 2017, 35（29）: 3298–3305.

[71] GENNARI R, CURIGLIANO G, ROTMENSZ N, et al. Breast carcinoma in elderly women: features of disease presentation, choice of local and systemic treatments compared with younger postmenopasual patients. Cancer, 2004, 101（6）: 1302–1310.

[72] GRANN V R, TROXEL A B, ZOJWALLA N J, et al. Hormone receptor status and survival in a population-based cohort of patients with breast carcinoma. Cancer, 2005, 103（11）: 2241–2251.

[73] POLTINNIKOV IM, RUDOLER S B, TYMOFYEYEV Y, et al. Impact of Her-2 Neu overexpression on outcome of elderly women treated with wide local excision and breast irradiation for early stage breast cancer: an exploratory analysis. Am J Clin Oncol, 2006, 29（1）: 71–79.

[74] DIAB S G, ELLEDGE R M, CLARK G M. Tumor characteristics and clinical outcome of elderly women with breast cancer. J Natl Cancer Inst, 2000, 92（7）: 550–

556.

［75］ GOODWIN J S, HUNT W C, SAMET J M. Determinants of cancer therapy in elderly patients. Cancer, 1993, 72 （2）: 594-601.

［76］ ePrognosis. ［cited 2018 28/01/2018］. http://eprognosis. ucsf.edu/.

［77］ SCHONBERG M A, MARCANTONIO E R, NGO L, et al. Causes of death and relative survival of older women after a breast cancer diagnosis. J Clin Oncol, 2011, 29 （12）: 1570-1577.

［78］ EXTERMANN M, BALDUCCI L, LYMAN G H. What threshold for adjuvant therapy in older breast cancer patients? J Clin Oncol, 2000, 18 （8）: 1709-1717.

［79］ EXTERMANN M, AAPRO M. Assessment of the older cancer patient. Hematol Oncol Clin North Am, 2000, 14 （1）: 63-77, viii-ix.

［80］ PATNAIK J L, BYERS T, DIGUISEPPI C, et al. The influence of comorbidities on overall survival among older women diagnosed with breast cancer. J Natl Cancer Inst, 2011, 103 （14）: 1101-1111.

［81］ CHARLSON M, SZATROWSKI T P, PETERSON J, et al. Validation of a combined comorbidity index. J Clin Epidemiol, 1994, 47 （11）: 1245-1251.

［82］ MILLER M D, PARADIS C F, HOUCK P R, et al. Rating chronic medical illness burden in geropsychiatric practice and research: application of the cumulative illness rating scale. Psychiatry Res, 1992, 41 （3）: 237-248.

［83］ FILLENBAUM G G. Multidimensional functional assessment of older adults: the Duke Older Americans Resources and services procedures. Hillsdale: Lawrence Erlbaum Associates, 1988.

［84］ BRAITHWAITE D, SATARIANO W A, STERNFELD B, et al. Long-term prognostic role of functional limitations among women with breast cancer. J Natl Cancer Inst, 2010, 102 （19）: 1468-1477.

［85］ FERRUCCI L, GURALNIK J M, STUDENSKI S, et al. Designing randomized, controlled trials aimed at preventing or delaying functional decline and disability in frail, older persons: a consensus report. J Am Geriatr Soc, 2004, 52 （4）: 625-634.

［86］ ROTHMAN M D, LEO-SUMMERS L, GILL T M. Prognostic significance of potential frailty criteria. J Am Geriatr Soc, 2008, 56 （12）: 2211-2216.

［87］ Adjuvant! Online. ［cited 2018 28/01/2018］.https://www. adjuvantonline.com/.

［88］ DE GLAS N A, VAN DE WATER W, ENGELHARDT E G, et al. Validity of adjuvant! online program in older

patients with breast cancer: a population-based study. Lancet Oncol, 2014, 15 （7）: 722-729.

［89］ PREDICT. ［cited 2018 28/01/2018］.http://www.predict. nhs.uk/index.html.

［90］ WISHART G C, AZZATO E M, GREENBERG D C, et al. PREDICT: a new UK prognostic model that predicts survival following surgery for invasive breast cancer. Breast Cancer Res, 2010, 12 （1）: R1.

［91］ DE GLAS N A, BASTIAANNET E, ENGELS C C, et al. Validity of the online PREDICT tool in older patients with breast cancer: a population-based study. Br J Cancer, 2016, 114 （4）: 395-400.

［92］ DECOSTER L, VAN PUYVELDE K, MOHILE S, et al. Screening tools for multidimensional health problems warranting a geriatric assessment in older cancer patients: an update on SIOG recommendations†. Ann Oncol, 2015, 26 （2）: 288-300.

［93］ PUTS M T, HARDT J, MONETTE J, et al. Use of geriatric assessment for older adults in the oncology setting: a systematic review. J Natl Cancer Inst, 2012, 104（15）: 1133-1163.

［94］ HURRIA A, GUPTA S, ZAUDERER M, et al. Developing a cancer-specific geriatric assessment: a feasibility study. Cancer, 2005, 104 （9）: 1998-2005.

［95］ KENIS C, BRON D, LIBERT Y, et al. Relevance of a systematic geriatric screening and assessment in older patients with cancer: results of a prospective multicentric study. Ann Oncol, 2013, 24 （5）: 1306-1312.

［96］ HARRIS L N, ISMAILA N, MCSHANE L M, et al. Use of biomarkers to guide decisions on adjuvant systemic therapy for women with early-stage invasive breast cancer: American society of clinical oncology clinical practice guideline. J Clin Oncol, 2016, 34 （10）: 1134-1150.

［97］ SPARANO J A, GRAY R J, MAKOWER D F, et al. Prospective validation of a 21-Gene expression assay in breast cancer. N Engl J Med, 2015, 373 （21）: 2005-2014.

［98］ PAIK S, TANG G, SHAK S, et al. Gene expression and benefit of chemotherapy in women with node-negative, estrogen receptor-positive breast cancer. J Clin Oncol, 2006, 24 （23）: 3726-3734.

［99］ GLUZ O, NITZ U A, CHRISTGEN M, et al. West German Study Group Phase III PlanB Trial: first prospective outcome data for the 21-Gene recurrence score assay and concordance of prognostic markers by central and local pathology assessment. J Clin Oncol, 2016, 34 （20）: 2341-2349.

[100] ALBAIN K S, BARLOW W E, SHAK S, et al. Prognostic and predictive value of the 21-gene recurrence score assay in postmenopausal women with node-positive, oestrogen-receptor-positive breast cancer on chemotherapy: a retrospective analysis of a randomised trial. Lancet Oncol, 2010, 11（1）: 55-65.

[101] Shak S, MILLER D P, HOWLADER N, et al. Outcome disparities by age and 21-gene recurrence score®（RS）result in hormone receptor positive（HR+）breast cancer（BC）. Ann Oncol, 2016, 27（suppl_6）: 1460.

[102] CLOUGH-GORR K M, STUCK A E, THWIN S S, et al. Older breast cancer survivors: geriatric assessment domains are associated with poor tolerance of treatment adverse effects and predict mortality over 7 years of follow-up. J Clin Oncol, 2010, 28（3）: 380-386.

[103] PARKS R M, LAKSHMANAN R, WINTERBOTTOM L, et al. Comprehensive geriatric assessment for older women with early breast cancer – a systematic review of literature. World J Surg Oncol, 2012, 10: 88.

[104] EXTERMANN M, BOLER I, REICH R R, et al. Predicting the risk of chemotherapy toxicity in older patients: the Chemotherapy Risk Assessment Scale for High-Age Patients（CRASH）score. Cancer, 2012, 118（13）: 3377-3386.

[105] HURRIA A, TOGAWA K, MOHILE S G, et al. Predicting chemotherapy toxicity in older adults with cancer: a prospective multicenter study. J Clin Oncol, 2011, 29（25）: 3457-3465.

[106] HURRIA A, MOHILE S, GAJRA A, et al. Validation of a prediction tool for chemotherapy toxicity in older adults with cancer. J Clin Oncol, 2016, 34（20）: 2366-2371.

[107] PALLIS A G, RING A, FORTPIED C, et al. EORTC workshop on clinical trial methodology in older individuals with a diagnosis of solid tumors. Ann Oncol, 2011, 22（8）: 1922-1926.

[108] Medicine, U.S.N.L.o. ClinicalTrials.gov.https://clinicaltrials.gov/.

第十一章　辅助放疗

Ian Kunkler

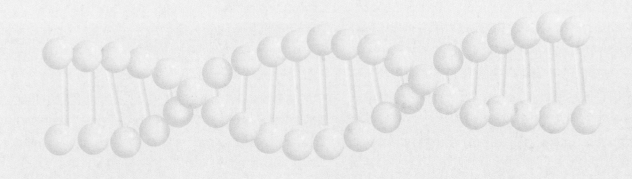

摘要： 针对乳腺癌患者中的老年群体，目前仍缺乏关于辅助放疗的1级证据（随机对照试验），但相关证据正在慢慢积累并影响指南和实践。国际上保乳手术和乳房切除术后辅助放疗在该年龄段的应用存在很大差异，年龄因素与局部复发风险的相关性存在相互矛盾的数据。在追求先进的保乳治疗、常规筛查、对手术切缘密切关注、更有效的全身治疗和放疗的时代，老年患者的局部复发率一直在下降。最近研究支持采用大分割放疗和部分乳房照射的模式，局部补量被推荐用于保乳手术后风险较高的患者，选择性省略"低风险"老年患者的术后放疗得到越来越多的支持。生物标志物辅助选择低危亚组的研究也正在进行中。在老年患者中，目前没有关于乳房切除术后放射治疗的1级证据。放射治疗仍然是有4个或更多阳性淋巴结患者的标准方案，对于1~3个受累淋巴结的患者，放射治疗的价值仍然存在争议。

关键词： 乳腺癌；辅助放疗；放疗；老年

11.1 简介

乳腺恶性肿瘤是老年女性面临的一项日益严峻的医疗保健挑战。在大部分欧洲国家，70岁以上女性乳腺癌发病率呈稳定上升趋势[1]。辅助放疗的目的是尽量提高局部控制和改善患者生存，同时尽可能减少毒性。然而，不同地区间接受放射治疗的老年女性人群差异很大[2-3]，对于预期寿命较短或合并症较多的老年患者，最大限度地减少辐射引起的毒性和维持生活质量是更重要的。在治疗选择中，必须权衡到老年患者与年轻患者相比其绝对复发风险较低的证据[4]，然而老年患者更有可能因过分关注治疗诱发毒性的风险从而未能得到充分治疗[5]。

单纯老年患者的研究证据仍然是有限的，部分原因是既往研究排除了 ≥ 70 岁的患者。临床上经常从年轻患者的研究结果中推测并应用于老年患者，因此证据强度受到限制。考虑到预期寿命的减少，治疗是否应该"减少"或根据剩余的寿命调整，或维持年轻患者的正常治疗强度[6]，这在临床中都需要去权衡。然而放疗的不断降级也是有争议的，有学者[7]强烈主张在"低风险"老年患者行保乳手术后选择性省略放疗，而其他学者[8]强烈主张维持标准的放射治疗策略。

在本章中，优先考虑辅助放疗相关的1级证据，特别是老年患者的直接证据。值得乐观的是在当代

研究中放宽了年龄限制并应用了先进的放疗技术，降低了治疗导致的并发症发生率和死亡率。现代放射治疗技术降低了放疗相关不良反应的风险，但是仍然不可避免地提高了心脏放射毒性和癌变的风险[9-10]。辐射诱发心脏疾病的风险与心脏接受放疗的平均剂量成正比[9, 11]，在已有心脏危险因素[9]的女性（老年女性更常见）中，放射诱导的心脏毒性的绝对风险显著增加，可能包括局部复发风险较低的患者。放疗诱发肺癌的风险很小，但差异有统计学意义[10]。

关于年龄与同侧乳腺肿瘤复发（ipsilateral breast tumour recurrence，IBTR）风险的相关性，目前存在相互矛盾的数据。在一些研究中 IBTR 随着年龄的增长而增加[12]，而在另一些研究中则没有影响[13-14]。荷兰的一项队列研究纳入了 1922 例 ≥ 65 岁的 pT_1 ~ T_2/$pN0$ ~ N2 乳腺癌患者（中位年龄 70 岁），接受了保乳手术和术后放疗，结果显示 5 年和 10 年的局部复发率分别为 2% 和 3%。与高风险患者 [3 级和（或）淋巴结阳性] 相比，低风险患者（T_1、组织学 1 级或 2 级、淋巴结阴性、ER 阳性）有更低的远处转移风险（HR 0.26）和更长的总生存期（HR 0.65）[15]。随着手术技术的进展，特别是广泛采用前哨淋巴结活检进行腋窝分期，并发症发生率明显低于腋窝淋巴结清扫，同时也促进了老年患者腋窝照射的广泛应用。在最近的随机试验和队列研究中，对手术边缘的密切关注和更有效

的全身治疗有助于协同放疗降低局部复发率[16]。患者的预后分析和治疗决策最初是基于腋窝淋巴结状态，现在越来越多的基于肿瘤负荷、分子分型和多基因分析。放射敏感性基因分析的研究通常落后于对系统治疗反应的预测研究，然而在保乳治疗后全乳放射治疗的独立患者队列中，放射型DX分子特征得到了振奋人心的结果[17]。

11.2　局部复发和死亡率

牛津EBCTCG对随机对照试验中保乳手术和乳房切除术后放疗的总体效果进行了连续5年的荟萃分析，有助于了解辅助放疗的获益和风险。第一个牛津综述[18]提示辅助放疗改善了局部区域病情控制，但对长期生存不产生影响。研究发现，随访20年时放疗的获益被心血管相关死亡率的增加所抵消，乳腺癌的生存率下降约2%[19]。这反映了传统放射治疗技术的劣势，因为在此技术中心脏的受照剂量过高。值得注意的是，放疗对心脏的不良影响在治疗10年后开始显现，因此任何年龄的患者都需要进行长期随访。在一项具有里程碑意义的研究中，绝经前或绝经后的"高危"患者在全身治疗后被随机分为乳房切除术后辅助放疗组或单纯手术组，辅助放疗显著降低了乳腺癌死亡率以及局部区域复发率[20-22]。其中丹麦的研究采用的电子线照射野对心脏胸壁的穿透力有限，因此辐射诱导的晚期心血管发病率或死亡率没有增加[23]。

EBCTCG进行的meta分析[27]得出结论，在假设没有其他死亡原因的情况下，每减少4例局部复发，15年内将减少1例乳腺癌相关死亡病例（"4比1的比率"），这相当于局部复发风险降低20%，可以转化为15年乳腺癌死亡率降低5%。这些发现与赫尔曼的观察结果[24]一致，即"乳腺癌是始终保持局部状态的疾病到首次发现即为全身系统性疾病的一种异质性疾病"。这代表了将乳腺癌视为一种全身性疾病的思维转变，治疗不足的局部区域残留疾病在某些情况下可能会导致远处转移的风险增加。然而，5年局部区域复发率和15年生存率之间的"4比1"比率在统计学上仍是不合理的，由于局部或远处疾病和放疗作用[25]的竞争，局部复发

的时间仍不好确定。局部复发可能对个别患者的影响有限，也可能是一些患者危及生命的转移性疾病的起源。然而局部复发在任何一种情况下都会导致患者产生严重的焦虑，并影响其生活质量。

虽然局部区域控制和乳腺癌死亡率之间的因果关系已经确定，但其生物学的相关解释却仍不清楚，可能是乳腺癌在原发部位的根除阻止了到远隔部位的传播，或者可以通过减轻乳腺癌肿瘤负荷使全身系统治疗发挥其作用。最近有文献表明，局部放疗可能具有远隔效应，在远处发挥免疫抗癌作用，这些假设可能部分解释了最近EBCTCG综述中观察到的放疗对乳腺癌死亡率的有益影响[26]。

11.3　乳房保乳手术后的放疗

术后放疗仍然是大部分患者保乳术后的标准治疗方案[1]。然而越来越多的证据支持在低风险患者中选择性省略放疗，但共识中可以构成足够的"低风险"以省略放疗的因素并不通用，这在一定程度上是因为临床病理因素如年龄、肿瘤大小、组织学分级、淋巴血管浸润和腋窝淋巴结状态等不足以充分描述"低风险"，而肿瘤生物学特征（雌激素、孕激素、HER2和Ki-67状态）是正确定义低风险的重要辅助手段。

牛津大学综述显示，无论总体复发风险如何，辅助放疗可以降低大约一半的首次复发风险（主要是局部区域）[27]。然而老年患者（≥60岁）的首次复发风险下降的绝对值相对较小。在pN0患者中首次复发主要在局部，其中单纯手术的患者占22.8%，手术联合放疗患者占7.3%，而接受或不接受放疗的转移性疾病发生率相似（8.2% vs. 8.3%）。基于放疗10年后首次复发风险的降低程度，根据年龄、ER状态、肿瘤分级、手术程度、使用他莫昔芬等因素对pN0患者进行分组为高风险（>20%）、中度（10%~20%）和低风险（<10%）组，高风险组的患者15年乳腺癌死亡率降低了7.8%（95% CI 3.1~12.5），而中等风险组的患者风险降低仅为1.1%（95%CI 7.5~7.7）。在低中风险组患者中，放疗对乳腺癌死亡率的影响可以忽略不计，这意味着有部分患者可以合理省略术后放疗。对于这类患

者，局部复发大多数可以通过后续的手术治疗。

11.4 保乳术后免除放疗

保乳术后免除放疗仍然是一个有争议的问题，1级证据有限，但随着证据的累积，乳腺癌专家共识是倾向在"低风险"老年患者亚组中免除放疗。然而，在构成"低风险"的标准上仍存在差异。与放疗无关的因素使情况变得复杂，例如更好的手术切缘和更有效的全身治疗（如 AI 和紫杉类药物）有助于降低局部区域 5 年局部复发率（现在约为 2%）[16]，而 10 年前或更早的 5 年局部复发率为 5%。与此同时，随着三维放疗和 CT 计划的实施，减少了心脏等关键脏器的照射剂量，从而显著降低了放疗并发症的发生率。

目前，有三个随机试验已经评估了低风险患者免除放疗的可能带来的风险。最早的是 CALGB9343 试验，该试验随机选取 636 例 ≥ 70 岁、T₁、N0、ER 阳性患者，保乳术后给予他莫昔芬治疗，分为接受或免除术后放疗（55 Gy/25 f，持续五周），放疗组的 5 年局部复发率下降了 3%［1% vs. 4%（p = 0.001）］[28]，10 年的局部复发率下降了 7%（2% vs. 9%）[29]，5 年或 10 年的总生存率没有显著差异。

根据 5 年随访的结果，国家综合癌症网络

（National Comprehensive Cancer Network，NCCN）指南在 2005 年进行了修订，并指出："在 70 岁或以上 ER 阳性、淋巴结阴性、T₁ 期肿瘤且可接受内分泌治疗的患者中，可以免除乳房照射"[30]。然而与北美其他地区、欧洲和澳大利亚类似，这些结果在美国对治疗决策的影响有限。一项研究纳入了 SEER 数据库中超过 12 000 名符合 CALGB9343 研究要求的患者（70 岁或以上、1 期、保乳治疗和 ER 阳性），显示放疗的患者复发风险仅从 79% 下降到 75%，几乎没有减少[31]。这可能反映了外科医师、肿瘤学家和患者在免除放疗和复发的风险权衡中的保守观点。此外与增加新的治疗相比，停止治疗的研究的影响可能更小[32]。该研究没有报告内分泌治疗的情况，因此不知道患者是否正在进行抗雌激素治疗。

PRIME 2 研究将 1326 名 ≥ 65 岁、T₁ ~ T₂（最大 3 cm）、pN0、M0、乳腺癌保乳治疗后边缘干净（至少 1 mm）、可接受 5 年内分泌治疗的患者随机分为免除放疗组或全乳房照射组［（40 ~ 50）Gy/（15 ~ 25 f）］，放疗组的 5 年局部复发率略有下降，有统计学意义（4.1% vs. 1.3%，P = 0.002）（图 11–1），但免除放疗对总生存期没有显著影响[33]。值得注意的是，虽然没有淋巴血管侵犯的 3 期患者可以纳入研究，但数量只有 36 例（3%）。

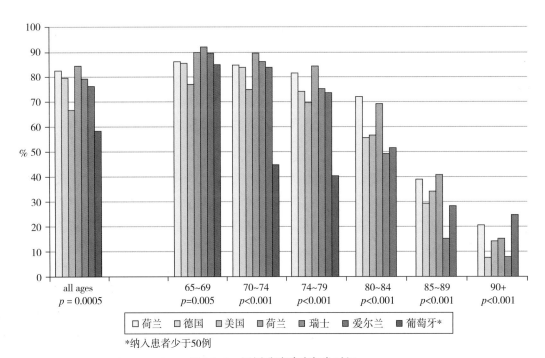

*纳入患者少于50例

图 11–1 同侧乳腺肿瘤复发时间

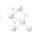

组织学级别较高[34]、切缘阳性[35]和腋窝受累的肿瘤与较高的局部复发风险相关，在 3 级肿瘤患者的亚组中，未接受放疗的 23 例患者中有 3 例出现复发（13%），而放疗组 13 例没有复发，但由于病例很少，这可能并不能得出一个准确的结论。研究者认为该研究的结果适用于 1 ~ 2 级、T_1 ~ T_2 级肿瘤的患者，但对 3 级肿瘤的普遍应用应持谨慎态度。

在一项根据激素受体状态进行的非计划亚组分析中，激素受体高表达的患者同侧乳腺肿瘤复发的风险低于全人群[33]。在未放疗组的 593 例患者中有 20 例（3%）5 年同侧乳腺局部复发，而放疗组的 601 例中有 5 例复发（< 1%），同侧乳腺局部复发率分别为 3.3%（95%CI 1.7 ~ 4.8）和 1.2%（95%CI 0.1 ~ 2.2）（P = 0.002）。在 ER 低表达患者中，未放疗组的 65 名女性中有 6 名（9%）同侧乳腺局部肿瘤复发，而放疗组的 55 名女性无复发，同侧乳腺局部复发率分别为 10.3%（95%CI 2.5 ~ 18.2）和 0%（p = 0.026）。然而因为病例数较少，结论应该谨慎解释，而且这些观察结果需要得到前瞻性研究证实。研究者认为对于特定的老年患者免除放射治疗是一项合理选择，研究发表的社论也赞同了这一建议[7]。然而这些结论也有不同的解释，70 岁女性人群的健康状况差异很大，健康状况良好的 70 岁女性可能生存 10 年以上，如果不做放疗，复发率为 10%，而如果进行放疗，则降为 2%，而且患者的潜在获益也受到患者一般健康状况和合并症的影响。辅助在线数据显示，与 40 岁健康女性相比，一名健康状况不佳、肿块 2.1 ~ 3 cm、ER 阳性、组织学 3 级、1 ~ 3 枚受累淋巴结的 73 岁患者，10 年生存率绝对值增加 3%[36]。后来作者指出荷兰最近的一项研究显示上述数据具有局限性，并不能准确预测 65 岁或以上患者的复发或生存率[37]。在 CALGB9343 和 PRIME 2 研究中局部复发的绝对值差异很小，许多预后良好的老年癌症患者可能更倾向于在局部复发风险非常小的基础上考虑免除辅助放疗[36]，然而如 PRIME1 研究也显示现代放疗技术的并发症发生率较低，放疗的耐受性通常较好[38-40]。

术后放疗给患者及其家属带来的生活不便和巨大医疗费用也必须在考虑范围内，特别是在放疗资源有限的情况下。在 PRIME1 研究中，只有在免除放疗后局部复发至少增加 5.5% 时，放疗才具有成本效益。但是从 PRIME1 研究推测 PRIME2 研究应该谨慎，因为 PRIME2 没有进行正式的经济学方面的评估。

相反的观点则认为[41]，预期寿命超过 10 年的 70 岁的女性如果免除放疗则将有 1/10 的局部复发风险，如果依据 CALGB9343 更新研究进行放疗预计有 1/50 的局部复发风险[29]。这部分患者可能更倾向更快和更方便的大分割放疗方案，而不是免除放疗[42]。与标准的 5 周内 50 Gy/25 f 方案相比，乳腺癌的大分割放疗方案（15/16 f）缩短了治疗时间且减少了乳房的不良反应[43, 44]。

对 CALGB9343 研究后续结果的解释取决于乐观还是悲观。如果局部复发的风险增加了 5 倍，则不可能被认为是较小的差异[8]。研究者认为放疗作为局部治疗方法，其主要作用是杀灭受照射乳房内的肿瘤细胞，因此局部复发应优于总生存率作为最重要的临床终点。此外，总生存率属于晚期事件，除局部控制外还受到其他因素的影响。局部复发与死亡率有关，即使是生长缓慢的肿瘤，随着时间的推移，死亡率也会增加。局部复发对患者精神心理的影响也不可低估[8]。在老年患者的最终治疗方案中，医师应综合权衡患者的意愿、价值观、偏好和并发症发生率[40]。最近一项关于老年乳腺癌患者接受放疗的决策因素的调查显示，治疗获益最为重要，其次才应考量副作用[45]。决策需求的巨大差异表明，老年患者需要决策辅助工具来帮助制定治疗方案。

11.5 保乳术后免除辅助放疗的指南

老年患者保乳术后辅助放疗的指南推荐已经逐步更新，反映了保乳术后常规放疗或免除放疗的临床试验证据的积累。2013 年，苏格兰校际指南网络推荐对所有保乳患者无论年龄大小均应进行术后放疗[46]。SIOG 和 EUSOMA 也提出了类似的建议[1]，即使是低风险病例也不可免除术后放疗[47]。国际上还没有关于免除术后放疗的指南共识。这可能在一定程度上反映了一种观点，即在大多数研究中，临床病理因素本身并不能确定真正低风险的老年患者[48]。然而，随机试验中免除放疗的证据正在逐渐积累并改变实践。国家护理和临床研究所[49]的临时指南建议，如果患者同时满足以下条件可以考虑免除放疗：① 浸润性乳腺癌患者保乳术后有干净的手术切缘；② 局部复发风险绝对值非常低（65岁或以上的女性、T_1、N0、ER 阳性、HER2 阴性和组织学为 1 级或 2 级）；③ 愿意接受至少 5 年的辅助内分泌治疗。

11.6 生物标志物辅助选择保乳术后免除放疗患者

目前正探索采用分子生物标志联合临床病理因素筛选真正低风险的老年患者以安全地免除放疗。肿瘤细胞的 ER 阳性表达似乎是影响复发风险的重要因素[50]。乳腺癌的局部复发风险受到局部治疗、全身治疗和肿瘤生物特征的影响，肿瘤生物学特征很可能是关键因素[40]。

分子亚型可能是选择放疗患者的一个参考标准。一项研究的亚组分析显示，分子亚型是保乳术后局部复发的唯一显著预测因子[51]，PRIME TIME 前瞻性队列研究也参照了该发现[52]，英国的这项研究招募了 2400 名 60 岁以上、T_1、pN0、M0、激素受体阳性、HER2 阴性的乳腺癌患者，结合临床病理因素（如年龄、分级等）和生物标志特征（IHC+C）筛选出一个非常低风险的患者组，保乳手术后单纯使用他莫昔芬治疗后 10 年复发率 < 5%。所有风险较高的患者除术后放疗外，还应接受辅助内分泌治疗。生物标志物也应用在加拿大研究中（NCT01791829）。在美国的一项单臂研究中，使用基因组分析来识别 50 ~ 75 岁、ER+、PgR+、HER2 阴性、组织学 1 ~ 2 级乳腺癌患者中的"低风险"群体以免除放疗[53]。

11.7 老年患者是否应在保乳术后放疗后接受瘤床的补量照射？

EORTC 研究为保乳手术放疗后瘤床的补量照射

的价值提供了的 1 级证据[54]，该研究招募了 5000 多例接受保乳手术的患者，在 5 周内接受 25 次总剂量为 50 Gy 的放疗，随后患者随机分配到补量 16 Gy/8 f 组或不补量组。对于 ≥ 60 岁的患者，中位 10.8 年的随访中，瘤床补量提高了 3.5% 的局部控制率，但在随访 20 年后，该年龄组瘤床补量的获益消失[55]。

在一项来自 EORTC 研究中的 1616 例患者（约占研究中原始患者的 1/3）的中心病理综述中，50 岁或以上患者 20 年 IBTR 的累积发生率为 11%（95%CI 8% ~ 15%）。高级别肿瘤的复发在随访早期更常见，但随着时间的推移，复发率下降[56]。对于整组患者，IBTR 的累积发生率从未达到平台期，瘤床补量的价值随着时间的推移而增加[57]。瘤床补量对大多数 50 岁以下（伴或不伴 DCIS 成分）、高级别肿瘤或 ER 阴性肿瘤的患者是有价值的。瘤床补量对低级别且 ER 阳性的老年患者没有显著获益，因此，建议对肿瘤组织学 3 级或 ER 阴性老年肿瘤患者进行瘤床补量，而对低级别且 ER 阳性的患者则可以免除。

11.8 保乳术后的部分乳房照射有价值吗？

加速部分乳房照射（accelerated partial breast irradiation，APBI）技术发展潜力巨大，因其只对原发肿瘤切除部位及其周围的局限区域进行高剂量照射，并缩短整体治疗时间。加速部分乳房照射可以是全乳房照射的替代方案，同时也可以是免除放疗患者的替代方案。有很多不同的技术可实现 ABPI，如近距离放射治疗、三维外照射技术和术中低能量光子或电子照射技术等。在已发表的四项 ABPI 随机试验中，没有任何一项局限于老年患者。

一项纳入 7 个随机对照试验的荟萃分析中研究了 8955 例患者中的 7586 例[58]，结果显示，接受部分乳房照射或加速部分乳房照射（PBI/ABPI）的患者的无复发生存期劣于全乳房放疗（whole breast radiotherapy，WBRT）[HR 1.62（95%CI 1.11 ~ 2.35）]，PBI/ABPI 组的美容效果也较差 [OR=1.51（95%CI 1.17 ~ 1.95）]，总生存率无显著差异 [HR 0.90（95%CI

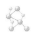

0.74 ~ 1.09）], PBI/ABPI 组的晚期放射毒性更强 [*OR*=6.58（95%*CI* 3.08 ~ 14.06）]。最近发表的针对 50 岁或以上、pT$_1$ ~ T$_2$、0 ~ 3 个阳性淋巴结的患者的非劣效性试验，在保乳手术后随机接受 40 Gy 全乳房放疗（对照组）、36 Gy 全乳房和 40 Gy 部分乳房放疗（减少剂量组），或 40 Gy 部分乳房放疗（部分乳房组），共分 15 次照射[59]，结果显示，与标准 WBRT 相比，部分乳房放疗和减少剂量组的局部复发率是非劣效性的，与晚期正常组织毒性相似甚至更少，但老年患者未进行单独分析。研究者认为两项研究结果之间的差异可能是由于荟萃分析中纳入的当代部分乳房放疗研究数量较少[58]。另外四项评估部分乳房放疗的 II 期试验尚未公布 5 年的结果（NSABP/RTOGNCT00103181、RAPID NCT00282035、SHARE NCT01247233 和 IRMANCT01803958）。简化的部分乳房照射技术更适用于老年患者，且值得推广。

RAPID NCT00282035 研究对比了三维适形部分乳房照射技术（38.5 Gy/5 d）和 WBRT（42.5 Gy/16 f 或 50 Gy/25 f，± 瘤床补量）的 3 年结果，部分乳房照射组[60]的美容效果和晚期正常组织毒性更差，意味着剂量 – 时间效应是比减小辐照体积更主要的影响因素[59]。在意大利 III 期随机对照试验（中位随访 5 年）中，对 117 名 70 岁或以上的女性进行了亚组分析，采用调强放疗（intensity modulated radiotherapy，IMRT）技术进行部分乳房照射，并与 520 例 WBRT 患者进行了比较，两组患者的 IBTR 发生率均为 1.9%[61]。在 ABPI 组中，任何级别的急性皮肤毒性均较低。

术中放疗（intraoperative radiotherapy，IORT）在老年患者中的作用尚不清楚。关于保乳手术术中电子束放疗的 ELIOT 等效试验并不局限于老年患者，但总体上术中放疗组的局部复发率（4.4%）明显高于全乳房放疗组（0.4%）（*p* = 0.0001）[62]。

非劣效性 TARGIT-A 研究的设计、统计解释和临床适用性都受到质疑[63]。在该研究中，患者被随机分配到采用 50 kV 的 X 线进行术中放疗的 TARGIT 治疗组或全乳房放疗组，67% 的患者在肿瘤切除时进行随机分组（指定为"病理前"组），具有高危特征的患者在术中放疗后接受了 WBRT 治

疗。33% 的患者分组时已有明确的病理（指定为"病理后"组），分组前已确定为低风险，如果这些患者被随机分到 TARGIT 组，需要重新开放肿瘤切口进行术中放疗。首先受到质疑的是，非劣效性标准要求 90% 的置信区间上界低于 2.5% 的预定阈值，主要研究结果并未达到。对修正后的 5 年局部复发率分析显示，常规乳腺外放疗有 2% 的显著优势，置信区间超过 2.5%[64]。第二点质疑的是，非劣效性分析并不可靠，它的正确应用需要提供研究中所有患者的 5 年随访数据[65]，但实际上只有 20% 的患者有 5 年的数据。第三点质疑的是，该研究的中位随访时间仅为 2 年 5 个月，时间太短不足以评估局部复发或正常组织毒性的风险，仍需要更长时间的随访[66]。最后，研究人员称外照射后心血管事件和辐射诱导的恶性肿瘤风险的增加导致非乳腺癌的死亡人数增多，这结论不可靠，因为辐射引起的毒性导致死亡的最小潜伏期大约是 10 年[67]，在 TARGIT-A 试验中，WBRT 组的毒性似乎与患者在获得病理前或后进行随机分组有关。在亚组分析中，TARGIT 的"病理前"组的非乳腺癌死亡率较低，"病理后"组 TARGIT 的非乳腺癌死亡率与 WBRT 组没有差异，这意味着患者没有进行适当的评估和分层，因此随机分组并不是均衡的[65]。在此基础上，推荐术中放疗与 TARGIT 技术作为治疗标准目前还为时过早。一项针对 ≥ 70 岁、肿瘤 < 3.5 cm、cNO、M0 的早期浸润性乳腺癌患者进行术中放疗（TARGIT- 老年组）的前瞻性 II 期研究（NCT01299987）正在进行中，有危险因素（如淋巴结阳性或淋巴血管浸润）的患者则补充术后放疗（46 ~ 50 Gy），期待后续随访结果的公布。

采用近距离插植放疗技术进行保乳术后 APBI 已得到充足的证据支持[68]。插植技术将高的照射剂量精准地输送到目标乳腺组织，最大限度地减少邻近器官的辐射剂量，在保证局部控制的同时改善生活质量并降低放射毒性发生率[69]。近距离插植技术的 APBI 是唯一仅持续 4 ~ 5 天的乳房放疗技术，1 级证据显示它是低风险乳腺癌患者保乳手术后全乳放疗的替代方法。2004 年至 2009 年，有 551 例患者接受了 WBRT 和瘤床补量治疗，633 例患者接受了近距离插植放疗，在 5 年随访中，APBI 的累

积复发发生率为 1.44%（95%*CI* l0.51 ~ 2.38），WBRT 为 0.92%（0.12 ~ 1.73）（差异 0.52%，95%*CI* 0.72 ~ 1.75；*P* = 0.42）。随访 5 年时 WBRT 发生严重（3 级）纤维化的风险为 0.2%，APBI 为 0（*P* = 0.46）。采用近距离插植技术的 APBI 在 5 年局部控制、无病生存期和总生存期方面均不劣于 WBRT，这项研究进展顺利且有足够长时间的随访。

老年患者在保乳手术后选择大分割、部分乳房照射还是免除放疗，需要基于患者情况和肿瘤特征，仍需要开展随机对照试验以探索患者生物学年龄和肿瘤生物学的价值[70]。

11.9　术前放疗在保乳治疗中的作用

术前（新辅助）放疗在理论上有巨大的吸引力，因为放疗可以针对完整的肿瘤，并且采用加速部分乳房照射整体治疗时间可能很短（约 2 周）。过去的术前放疗相关研究并没有发现获益，但放疗技术的进步（IMRT、APBI、同步推量和图像引导放疗）重新吸引了研究者的关注[71]。新辅助放疗目前仍处于研究状态，还没有关于局部控制的长期数据，但目前有一些关于毒性的数据。荷兰的一项研究报告了前 70 例患者的不良反应数据的中期分析，该研究纳入了 60 岁以上、浸润性单灶（MRI 上 < 3 cm）、非小叶性乳腺癌和前哨淋巴结活检阴性的浸润性乳腺癌患者，术前接受加速部分乳房照射（两周内 40 Gy/10 f），放疗结束 6 周后进行手术，中位随访 23 个月（3 ~ 44 个月），术后感染率为 11%，乳腺美容效果在 6 个月时评价为良好或优秀的占 77%，在 3 年时占总体 100%[72]。美国开展了一项 I 期剂量递增研究[73]，纳入 32 例 55 岁或以上、淋巴结阴性、ER 或 PR 阳性、HER2 阴性、T_1 期浸润性乳腺癌或低、中级别原位癌（< 2 cm），术前给予单次分割的部分乳房照射（15 Gy、18 Gy 或 21 Gy），结果未发现剂量限制性毒性，并观察到放疗后肿瘤细胞密度、血管通透性、调节免疫和细胞死亡的基因表达出现了照射剂量依赖性的改变。

11.10　乳房切除术后放疗

最近在对老年患者的研究中，乳房切除术后放疗仍未得到充分开展。在 2001 年至 2010 年间的一项队列研究中，纳入了 178 名被诊断为早期乳腺癌合并高危因素的 80 ~ 89 岁患者，总体上更积极的局部治疗和全身治疗的使用率较低[74]。

目前暂无老年患者乳房切除术后放疗相关的 1 级证据，临床实践是依据年轻患者的临床研究结论推断出来的。乳房切除术后放疗仍然是 N2、T_3N_1 以及 T_4 肿瘤患者的标准治疗方案。乳房切除术后放疗在 1 ~ 3 个受累淋巴结患者中的作用仍存在争议。2014 年牛津大学发表的综述显示，在 4 个或以上阳性淋巴结组和 1 ~ 3 个阳性淋巴结组术后放疗在治疗后 15 年均显示了生存优势[75]，该综述还鼓励临床医师对 1 ~ 3 个阳性淋巴结的患者进行放疗。BIG 2.04 MRC/EORTC SUPREMO 研究[76]招募了超过 1600 名有 1 ~ 3 个阳性淋巴结或淋巴结阴性的患者，年龄没有上限，研究结果预计将在 2023 年左右进行报告。关于乳房切除术后放疗的国际指南有所不同，最近的 St Gallen 指南[77]建议对所有 4 个或以上腋窝受累淋巴结或 pT_3 肿瘤的患者进行放射治疗，对于危险因素较少的 pN1 患者，建议放射治疗的使用应与毒性的增加相权衡，特别是乳房重建后的患者。北美指南认为，有明确的证据表明，放射治疗减少了 $T_{1~2}$、N1 乳腺癌患者的局部区域失败、任何复发和死亡率[78]。国家护理和临床研究所 2018 年的指南已被修订，根据 EBCTCG 2014 年对乳房切除术后放疗的荟萃分析结果[71]，现在建议对所有腋窝淋巴结大规模转移的患者进行乳房切除术后放疗[49]。SUPREMO 研究中的局部区域复发率和生存率是否与 EBCTCG 荟萃分析的相似仍有待观察。

总之，仅限于老年患者的辅助放疗的 1 级证据有限。在缺乏证据的情况下，需要从年轻患者的随机对照试验中进行推断。保乳手术和术后放疗仍然是大多数早期乳腺癌老年患者的标准治疗方案，但有越来越多的 1 级证据支持低风险老年患者保乳术后免除放疗。关于生物标志物帮助识别真正的"低

风险"患者的研究正在进行中。大分割放疗（15/16
次）已成为一种标准放疗方案，对于高危患者，应
考虑在全乳放疗的基础上联合瘤床补量。采用调强
放疗或近距离放疗的部分乳房照射技术的证据在日
益增加，术前放疗的作用仍待研究，高危患者乳房
切除术后应常规放疗。

参考文献
（遵从原版图书著录格式及出现顺序）

［1］ BIGANZOLI L, WILDIERS H, OAKMAN C, et al. Management of elderly patients with breast cancer: updated recommendations of the International Society of Geriatric Oncology（SIOG）, and European Society of Breast Cancer Specialists（EUSOMA）. Lancet Oncol, 2012, 13: e148–e160.

［2］ BALLARD-BARBASH R, POTOSKY A L, HARLAN L C, et al. Factors associated with surgical and radiation therapy for early stage breast cancer in older women. J Natl Cancer Inst, 1996, 88: 717–726.

［3］ KIDERLEN M, BASTIAANNET E, WALSH P M, et al. Surgical treatment of early breast cancer in elderly: an international comparison. Breast Cancer Res Treat, 2012, 132: 675–682.

［4］ MORAN M S, SCHNITT S J, GIULIANO A E, et al. Society of Surgical Oncology-American Society for Radiation Oncology consensus guidelines on margins for breast-conserving surgery with whole-breast irradiation in stages 1 and 11 invasive breast cancer. Int J Rad Oncol Biol Phys, 2014, 88: 553–564.

［5］ MAMTANI M, GONZALEZ J J, NEO D, et al. Early-stage breast cancer in the octogenarian: tumor characteristics, treatment choices, and clinical outcomes. Ann Surg Oncol, 2016, 23: 3371–3378.

［6］ SCALLIET P G M. Adjuvant radiotherapy//REED M W, AUDISIO R A, editors. Management of breast cancer in older women. London: Springer-Verlag, 2010. https://doi.org/10.1007/978-1-84800-255-4_17.

［7］ HUGHES K S, SCHNAPER L A. Can older women with early breast cancer avoid radiation? Lancet Oncol, 2015, 16: 235–237.

［8］ COURDI A, GERARD J P. Radiotherapy for elderly patients with breast cancer. J Clin Oncol, 2013, 31: 4571.

［9］ DARBY S C, EWERTZ M, HALL P, et al. Ischaemic heart disease after breast cancer radiotherapy. N Engl J Med, 2013, 368: 2527.

［10］ GRANTZAU T, OVERGAARD J. Risk of second non-breast cancer deaths among patients treated with and without postoperative radiotherapy for primary breast cancer: a systematic review and meta-analysis of population-based studies including 522, 739 patients. Radiother Oncol, 2016, 121: 402–413.

［11］ TAYLOR C, CORREA C, DUANE F K, et al. Estimating the risks of breast cancer radiotherapy: evidence from modern radiation doses to the lungs and heart and from previous randomized trials. J Clin Oncol, 2017, 35: 1641–1649.

［12］ VERONESI U, LUINI A, DEL VECCHIO M, et al. Radiotherapy after breast-conserving surgery in women with localized breast cancer. N Engl J Med, 1993, 328: 1587–1591.

［13］ FISHER B, ANDERSON S, REDMOND C K, et al. Reanalysis and results after 12 years of follow-up in a randomized trial comparing mastectomy with lumpectomy with or without irradiation in the treatment of breast cancer. N Engl J Med, 1995, 333: 1456–1461.

［14］ FORREST A P, STEWART H J, EVERINGTON D, et al. Randomised controlled trial of conservation therapy for breast cancer: 6-year analysis of the Scottish trial. Lancet, 1996, 348: 708–713.

［15］ VAN DER LEIJ F, VAN WERKHOVEN E, BOSMA S, et al. Low risk of recurrence in elderly patients treated with breast conserving therapy in a single institute. Breast, 2016, 30: 19–25.

［16］ MANNINO M, YARNOLD J R. Local relapse rates are falling after breast conserving surgery and systemic therapy for early breast cancer: can radiotherapy ever safely be withheld? Radiother Oncol, 2009, 90（1）: 14–22.

［17］ SPEERS C, ZHAO S, LIU M, et al. Development and validation of a novel radiosensitivity signature in human breast cancer. Clin Cancer Res, 2015, 21（16）: 3667–3677.

［18］ CUZICK J, STEWART J, RUTQVIST L, et al. Cause-specific mortality in long-term survivors of breast cancer who participated in trials of radiotherapy. J Clin Oncol, 1994, 12: 447–453.

［19］ Early Breast Cancer Trialists' Collaborative Group（EBCTCG）. Favourable and unfavourable effects on long-term survival of radiotherapy for early breast cancer: an overview of the randomised trials. Lancet, 2000, 355: 1757–1770.

［20］OVERGAARD M, HANSEN P S, OVERGAARD J, et al. Postoperative radiotherapy in high-risk premenopausal women with breast cancer who receive adjuvant chemotherapy. N Engl J Med, 1997, 337: 949-955.

［21］RAGAZ J, JACKSON S M, LE N, et al. Adjuvant radiotherapy and chemotherapy in node-positive premenopausal women with breast cancer. N Engl J Med, 1997, 337 (14): 956-962.

［22］OVERGAARD M, JENSEN M B, OVERGAARD J, et al. Postoperative radiotherapy in high-risk postmenopausal breast cancer patients given adjuvant tamoxifen: Danish Breast Cancer Cooperative Group DBCG82c randomized trial. Lancet, 1999, 353: 1641-1648.

［23］Adjuvant radiotherapy and chemotherapy in node-positive postmenopausal women with breast cancer. N Engl J Med, 1997, 337: 956-962.

［24］HOJRIS D, OVERGAARD M, CHRISTENSENN J J, et al. Morbidity and mortality of ischaemic heart disease in high-risk breast-cancer patients after adjuvant postmastectomy systemic treatment with or without radiotherapy: analysis of DBCG 82b and 82c trials. Lancet, 1999, 354: 1425-1430.

［25］KARNOFSKY H S, LECTURE M. Natural history of small breast cancers. J Clin Oncol, 1994, 12: 2229-2234.

［26］HARRIS J R. Fifty years of progress in radiation therapy for breast cancer. Am Soc Clin Oncol Educ Book, 2014: 21-25.

［27］JATOI I, BENSON J, KUNKLER I H. Hypothesis: can the abcopal effect explain the impact of adjuvant radiotherapy on breast cancer mortality? NPJ Breast Cancer, 2018, 4: 8.

［28］DARBY S, MCGALE P, CORREA C, et al. Effect of radiotherapy after breast-conserving surgery on 10-year recurrence and 15-year breast cancer death: meta-analysis of individual patient data for 10, 801 women in 17 randomised trials. Lancet, 2011, 378: 1707-1716.

［29］HUGHES K S, SCHNAPER L A, BERRY D, et al. Lumpectomy plus tamoxifen with or without irradiation in women 70 years of age or older with early breast cancer. N Engl J Med, 2004, 351: 971-977.

［30］HUGHES K S, SCHNAPER L A, BELLON J R, et al. Lumpectomy plus tamoxifen with or without irradiation in women aged 70 years or older with early breast cancer: long-term follow up of CALBG 9343. J Clin Oncol, 2013, 31: 2382-2387.

［31］National Comprehensive Cancer Network. Clinical practice guidelines in oncology: breast version1.2005. Fort Washingtonn, PA: National Comprehensive Cancer Network, 2005: BINV-2.

［32］SOULOS P R, YU J B, ROBERTS K B, et al. Assessing the impact of a cooperative group trial on breast cancer care in the medicare population. J Clin Oncol, 2012, 30: 1601-1607.

［33］GIORDANO S H. Radiotherapy in older women with low-risk breast cancer: why did practice not change. J Clin Oncol, 2012, 30: 1577-1578.

［34］KUNKLER I H, WILLIAMS L J, JACK W J, et al. Breast-conserving surgery with or without irradiation in women aged 65 years of older with early breast cancer (PRIME 11) a randomised controlled trial. Lancet Oncol, 2015, 16: 266-273.

［35］LOCKYER A P, ELLIS I O, MORGAN D A L, et al. Factors influencing local recurrence after excision and radiotherapy for a primary breast cancer. Br J Surg, 1989, 76: 890-894.

［36］SMITT M C, NOWELS K W, ZDEBLICK M J, et al. The importance of lumpectomy surgical margin status in longterm results of breast conservation. Cancer, 1995, 76: 259-267.

［37］SMITH I E, FRIBBENS C. Management of breast cancer in older and frail patients. Breast, 2005, 24 Suppl 2: S159-S162.

［38］DE GLAS N A, VAN DE WATER W, ENGELHARDT E G, et al. Validity of Adjuvant! Online program in older patients with breast cancer: a population-based study. Lancet Oncol, 2014, 15 (7): 722-729.

［39］PRESCOTT R J, KUNKLER I H, WILLIAMS L J, et al. A randomised controlled trial of postoperative radiotherapy following breast conserving surgery in a minimum-risk older population. The PRIME trial. Health Technol Assess, 2007, 11 (31): 1-149, iii-iv.

［40］WILLIAMS L J, KUNKLER I H, KING C C, et al. A randomised controlled trial of post-operative radiotherapy following breast conserving surgery in a minimum-risk older population. Health Technol Assess, 2011, 15(12): i-xi, 1-57.

［41］SMITH B D, BUCCHOLZ T A. Radiation treatments after breast-conserving therapy for elderly patients. J Clin Oncol, 2013, 31: 2367-2368.

［42］KAIDAR-PERSON O, KUTEN A, WALKER G A, et al. Should radiotherapy be omitted in women age 70 years or older with early breast cancer. J Clin Oncol, 2013, 31: 4569.

［43］FAST Trialists group, AGRAWAL R M, ALHASSO A, et al. First results of the randomised UK FAST trial of radiotherapy hypofractionation for treatment of early breast cancer（CRUKE/04/015）. Radiother Oncol, 2011, 100：93-100.

［44］HAVILAND J S, OWEN J R, DEWAR J A, et al. The UK Standardisation of Breast Radiotherapy（START）trials of radiotherapy hypofractionation for treatment of early breast cancer：10-year follow-up results of two randomised controlled trials. Lancet Oncol, 2013, 14：1086-1094.

［45］WHELAN T J, PIGNOL J P, LEVINE M N, et al. Longterm results of hypofractionated radiation therapy for breast cancer. N Engl J Med, 2010, 362（6）：513-520.

［46］WANG S, KELLY G, GROSS C, et al. Information needs of older women with early-stage breast cancer when making radiation therapy decisions. Int J Rad Oncol Biol Phys, 2017, 98：733-740.

［47］Scottish Intercollegiate Guidelines Network（SIGN）. Treatment of primary breast cancer. Edinburgh：SIGN, 2013.（SIGN publication no. 134）.［September 2013］. Available from URL：http://www.sign.ac.uk

［48］PLICHTA J K. Omitting radiation in older breast cancer patients. Am J Hematol Oncol, 2016, 12：12-15.

［49］JAGSI R. Progress and controversies：radiation therapy for invasive breast cancer. CA Cancer J Clin, 2014, 64：135-152.

［50］Early and locally advanced breast cancer：diagnosis and management. Draft guidelines 2018, National Institute for Care and Clinical Excellence：https://www.nice.org.uk/guidance/indevelopment/gid-ng10016/documents.

［51］CANNON D M, MCHAFFIE D R, PATEL P R, et al. Locoregional recurrence following accelerated partial breast irradiation for early-stage invasive breast cancer. Significance of oestrogen receptor status and other pathological variables. Ann Surg Oncol, 2013, 20：3446-3452.

［52］BANE A L, WHELAN T J, POND G R, et al. Tumor factors predictive of response to hypofractionated radiotherapy in a randomized trial following breast conserving surgery. Ann Oncol, 2014, 25：992-998.

［53］KIRWAN C C, COLES C E, BLISS J, et al. It's PRIMETIME. Postoperative avoidance of radiotherapy：biomarker selection of women at very low risk of local recurrence. Clin Oncol（R Coll Radiol）, 2016, 28：594-596.

［54］HARRIS J R. The PRECISION trial（profiling early breast cancer for radiotherapy omission）. A phase II study of breast-conserving surgery without adjuvant radiotherapy for favourable-risk breast cancer. Available at https://clinicaltrials.gov/ct2/show/NCT02653755.2016.

［55］BARTELINK H, HORIOT J C, POORTSMAN P M, et al. Impact of a higher radiation dose on local control and survival in breast-conserving therapy of early breast：10-year results of the randomized boost versus no boost EORTC 22881-10882 trial. J Clin Oncol, 2007, 25：3259-3265.

［56］BARTELINK H, MAINGON P, POORTMANS P, et al. Whole-breast irradiation with or without a boost for patients treated with breast-conserving surgery for early breast cancer：20 year follow-up of a randomised phase3 trial. Lancet Oncol, 2015, 16：47-56.

［57］VRIELING C, VAN WERKHOVEN E, MAINGON P, et al. European Organisation for Research and Treatment of Cancer, Radiation Oncology and Breast Cancer Groups. Prognostic Factors for Local Control in Breast Cancer After Long-term Follow-up in the EORTC Boost vs No Boost Trial：A Randomized Clinical Trial. JAMA Oncol, 2017, 3：42-48.

［58］CUTTINO L W, KUBICKY C D. Who benefits from a tumor bed boost after whole-breast radiotherapy? JAMA Oncol, 2017, 3：21-22.

［59］Hickey B E, Lehman M, Francis D P, et al. Partial breast irradiation for early breast cancer. Cochrane Database Syst Rev, 2016, 7：CD007077.

［60］COLES C E, GRIFFIN C L, KIRBY A M, et al. IMPORT Trialists. Partial-breast radiotherapy after breast conservation surgery for patients with early breast cancer（UK IMPORT LOW trial）：5-year results from a multicentre, randomised, controlled, phase 3, non-inferiority trial. Lancet, 2017, 390：1048-1060.

［61］OLIVOTTO I A, WHELAN T J, PARPIA S, et al. Interim cosmetic and toxicity results from RAPID：a randomized trial of accelerated partial breast irradiation using three-dimensional conformal external beam radiotherapy.J Clin Oncol, 2013, 31：4038-4045.

［62］MEATTINI I, SAIEVA C, MARRAZZO L, et al. Accelerated partial breast irradiation using intensity-modulated radiotherapy technique compared to whole breast irradiation for patients aged 70 years or older：subgroup analysis from a randomized phase 3 trial. Breast Cancer Res Treat, 2015, 153：539-547.

［63］VERONESI U, ORRECHIA R, MAISONNEUVE P, et al. Intraoperative radiotherapy versus external radiotherapy for early breast cancer（ELIOT）: a randomised controlled equivalence trial. Lancet Oncol, 2013, 14: 1269–1277.

[64] VAIDYA J S, WENZ F, BULSARA M, et al. Risk-adapted targeted intra-operative radiotherapy versus whole-breast radiotherapy for breast cancer: 5-year results for local control and overall survival from the TARGIT-A trial. Lancet, 2014, 383: 603–613.

[65] CUZICK J. Radiotherapy for breast cancer, The TARGIT-A trial. Lancet, 2014, 383: 1716.

[66] HAVILAND J, A'HERN R, BENTZEN S, et al. Radiotherapy for breast cancer the TARGIT-A trial. Lancet, 2014, 383: 1716–1717.

[67] HEPEL J, WAZER D. A flawed study should not define a new standard of care. Int J Rad Oncol Biol Phys, 2015, 91: 255–257.

[68] DARBY S C, CUTTER D J, BOERMA M, et al. Radiation-related heart disease: current knowledge and future prospects. Int J Rad Oncol Biol Phys, 2010, 76: 656–665.

[69] STRNAD V, OTT O J, HILDEBRANDT G, et al. 5-year results of accelerated partial breast irradiation using sole interstitial multicatheter brachytherapy versus whole-breast irradiation with boost after breast-conserving surgery for low-risk invasive and in-situ carcinoma of the female breast: a randomised, phase 3, non inferiority trial. Lancet, 2016, 387: 229–238.

[70] SCHAFER R, STRNAD V, POLGAR C, et al. Quality-of-life for accelerated partial breast irradiation with interstitial brachytherapy versus whole-breast irradiation in early breast cancer after breast-conserving surgery（GEC-ESTRO）: 5-year results of a randomised, phase 3 trial. Lancet Oncol, 2018, 19（6）: 834–844.

[71] TSOUTSOU P G, SOZZI W J, OZSAHIN M, et al. Radiotherapy options after breastconserving surgery: how can selection of patients be refined? J Clin Oncol, 2013, 31: 4570.

[72] LIGHTOWLERS S V, BOERSMA L J, FOURQUET A, et al. Preoperative breast radiation therapy: indications and perspectives. Eur J Cancer, 2017, 82: 184–192.

[73] VAN DER LEIJ F, BOSMA S C J, VAN DER VIJVER M J, et al. First results of the preoperative accelerated partial breast irradiation（PABPI）trial. Radiother Oncol, 2015, 114: 322–327.

[74] 74. HORTON J K, BLITZLLAU R C, YOO S, et al. Preoperative singlefraction partial breast radiotherapy-novel phase 1 dose escalation protocol with radiation response biomarkers. Int J Rad Oncol Biol Phys, 2015, 92: 846–855.

[75] MAMTANI A, GONZALEZ J J, NEO D T, et al. Treatment strategies in octogenarians with early-stage, high-risk breast cancer. Ann Surg Oncol, 2018, 25（6）: 1495–1501.

[76] EBCTCG（Early Breast Cancer Trialists' Collaborative Group）, MCGALE P, TAYLOR C, et al. Effect of radiotherapy after mastectomy and axillary surgery on 10-year recurrence and 20-year breast cancer mortality: meta-analysis of individual patient data for 8135 women in 22 randomised trials. Lancet, 2014, 383: 2127–2135.

[77] KUNKLER I H, CANNEY P, VAN TIENHOVEN G, et al. Elucidating the role of chest wall irradiation in 'intermediate-risk' breast cancer. Clin Oncol（R Coll Radiol）, 2008, 20（1）: 31–34.

[78] CURIGLIANO G, BURSTEIN H J, WINER E P, et al. De-escalating and escalating treatments for earlystage breast cancer: the St Gallen International Expert Consensus Conference on the primary therapy of early breast cancer 2017. Ann Oncol, 2017, 28（8）: 1700–1712.

[79] RECHT A, COMEN E A, FINE R E, et al. Postmastectomy radiotherapy: an American Society of Clinical Oncology, American Society for Radiation Oncology, and Society of Surgical Oncology focused guideline update. J Clin Oncol, 2016, 34: 4431–4442.

第十二章　骨骼相关并发症的预防与治疗

Robert Coleman

摘要：近几十年来，乳腺癌的治疗取得了长足的进步，提高了各年龄段女性的生存率。然而，长期的抗肿瘤治疗也增加了临床相关的并发症，特别是对老年乳腺癌患者骨骼健康的影响颇大。临床医师及国际上乳腺癌的诊疗与管理指南应重视癌症治疗引起骨质流失的风险。骨靶向治疗，辅以钙剂、维生素D以及生活方式的改变，可有效预防骨质疏松与骨折的发生。此外，辅助治疗中双膦酸盐的应用也可以降低老年患者乳腺癌的复发与死亡风险。

骨转移是晚期乳腺癌患者的常见事件，可导致骨折、骨痛、神经受压以及高钙血症等严重并发症的发生。由于很多老年乳腺癌患者常合并有骨质疏松及退行性骨病，其骨转移的诊断显得格外困难。通过对潜在病灶进行适宜的全身治疗与多学科管理，应用骨靶向药物如强效双膦酸盐、地舒单抗等以改善骨骼结构的完整，大大降低了晚期乳腺癌患者的骨骼并发症，减轻了骨痛并提升了患者的生活质量。

关键词：骨量减少；骨质疏松；骨转移；骨骼并发症；双膦酸盐；地舒单抗

12.1 简介

由于乳腺癌的早期诊断、局部治疗与全身治疗的改进，目前乳腺癌10年生存率高达85%。尽管如此，乳腺癌仍然是导致女性癌症患者主要死亡的原因，其死亡的中位年龄为68岁。自从社会逐渐老龄化，老年女性数量日益增加，导致老年女性患乳腺癌的数量增加，骨转移以及抗肿瘤治疗的骨相关事件亦随之增加。

12.2 早期乳腺癌

激素受体阳性乳腺癌在所有乳腺癌患者中所占的比例约75%，在老年乳腺癌患者中高达85%，这类患者通常需要接受内分泌辅助治疗，恶性程度高的患者甚至需要接受细胞毒性大的辅助化疗。这些治疗措施均有副作用，尤其与老年患者相关的是对骨骼健康的影响。

骨量流失的程度会随着年龄的增长而增加，致使三分之一年龄超过50岁的女性存在腕部、髋部或椎骨发生脆性骨折的风险。根据WHO规定，骨密度值与年轻健康女性相比下降超过2.5标准差（T评分≤-2.5）为骨质疏松，T评分≥-1.0为骨量正常，T评分为-2.5～-1.0为骨量减少[1]。脆性骨折的风险随着T评分的降低而增加，然而，一项对近15万名健康绝经后女性的调查报告中发现82%的骨折发生在非骨质疏松的女性（T评分>-2.5）中，52%的骨折发生在骨质减少（T评分为-2.5～-1.0）的女性中，这表明女性发生骨折的风险不仅仅依赖于骨密度[2]。除骨密度外，世界卫生组织工作组还确定了其他骨折的风险因素包括：年龄、女性、有吸烟史、50岁以后出现骨折、父母有髋部骨折史、体重指数< 20 mg/m²、有酗酒史、使用皮质类固醇激素、患有其他疾病如类风湿性关节炎等[3]。因此，老年女性乳腺癌患者在接受治疗过程中具有中等程度以上的骨折风险。

值得一提的是，约20%骨质疏松引起的髋部骨折在12个月内有骨骼坏死的风险[4]，并且这种风险随着乳腺癌治疗潜在毒副作用的增强而增加，因此，临床医师在老年乳腺癌患者的治疗过程中要重视治疗措施对其骨骼健康的影响，并采取合适的措施保护与治疗患者的骨骼。

12.2.1 早期乳腺癌的辅助治疗

目前AI是绝经后乳腺癌患者标准的辅助内分泌治疗方案，由于效果更佳，在很大程度上已经取代了他莫昔芬。大型的临床随机对照试验表明，AI

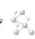

作为乳腺癌辅助内分泌治疗在 DFS、复发风险与许多严重的不良反应如静脉血栓、子宫内膜并发症等方面均优于他莫昔芬，然而，AI 并非没有并发症。

虽然绝经后的女性卵巢不再产生雌激素，但是外周组织通过芳香化酶的作用能将雄激素转化成雌激素，因此，其体循环内仍维持着较低的雌激素水平。由于雌激素能抑制破骨细胞的活性并诱导破骨细胞的凋亡，对保持老年女性的骨骼健康显得格外重要。无论非甾体类 AI（阿那曲唑或来曲唑）还是甾体类 AI（依西美坦）均能显著降低绝经后女性的雌激素水平，因而该类药物的应用会加速老年女性的骨质流失，严重影响她们的骨骼健康。

很多早期激素受体阳性的老年乳腺癌患者均会接受 AI 辅助内分泌治疗，治疗周期为 5 年。对高危的患者，内分泌治疗时间甚至延长至 10 年。对于目前不适合手术的患者，AI 可以作为老年乳腺癌患者的初始治疗方案直至病情恶化。目前在绝大部分国家，只有不耐受 AI 药物的激素受体阳性的老年乳腺癌患者，才考虑应用他莫昔芬治疗[5]。

12.2.2 芳香化酶抑制剂引起骨质流失

所有的 AI 药物均会引起不同程度的骨质流失。ATAC 临床研究评估了 308 名患者分别用阿那曲唑或他莫昔芬治疗后对骨骼的影响[6]。应用双能 X 射线骨密度检测仪（dual energy X-ray absorptiometry，DXA）对患者的腰椎和全髋部在治疗前、治疗后的第 1、第 2、第 5 与第 7 年进行了骨密度的检测。结果发现，治疗 5 年后，阿那曲唑组腰椎与髋部的骨密度分别下降了 6.08% 与 7.24%，他莫昔芬组腰椎与髋部的骨密度却分别增加了 2.77% 与 0.74%。虽然阿那曲唑会加速患者的骨质流失，但是不会导致在基线检测时骨密度正常的患者出现骨质疏松（T 评分 ≤ -2.5）。阿那曲唑治疗期间骨折率明显增加（阿那曲唑组年骨折率为 2.93%，他莫昔芬组为 1.9%），同时在治疗期间，其发病率为 1.55（1.31 ~ 1.83）（$P < 0.0001$）[7]。然而，中途停止阿那曲唑治疗与继续阿那曲唑治疗患者的骨折率并没有明显的差异，并且在第 5 ~ 7 年期间，患者腰椎的骨密度有所增加，髋部的骨质没有进一步流失，这表明 AI 药物引起的骨质流失是部分可逆的[8]。

加拿大国家癌症研究所临床试验组 MA.17 研究了 5 年标准他莫昔芬内分泌治疗后继续给予来曲唑治疗的获益情况。该试验研究显示超过 5000 名绝经后乳腺癌患者在接受 5 年他莫昔芬治疗后继续接受来曲唑治疗可显著提高患者的 DFS[9]。然而，来曲唑治疗组患者新诊断为骨质疏松的发生率明显高于安慰剂组（8.1% vs. 6%，$P = 0.003$），骨折的发生率在两组中无明显差异（5.3% vs. 4.6%，$P = 0.25$）。MA.17 试验同时对 226 名患者的骨密度做了连续的监测，正如 ATAC 研究，来曲唑治疗组患者髋部与腰椎的骨密度也出现了明显的下降（髋部 $P = 0.044$，腰椎 $P = 0.008$）[10]。

在 IES 研究中，绝经后的乳腺癌患者接受 2 ~ 3 年的他莫昔芬内分泌治疗后随机分成两组，一组继续接受他莫昔芬治疗至第 5 年，另一组换成依西美坦治疗[11]。依西美坦是一种甾体类 AI，具有较弱的雄激素活性。该研究预计依西美坦导致的骨相关不良事件会比非甾体 AI 如来曲唑与阿那曲唑少。然而事实并非如此，在 IES 研究中，那些接受依西美坦治疗患者的骨密度下降幅度更大，并且骨折的发生率（7.0%）也明显高于他莫昔芬治疗组（4.9%）。因此，甾体类 AI 与非甾体 AI 的骨相关不良事件是相似的[12]。的确，在来曲唑、依西美坦与阿那曲唑的药效学研究中，在绝经后乳腺癌患者分别用这三种药物治疗的过程中，其骨代谢相关的生物标志物的变化无明显差异[13]。现在普遍认为 AI 药物引起的骨质流失与骨折是一类不良事件，与接受特定治疗药物相比，其受年龄等其他风险因素的影响更大。BIG1-98 试验评估了年龄分别对来曲唑治疗组与他莫昔芬治疗组治疗效果与不良事件发生的影响，年龄段分组如下："较年轻"的绝经后乳腺癌患者（< 65 岁，$n=3127$）；"较年长"的患者（65 ~ 74 岁，$n=1500$）以及"更年长"的患者（> 75 岁，$n=295$）[14]。与其他相关临床研究一样，来曲唑显著提高了患者的 DFS，而且老年乳腺癌患者接受 AI 治疗并不受年龄因素的影响。在"更年长"（> 75 岁）组，虽然来曲唑治疗组患者发生 3 ~ 5 级不良事件明显多于他莫昔芬治疗组，但是在来曲唑治疗组间骨折的发生率并未受年龄的影响。该研究结果不同于 ATAC 试验研究，ATAC 研究显示在 3 个年龄组（＜ 60 岁、60 ~ 70 岁和＞ 70 岁）使用 AI 治疗的过程中，骨折发生的风险随着年龄的增长而增加，年龄＞ 70 岁的患者发生骨折的风险最大[15]。

评估 AI 的随机对照试验具有严格的纳入和排除标准，其结果并不能精确反映在常规临床实践中未被选择的人群。此外，骨折是作为试验的不良事件报告的，其并不是试验的主要研究终点，结果每年有 1% ~ 2% 试验报告的治疗相关的骨折率可能被低估了[16]。许多病例对照研究、基于处方的分析研究和单中心观察性研究已经对现实世界的骨折风险进行了评估。在最近一项以骨折发生率为主要终点的安慰剂对照试验中，发现接受 AI 治疗的乳腺癌患者 5 年随访的骨折发生率为 18% ~ 20%，这表明在临床实践中，大约五分之一的女性患者接受 AI 治疗而不使用骨保护剂会有骨折的风险[17]。

研究人员还评估了 CYP19A1（芳香酶）基因多态性以明确其是否与 AI 引起骨质流失的敏感性相关。据报道，外显子 3（rs700518）Val80 处 G 到 A 的基因替换与 AI 治疗 12 个月时腰椎和髋部的骨密度显著降低有关[18]。最近研究发现另一种基因多态性（rs4646，GG 基因型）和 AI 治疗期间发生的骨质疏松显著相关[19]。

12.2.3 老年乳腺癌患者骨骼健康的评估与管理

老年女性随着年龄的增长本身就有骨质疏松的风险，尤其是那些在乳腺癌治疗期间使用有引起骨质疏松的药物等其他危险因素的老年女性患者[20]。出于这个原因，尽管现在已经有 DXA，但仍然建立了各种筛查工具来评估骨质疏松性骨折的风险，其可适用于在乳腺癌诊所就诊的老年女性。EPISEM 数据库结合了两个前瞻性多中心人群队列研究即骨质疏松症的流行病学（EPIDemiology of OSteoporosis，EPIDOS）和瑞士评估评估骨质疏松性骨折风险的测量方法（Swiss Evaluation of the Methods of measurement of Osteoporotic Fracture risk，SEMOF）。EPIDOS 是一个由 7598 名 75 岁以上法国女性组成的队列研究，SEMOF 是一个由 70 岁以上瑞士女性组成的队列研究[21]。这些人群被前瞻性

地通过定量超声骨质测量足跟硬度指数来确定髋部骨折的风险，该检测方法可预测 10 年髋部骨质疏松性骨折的概率。在老年女性中用于预测未来髋部骨折的临床危险因素包括过低的体重指数、既往有骨折史、糖尿病史及吸烟史等。将临床危险因素评分与足跟硬度指数评分相结合可以提高定量超声骨质测量或者临床危险因素评分的预测价值，这样就不用依赖于 DXA 了。

另一个用于骨质疏松性骨折风险评估的筛查工具是 FRAX™，它是由世界卫生组织代谢性骨病合作中心开发的[22]。与 EPISEM 数据库一样，该在线筛查工具可评估 10 年骨折风险的概率。FRAX™还考虑到患者的国籍，并单独运用临床危险因素，如果 DXA 有效，可以结合骨密度结果来评估 10 年骨折的风险，其中，临床危险因素来自于以前的荟萃分析（包括年龄、性别、体重指数、既往骨折史、父母骨折史、类风湿关节炎、糖皮质激素治疗史、吸烟史、酗酒史以及其他导致骨质疏松症的次要原因）。该骨折风险的评估是在线完成的（www.shef.ac.uk/FRAX/）。该筛查工具无法指导临床治疗，是否需要治疗还要基于临床的诊断。但是当面临老年女性患者即将开始接受 AI 治疗时，尤其 DXA 无效或无法及时行 DXA 时，该筛查工具在临床上判断是否需要接受治疗还是具有很好的辅助作用的。

12.2.4 芳香化酶抑制剂引起的骨量流失的管理

所有开始接受 AI 治疗的患者建议进行适度的运动（包括抗阻力和负重运动）[20, 23]。虽然负重运动对增强骨密度有益，但尚未证明能降低骨折风险。此外，为了保持骨骼的健康，国际骨质疏松症协会推荐绝经后女性每天应摄入 1200 mg 钙和 800 ~ 1000 IU 维生素 D（指南可查询 www.iofbonehealth.org）。更年长的女性，或那些体力活动少和接受阳光照射少的人，可能需要摄入更高水平的钙剂与维生素 D。对于这些高骨折风险的人，建议检测 25-OH 维生素 D 水平和摄入高剂量维生素 D 补充剂（每周 10 万 IU）。如果体内缺乏维生素 D，每天补充常规剂量的维生素 D 则需要几个月的时间才能恢复到普通的水平。对于其他接受 AI 治疗的

绝经后女性，推荐每天摄入 2000 IU 的维生素 D 以保持充足的水平。虽然足量维生素 D 的摄入对健康很重要，但是荟萃分析提示维生素 D+/- 钙补充剂并不能降低乳腺癌患者骨折的风险[24]。

对于开始接受 AI 治疗但未使用双膦酸盐的患者，为了预防疾病复发，推荐进行骨密度的测量。由于 DXA 技术具备有效、灵敏及准确的优点，是用于髋部与腰椎骨密度的检测的首选。至于其他检测方法如定量 CT、定量超声骨质测量、高分辨率 MRI、超声传导速度骨密度测定等，目前不常规使用，但是将来可能具有应用前景。

为预防绝经后和更年长乳腺癌患者接受辅助内分泌治疗时出现骨量流失，目前指南推荐根据骨折风险进行管理[20, 23]。对于 T 评分 > -2.0 并且无额外危险因素的患者，推荐进行适量运动以及补充钙剂与维生素 D，每 1~2 年进行一次危险因素和骨密度检测。对于 T 评分 < -2.0，或具有 2 个以上危险因素（T 评分 < -1.5、年龄 > 65 岁、体重指数 < 20 kg/m²、髋部骨折家族史、50 岁以后脆性骨折史、口服皮质类固醇药物超过 6 个月、当前或近期有吸烟史）的患者，推荐除了进行适量运动以及补充钙剂与维生素 D 外，还应接受双膦酸盐（唑来膦酸、阿仑膦酸、利塞膦酸或伊班膦酸）或地舒单抗治疗（具体参考图 12-1）。

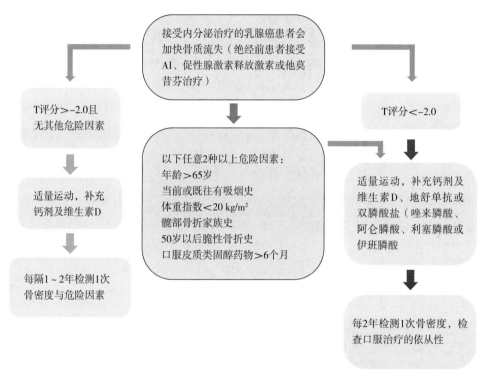

图 12-1　乳腺癌患者在接受 AI 治疗中骨骼健康的管理方法

然而，根据双膦酸盐辅助治疗的试验结果，尤其是 EBCTCG 荟萃分析结果[25]，预防骨相关不良事件的指南正不断更新[26-28]。其中，EBCTCG 荟萃对比分析了 18 000 名以上患者接受或未接受各类双膦酸盐辅助治疗的情况。改善生殖激素低表达的早期老年乳腺癌患者的 DFS 和 OS 目前已经明确，因而对于所有接受 AI 治疗的乳腺癌患者，抑制骨质被吸收的治疗可不依赖于其骨密度，如中度至高复发风险的患者可用双膦酸盐（唑来膦酸，或每

日口服的氯膦酸盐或伊班膦酸盐）治疗，对于复发风险较低但骨折风险较高的患者可用地舒单抗治疗。此外，鉴于 70~75 岁以后女性髋部骨折的风险急剧增加，因而对于所有 75 岁以上的患者可常规推荐使用双膦酸盐或地舒单抗以预防骨质过度流失[20]。

老年女性出现继发性骨质疏松症的风险也很高，因而应通过检测全血细胞计数、红细胞沉降率、骨和肝功能指标（钙、磷酸盐、碱性磷酸酶、

白蛋白、转氨酶）、血清尿素和肌酐、肌内膜抗体和促甲状腺激素以帮助筛查是否患有甲状旁腺功能亢进症、甲状腺功能亢进症、慢性肾功能衰竭和慢性肝功能衰竭等这些临床上容易被忽视的疾病。

抑制 AI 引起骨质流失的骨靶向药物

多项随机临床试验研究了双膦酸盐和地舒单抗对接受 AI 治疗的绝经后患者骨质流失的影响（表 12-1）。这些研究应用的药物与治疗年龄相关骨质疏松的药物相似，但没必要完全相同。

静脉注射的双膦酸盐：目前有四项独立的超过 2700 名绝经后早期乳腺癌患者参与的临床研究结果支持静脉注射的双膦酸盐用于预防绝经后早期乳腺癌患者接受 AI 治疗时引起的骨质流失。三种 Zometa®-Femara® 协同试验（Z-FAST、ZO-FAST、E-ZO-FAST）比较了唑来膦酸（每 6 个月静脉注射 4 mg）在以下三种情况即与 AI 联用（即刻组）或任何时候 T 评分 < -2.0 或出现非创伤性骨折（延迟组）中的疗效[29-30, 32]。Z-FAST 最新随访 61 个月后的数据显示延迟唑来膦酸治疗会导致腰椎与髋骨骨密度下降（与基线相比分别下降 -2.42% 与 -4.12%，P ≤ 0.0003）[30]。然而，即刻开始使用唑来膦酸的患者，其腰椎及髋部骨密度与基线相比，骨密度持续增加（两者 P ≤ 0.0003）。ZO-FAST 研究[29] 和 E-ZOFAST 试验[32] 60 个月分析结果也看到了类似的阳性结果。N03CC(ALLIANCE)试验结果显示与基线相比，即刻接受唑来膦酸治疗

的女性腰椎的骨密度（12 个月时为 3.66%，24 个月时为 4.94%）和髋部骨密度均显著增加（12 个月时为 1.02%，24 个月时为 1.22%）（P< 0.001）[31]。

这些临床研究均未显示各治疗组间的骨折事件有明显差异。尽管如此，虽然没有骨折相关的数据，但是来自这四项精心设计试验的骨密度数据均表明在接受 AI 内分泌治疗时即刻给予唑来膦酸（每 6 个月注射 4 mg）可有效防止相关的骨质流失。关于绝经后骨质疏松症的试验数据表明双膦酸盐可引起椎骨骨折的相对风险降低（relative risk reduction, RRR）45%，非椎骨骨折相关风险降低约 16%。目前没有具体数据显示双膦酸盐对老年女性有影响，因而也没有理由预测年龄会明显影响唑来膦酸的疗效。

口服的双膦酸盐：目前有多项随机临床试验研究评估口服的双膦酸盐预防 AI 导致骨质流失的功效。其中 SABRE[33]、IBISII[36] 和 ARBI 试验[37] 用的是利塞膦酸盐，ARIBON 试验[39] 用的是伊班膦酸盐，BATMAN 试验[40] 用的是阿仑膦酸盐。与唑来膦酸相关研究相比，这些研究纳入的患者人数较少，因此，在这种特定情况下口服双膦酸盐对骨质疏松疗效的证据不那么有力。此外，间接交叉试验比较表明，口服双膦酸盐方案对患者骨密度增加的幅度少于唑来膦酸或地舒单抗（如下所示）。同时，口服双膦酸盐试验的主要目并不是为了评估口服双膦酸盐对骨折风险的影响。

表 12-1　关于预防 AI 引起骨质流失的主要试验

抑制骨吸收药物（试验）	数量	骨密度数据，数量[a]	剂量	治疗时间	随访时间（月）	与基线相比骨密度平均增长值，%	
						腰椎	全髋部
静脉注射双膦酸盐							
唑来膦酸（ZO-FAST）[29]	1065	264	4 mg 每 6 个月	5 年	60	4.3	1.6
唑来膦酸（Z-FAST）[30]	602	602	4 mg 每 6 个月	5 年	61	6.2	2.6
唑来膦酸（N03CC）[31]	558	395	4 mg 每 6 个月	5 年	24	4.9	1.2
唑来膦酸（E-ZO-FAST）[32]	527	527	4 mg 每 6 个月	5 年	36	6.0	未记录
口服双膦酸盐							
利塞膦酸盐（SABRE）[33]	154	111	35 mg 每周	2 年	24	2.2	1.8
利塞膦酸盐（REBeCCa）[34]	87	87	35 mg 每周	2 年	24	0.4	0.9

续表

抑制骨吸收药物（试验）	数量	骨密度数据，数量 a	剂量	治疗时间	随访时间（月）	与基线相比骨密度平均增长值，%	
						腰椎	全髋部
利塞膦酸盐（REBeCCa2）[35]	109	102	35 mg 每周	2 年	24	2.3	0.6
利塞膦酸盐（IBIS II–osteopenic）[36]	245	127	35 mg 每周	5 年	60	−0.4	−2.5
利塞膦酸盐（IBIS II–osteoporotic）[36]	73	41	35 mg 每周	5 年	60	0.3	−0.7
利塞膦酸盐（ARBI）[37]	213	132	35 mg 每周	2 年	24	5.7	1.6
利塞膦酸盐（French study）[38]	118	11	35 mg 每周	1 年	12	4.1	1.8
伊班膦酸（ARIBON）[39]	131	50	150 mg 每月	5 年	60	5.0	1.2
阿仑膦酸钠（BATMAN）[40]	303	303	70 mg 每周	3 年	36	骨质疏松 15.6	6.3
						骨质疏松 6.3	6.3
核因子-kB受体活化体配体（RANKL）抑制剂							
地舒单抗（HALT–BC）[41]	252	252	60 mg 每 6 个月	2 年	24	6.2b	3.7b
地舒单抗（ABCSG–18）[17]	3420	3420	60 mg 每 6 个月	3 年	36	10.2	7.9

注：降低骨折风险：OR 0.53（CI 0.333 ~ 0.85，$P = 0.009$）。
a. 随机分配接受双膦酸盐治疗以及在报告的时间点接受骨密度评估的患者数目；
b. 基于已发表的图标进行评估的。

口服双膦酸盐通常耐受性良好。然而，口服的双膦酸盐有严格的剂量要求，给药前后需禁食，并且给药后需要保持直立状态，这给患者带来一些不便。此外，患者对口服治疗的依从性与持续性并不理想[42]。骨质疏松治疗的结果亦显示口服双膦酸盐治疗的长期依从性较差。在一项研究中，不到 20% 的患者能坚持每天接受双膦酸盐治疗，只有 30% 的患者接受每周治疗方案能持续 1 年以上[43]。由于治疗依从性和临床疗效之间存在很强的关联，因此有必要采取措施来提高患者对口服双膦酸盐治疗的依从性和持久性以确保从这些治疗中获益。

地舒单抗：乳腺癌地舒单抗辅助治疗临床试验（ABCSG–18）是唯一一项将骨折发生率作为主要研究终点并能充分评估地舒单抗对骨折风险影响的临床研究[17]。该试验比较了接受辅助 AI 治疗的 3425 名绝经后女性在分别给予辅助地舒单抗（每年两次皮下注射 60 mg）与安慰剂（均含有钙和维生素 D 补充剂）治疗后的情况。激素受体阳性的乳腺癌患者在接受地舒单抗治疗后骨折风险显著降低［风险比 HR 为 0.50（95%CI 0.39 ~ 0.65），$P< 0.0001$］。此外，地舒单抗治疗进一步减少锥骨骨折事件的发生，并抑制锥体骨折情况进展超 36 个月［优势比 OR 0.54（95%CI 0.34 ~ 0.84），$P = 0.007$］。这反映骨折风险的降低似乎与患者年龄及骨密度基线水平并无明显关联。

12.2.5　骨靶向治疗改善疾病预后的作用

在过去的 20 年里，骨靶向治疗在临床过程中是否具有对预防乳腺癌复发与死亡的潜在益处已经是一个值得深入研究的领域。个别临床研究的结果表明骨靶向治疗的这一益处仅限于因更年期或抑制卵巢功能引起低激素水平的女性。这一假设亦得到 EBCTCG 荟萃分析证实，该荟萃分析纳入了超过 18 000 名接受辅助双膦酸盐治疗的乳腺癌患者，结果表明辅助膦酸盐（静脉注射唑来膦酸、口服氯膦酸盐和口服伊班膦酸盐）仅能降低绝经后乳腺癌患者复发与死亡的风险[25]。总体而言，尽管辅助双膦酸盐治疗在各年龄段与更年期组中能降低骨转移风险，但是其并不能显著降低乳腺癌患者的复发率（比值为 0.94）与死亡率。然而，对于绝经后的患者或接受戈舍瑞林抑制卵巢功能的患者，双膦酸盐可明显抑制整体乳腺癌的复发（RR=0.86）、任何部位的远处复发（RR=0.82）、骨骼的复发（RR=0.72）以及可降低乳腺癌特异性死亡率（RR=0.82）。这相当于在 10 年内可降低六分之一以上的乳腺癌患者出现死亡的风险。目前有几项国际指南推荐早期绝经后的乳腺癌患者接受双膦酸盐辅助治疗[26-28]，尤其是那些具有中度以上复发风险的患者（图 12-2）。

也有临床研究评估地舒单抗是否也能改善乳腺癌的预后，但至少在辅助性 DCARE 研究中，地舒单抗并不能改善绝经前或绝经后女性乳腺癌的复发风险[44]。地舒单抗可能能改善一些基础疾病，但是并未发现有生存上的获益。因此，地舒单抗仅推荐用于预防骨折。

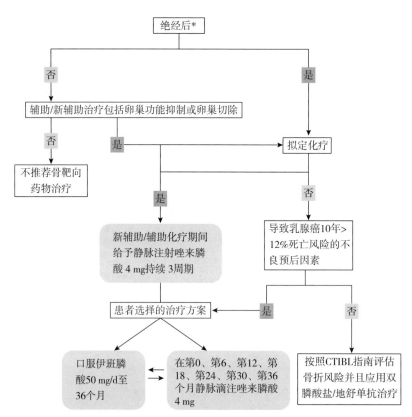

图 12-2　选择双膦酸盐辅助治疗以优先改善病情而非预防骨折的管理方法

双膦酸盐目前尚未获得监管机构批准用于预防乳腺癌复发，这可能会限制医疗保健机构开出这些药物的能力，除非患者符合骨骼疾病需要干预的标准或具有骨质疏松症或骨折的风险。然而，国际上由肿瘤学家和骨科专家组成的专家小组已发布指南和共识推荐具有中度或高度复发风险的乳腺癌患者接受辅助双膦酸盐治疗，这些危险因素包括乳腺癌的临床或生物学特征如淋巴结阳性、肿块 > 2 cm、组织学分级Ⅱ~Ⅲ级、ER 阴性或 HER2 阳性等（图 12-2）。这就意味着，在可能的情况下，不管骨折的风险如何，早期乳腺癌患者均可接受双膦酸盐的辅助治疗，并且也不用检测骨密度的变化情况。

12.2.6　骨靶向药物的选择

根据目前的研究证据，皮下注射的地舒单抗（每年 2 次，每次 60 mg）与静脉注射的唑来膦酸（每 6 个月 1 次，每次 4 mg）是推荐用于预防和治疗 AI 引起的骨质流失的首选药物，这也得到了国际骨质疏松症协会和癌症与骨骼健康协会的广泛认可[28]。

如果选择口服的双膦酸盐，那么首先推荐利塞膦酸盐（每周 35 mg）来预防 AI 相关的骨质流失。其次，也可考虑用阿仑膦酸钠（每周 70 mg）或伊班膦酸钠（每月 150 mg）。接受口服双膦酸盐治疗时应定期检测骨密度并每 1 ~ 2 年评估患者治疗的依从性。骨质吸收相关标志物的检测是一种便捷、无创的评估患者依从性的检测方法。如果 1 ~ 2 年后患者治疗的依从性变差或患者骨密度下降，则建议改用地舒单抗或静脉输注的双膦酸盐继续治疗。由于皮下注射的地舒单抗或静脉输注双膦酸盐的依从性好，所以治疗期间检测骨密度的频率可根据患者的具体情况而定。

接受 AI 治疗的患者至少在治疗期间会导致骨折风险持续增加，因此，指南推荐患者在接受 AI 治疗期间（最长至 5 ~ 10 年）需同时接受抗骨质吸收的治疗。尽管目前并不确定患者在延长 AI 治疗即第 6 ~ 10 年期间是否需要继续接受双膦酸盐的治疗，但是对于那些接受地舒单抗治疗的患者，在停用地舒单抗时，可能需要使用双膦酸盐以防止出现反跳性骨溶解或地舒单抗戒断相关的多发性椎骨骨折[45]。

12.3　晚期乳腺癌

骨骼是晚期乳腺癌最容易转移的部位，大约一半的乳腺癌首先转移的器官是骨骼。此外，65% ~ 75% 的转移性乳腺癌患者均累及骨骼[46]。与首先转移部位是内脏器官相比，乳腺癌患者首先出现骨骼转移时具有更长中位生存时间（2 ~ 5 年）[46-47]，具体时间还取决于是否还有其他部位的转移。晚期乳腺癌发生骨转移的概率较高，因此，健康护理系统应格外重视患者骨骼的健康问题。

12.3.1　发生骨转移的原因

骨骼是导致转移性肿瘤生长的肥沃土壤。在乳腺癌被确诊之前，原发肿瘤的转移过程就已经启动，其释放的生长因子与外泌体可促进肿瘤细胞播散。这些循环肿瘤细胞被吸引至骨骼表面甚至进入骨髓里，与破骨细胞或血管的壁龛相结合。在骨髓里的肿瘤细胞可持续数年处于休眠状态，直到相关信号将其激活，使其在骨髓内出现增殖甚至转移到

其他解剖部位[48]。由于播散的肿瘤细胞似乎能逃避辅助治疗并且保持休眠状态，在乳腺癌被确诊多年后，在骨髓里休眠的肿瘤细胞可能被激活进而导致疾病的复发，因此，乳腺癌晚期出现复发与转移很常见，尤其是转移至骨骼。

骨骼微环境中增殖的肿瘤细胞被证实会破坏骨吸收与骨形成的动态平衡[49]。肿瘤细胞衍生因子如 PTHrP、多种生长因子和细胞因子的释放均会刺激破骨细胞活性，加速骨吸收，导致溶解性和破坏性骨病变的形成。这主要通过能激活成骨细胞的核因子 kβ 配体与存在于破骨细胞上的 RANK 受体相结合发生作用[50]。骨吸收速率的加快，促进了骨基质中骨源性生长因子如 TGF-β 的释放，又反过来刺激肿瘤细胞的生长，从而形成一个恶性循环。抑制骨吸收、阻断这些恶性循环中的分子通路已成为治疗与预防骨转移的目标与策略。

12.3.2　骨转移的诊断

乳腺癌的骨转移部位最常见于中轴骨，这可能是由血液容易通过椎静脉丛流到这些部位导致的。骨转移通常会引起较为严重的疼痛，然而，有些骨转移灶并无其他不适而是通过影像学检查意外发现的。在老年乳腺癌患者中，由于同时合并有其他常见的骨骼病变，如退行性疾病、外伤性骨折和骨质疏松症等，其骨转移的诊断变得格外困难。对于既往有乳腺癌病史并出现背痛的老年女性，可能很难确定病因，因为恶性溶骨性破坏和骨质疏松性骨骼塌陷可能具有相似的临床和影像学特征。晚期乳腺癌会给患者带来深远的影响，因此，只有对骨骼可疑病灶进行确认性检查的情况下，才能将其判断为转移性骨骼疾病。为了明确诊断，必须对患者的临床表现及相关病史进行充分评估，同时进行适当的影像学检查以及检测其他相关指标如肿瘤和骨骼的生物标志物等。虽然血清中代谢性骨标志物如骨碱性磷酸酶、Ⅰ型前胶原前肽（所有骨形成的标志物）以及骨吸收和Ⅰ型胶原蛋白分解的标志物如血清 C- 端肽以及尿液中 N- 端肽的检测仅偶尔具有协助诊断的价值，但对评估骨骼的发病风险与临床上的预后情况却提供不了有用的信息[51]。

12.3.3 骨骼的发病率

合并骨转移的乳腺癌患者发生骨骼相关疾病的风险显著提高，这可能使患者变得虚弱，并导致患者肢体功能丧失甚至降低患者存活率。骨转移相关并发症包括需麻醉镇痛或放疗干预的疼痛、高钙血症、需骨科干预的病理性骨折、脊髓或脊神经根受压等。这些并发症即骨相关事件会显著降低患者的生活质量以及社会功能的独立性，此外，其对照料者与健康护理系统也带来很多不利的影响。在双膦酸盐治疗时期，约70%合并溶骨性骨转移的乳腺癌患者（三分之一以上患者年龄＞65岁）在随访2年时间内至少有1个骨相关事件。最常见的骨相关事件为病理性骨折，约50%患者发生过该骨相关事件。一般情况下，随着病情的进展以及可选择的治疗措施的减少，患者平均每年会出现4次骨相关事件，包括2次病理性骨折[52]。

12.3.4 老年乳腺癌患者抗骨转移的治疗

晚期乳腺癌患者出现骨转移时是无法治愈的，但是如果患者的转移部位仅局限于骨骼，其中位生存时间仍长达数年。对症治疗和长期预防发生骨相关事件的风险因素构成了临床护理的重要组成部分。骨转移治疗的主要目标是缓解症状，降低骨相关事件的风险，进而维持生活质量。患者的治疗需要多学科团队的参与，不应仅包括医学和放射肿瘤学家，还应包括放射科医师、整形外科医师、姑息治疗医师和专科护士。

在抗骨转移治疗过程中，老年患者还应考虑一些额外的因素，如随着年龄增长系统器官生理功能逐渐衰退，像年龄相关的肾小球滤过率下降等，以及老年患者常合并其他慢性基础疾病需要联用其他药物如镇痛的非甾体抗炎药、降压药物、降血脂药物和降血糖药物等。

骨痛的治疗

许多骨转移患者有明显的骨痛症状，如何快速有效地缓解疼痛在临床上仍是一个严峻的挑战。尽管动物实验已经揭示了可指导靶向治疗骨痛的潜在机制，但临床上癌性骨痛的病理生理学特点仍不清楚，其原因可能是病理性神经损伤、肿瘤直接压迫神经、神经缺血及外周痛觉感受器敏感性增强等因素导致大量生长因子和细胞因子如前列腺素、内皮素和TGF-β等大量释放[53]。缓解癌性骨痛应遵循阶梯镇痛原则，开始先应用非阿片类镇痛药包括对乙酰氨基酚和非甾体抗炎药，然后给予较弱的镇痛药，最后对某些患者才开始应用强阿片类药物并逐渐增加剂量。镇痛药包括谷氨酸抑制剂和NMDA拮抗剂是癌性骨痛的一线辅助治疗。

除了应用镇痛药物外，骨转移性疾病的治疗还包括局部放疗、放射性同位素治疗、手术治疗，以及全身治疗如化疗、内分泌治疗与骨靶向治疗。治疗方式的选择取决于是局部转移还是广泛转移以及是否合并有内脏转移。转移病灶在临床上可表现为反应期、稳定期或进展期，患者接受的治疗药物也会相应改变以控制病情，然而，频繁更换药物最终会导致患者对所有抗肿瘤药物耐药。

放射治疗：体外照射是治疗转移性骨痛非常有效且相对简单的方法，约达80%的患者疼痛有所缓解，大约三分之一的患者疼痛完全缓解[54]。大量已发表的研究结果显示单次或分多次治疗对缓解转移性骨痛的效果基本相同。一项荟萃分析结果报道不同剂量的局部放疗（8~40 Gy/f，共15次）在疼痛的缓解速率与缓解持续时间方面无明显差异，单次和多次分割放疗组患者的总体反应率都达到了73%[55]。虽然患者接受单次放射治疗后似乎有很大的概率需要接受后续治疗，但是很多患者还是更倾向于比较方便的单次治疗方案，尤其是合并有其他疾病的老年患者，此外，从卫生经济学方面考虑也推荐单次治疗方案。

放射性核素如锶89和钐153，虽然不经常使用，但已被证明可以减轻广泛疼痛性骨转移患者的骨痛[56]。放射性核素可优先与活跃的骨转移区中的骨基质相结合。大部分关于放射性核素的研究数据都是针对激素抵抗性前列腺癌的，迄今为止，仅有少数小型的研究是评估放射性核素对乳腺癌患者治疗效果的。然而，这种有限的经验也表明放射性核素能有效缓解乳腺癌转移性骨痛，使用的治疗剂量少并且毒副作用小。目前可能需要重复给药，因而今后需要进一步研究更新型、对乳腺癌患者更安全的α放射性核素，例如镭223。

手术治疗：骨转移灶出现溶骨性病变会导致骨骼承重能力下降，骨骼裂隙增多、变粗逐渐引发病理性骨折，这种情况最常见于肋骨与椎骨。长骨骨折或硬膜外肿瘤侵犯脊柱是主要的并发症，常需要手术干预。手术治疗主要目的是缓解疼痛，维持骨骼结构的稳定性，恢复肢体活动能力，若椎骨发生转移，可减少神经功能损伤或神经受压的风险。目前越来越多的关注在长骨转移性病灶发生骨折的风险上，这些患者应请整形外科医师评估是否需要行预防性手术。若放射治疗后骨转移病变以及骨质破坏仍未得到控制，可考虑行预防性内固定术。脊柱转移肿瘤严重时会引起脊柱不稳定，单纯给予放射治疗或全身性治疗效果欠佳，强烈建议转诊至脊柱外科行脊柱稳定性重建手术。对于明确有手术指征的患者，可不考虑年龄因素，接受手术均可获得很好的治疗效果。

若出现脊髓或马尾神经受压情况，应立即给予治疗，包括高剂量类固醇激素冲击治疗、紧急放射治疗或紧急减压手术治疗与脊柱稳定性重建手术治疗。早期发现与早期诊断是治疗成功的关键。

全身治疗：乳腺癌骨转移的全身治疗具有直接或间接抗肿瘤作用。内分泌治疗、化疗、生物靶向治疗旨在直接减轻骨骼的肿瘤负荷和阻止肿瘤细胞衍生生长因子和细胞因子的释放。此外，骨靶向治疗如双膦酸盐或地舒单抗治疗可减轻骨肿瘤细胞衍生因子对骨细胞如破骨细胞、成骨细胞与基质细胞的影响，并将骨相关事件的风险降至最低。

对于激素受体阳性的乳腺癌若单纯发生骨转移，内分泌药物联合 CDK4/6 抑制剂是首选的治疗方案。目前内分泌治疗的中位进展时间约为 2 年[57]。关于老年患者的试验研究数据较少，但是有一项研究表明，来曲唑作为内分泌一线治疗药物对更年长的绝经后（≥ 70 岁）患者与较年轻的绝经后（< 70 岁）患者的治疗效果无明显差异，并且疗效均强于他莫昔芬[58]。

化疗适用于激素受体阴性以及除骨转移外，还有病情进展迅速甚至危及生命的乳腺癌患者。化疗对年龄 > 70 岁的晚期乳腺癌患者的临床获益与年轻患者无明显差异，因此，单纯年龄因素不应成为不实施化疗方案的原因。对所有 HER2 阳性的乳腺癌

患者，尤其是老年乳腺癌患者，应考虑给予化疗联合曲妥珠单抗抗 HER2 靶向治疗的方案。此外，临床上治疗方案的制定也要结合患者的并发症，在很大程度上也要考虑患者自身的意愿。

姑息性化疗的主要目的是控制症状、缓解疼痛、恢复肢体功能。一般来说，化疗中位反应持续时间约为 12 个月，但治疗效果是治疗过程的一部分，在制定治疗方案时还应充分评估患者的基本情况，以免出现过度治疗，并且在治疗过程中观察患者生活质量的变化，密切监测药物的毒副作用以及评估是否需要调整药物剂量等。严重的骨转移性病变会抑制骨髓造血功能，化疗药物可能会对其有进一步潜在的危害，因而可能需要辅以促进骨髓造血的生长因子来恢复骨髓功能。SIOG 建议对老年晚期乳腺癌患者优先使用更为安全的单药化疗如紫杉醇周疗、心脏毒性更小的蒽环类药物、卡培他滨、吉西他滨和长春瑞滨等[59]。

骨靶向治疗：骨靶向药物即双膦酸盐与地舒单抗可有效抑制破骨细胞介导的骨质吸收，已成为乳腺癌骨转移治疗方案中重要的组成部分[23]。各种指南推荐一旦乳腺癌患者的骨转移被影像学检查证实，即使没有症状也应考虑开始接受骨靶向药物治疗并且持续整个病程[23, 60]。

评估双膦酸盐治疗乳腺癌骨转移效果的研究有多个临床研究终点，由于有些研究终点如生活质量和疼痛评估等可能会受到主观偏倚的影响，因此，临床试验将骨相关事件作为复合终点辅助评估双膦酸盐的有效性与安全性。这些骨相关事件包括病理性骨折、脊髓受压、既往骨骼接受手术或放射治疗、恶性肿瘤引起的高钙血症等。预防与延迟这些事件的发生对于改善患者生活质量、提升患者临床治疗效果有重要帮助。

静脉注射与口服的双膦酸盐均对发生骨转移的乳腺癌患者有明显的治疗效果，目前已获批用于晚期乳腺癌患者的抗骨转移治疗（表 12-2）。早在 20 世纪 90 年代，随机安慰剂对照试验表明除化疗或内分泌治疗外，对至少有一处溶骨性骨转移病变的乳腺癌患者进行 2 年的帕米膦酸治疗可使骨骼发病率降低三分之一以上，至第一次出现骨相关事件的中位时间延长近 50% 并且减少出现任何骨相关事件

患者的绝对数量[64-65]。

随后，出现了更方便、更有效的双膦酸盐包括唑来膦酸以及静脉注射和口服的伊班膦酸盐[66-69]。一项随机、双盲、多中心试验评估了 1648 名乳腺癌或多发性骨髓瘤患者分别接受唑来膦酸或帕米膦酸治疗的效果。在所有治疗组中，至少有一种骨相关事件（主要疗效终点）的患者比例相似，并且符合预先确定的唑来膦酸与帕米膦酸非劣效性标准[69]。然而，乳腺癌亚组的多事件分析显示唑来膦酸（4 mg）与帕米膦酸相比，将发生骨骼并发症的风险降低了 20%（$P < 0.05$）[70]。并且静脉滴注唑来膦酸所需时间较短，与帕米膦酸治疗相比显得更为方便。

若患者无法入院进行抗骨转移治疗时，可考虑口服伊班膦酸盐。在一项对 1404 名患者进行的随机试验中，将这种药物与静脉注射的唑来膦酸进行了比较，结果显示伊班膦酸盐在预防骨相关事件方面不如唑来膦酸。尽管与唑来膦酸在延迟首次事件的时间方面相似，但无法确定其发生骨骼事件的总体风险（骨相关事件的比率为 1.148，$95\%CI$ $0.967 \sim 1.362$）和药物的非劣效性[71]。

表 12-2　随机安慰剂对照试验证明双膦酸盐（在目前推荐的剂量下）对骨骼发病率的影响

双膦酸盐与剂量	患者数量	结果
氯膦酸盐 1600 mg/d，口服 Paterson et al.[61]	173	显著降低所有骨相关事件的发生率：骨骼发病率为每年 100 名患者中 305 vs. 219（$P < 0.001$），HR 大于 1 件骨相关事件 0.83，差异无统计学意义
氯膦酸盐 1600 mg/d，口服 Kristensen et al.*[62]	100	显著延迟首次出现骨相关事件的时间（$P=0.015$），减少骨折发生率（$P=0.02$），HR 大于 1 件骨相关事件 0.69，差异无统计学意义
氯膦酸盐 1600 mg/d，口服 Tubiana-Hulin et al.[63]	144	显著延迟首次出现骨相关事件的时间（244 天 vs. 180 天，$P=0.05$），减轻疼痛强度和减少镇痛药的使用，HR 大于 1 件骨相关事件 0.92，差异无统计学意义
帕米膦酸盐 90 mg/3 ~ 4 周，静脉注射 Hortobagyi et al.[64]	382	显著降低患者发生骨相关事件的比例（65% vs. 46%，$P < 0.001$），显著延迟首次出现骨相关事件的时间（13.1 个月 vs. 7 个月，$P < 0.0005$）
帕米膦酸盐 90 mg/4 周，静脉注射 Theriault et al.[65]	374	显著降低患者发生骨相关事件的比例（67% vs. 56%，$P=0.027$），显著延迟首次出现骨相关事件的时间（10.4 个月 vs. 6.9 个月，$P=0.049$）
伊班膦酸盐 2 或 6 mg/3 ~ 4 周，静脉注射 Body et al.[66]	466	6 mg 剂量比安慰剂：期间骨骼发病率** 降低 20%（每年 1 名患者期间出现骨相关事件数为 1.48 vs. 1.19，$P=0.004$） 2 mg 剂量比安慰剂：差异无统计学意义 显著延迟首次出现骨相关事件的时间（50.6 周 vs. 33.1 周，$P=0.018$），减轻疼痛强度和减少镇痛药的使用
伊班膦酸盐 50 mg/d，口服 Body et al.[67]	564	显著降低期间骨骼发病率**（1.18 vs. 0.95，$P=0.004$），HR 大于 1 件骨相关事件 0.86；$P=0.08$
唑来膦酸盐 4 mg/4 周，静脉注射 Kohno et al.[68]	228	显著降低患者发生骨相关事件的比例（50% vs. 30%，$P=0.003$），显著延迟首次出现骨相关事件的时间（$P=0.007$），通过多因素分析示其将骨相关事件的发生降低 41%（$RR=0.59$，$P=0.019$），与安慰剂相比明显缓解患者疼痛

值得一提的是，口服双膦酸盐需要考虑减少对胃肠道毒性的同时要确保达到治疗效果所需的特定剂量，因而治疗过程比较复杂。口服双膦酸盐从肠道吸收效果很差，并且还会受到食物摄入的影响，因而口服双膦酸盐需要站立空腹服用，并且给药后患者需继续禁食以及保持站立至少 30 分钟。这些复杂的注意事项对需要同时接受多种药物治疗并且有一定程度记忆力减退的老年患者来说尤其具有挑

战性。

一项双盲 III 期随机临床试验清晰地验证了地舒单抗治疗转移性乳腺癌的疗效，该试验共纳入了 2049 名未接受过双膦酸盐治疗的骨转移患者[72]。患者随机分为每 4 周接受皮下注射地舒单抗（120 mg）或静脉注射唑来膦酸（4 mg），同时补充钙和维生素 D。主要终点是首次骨相关事件出现的时间。在延迟首次骨相关事件出现的时间方面，地舒单抗优于唑来膦酸（HR 0.82，95%CI 0.71 ~ 0.95，P=0.01），并且在预防后续发生骨相关事件方面也优于唑来膦酸，在降低骨相关事件总风险方面，地舒单抗比唑来膦酸增加了 23%（HR 0.77，95%CI 0.66 ~ 0.89，P=0.001）。此外，地舒单抗也更加明显地缓解患者疼痛以及改善他们的生活质量。

12.3.5　老年患者的骨靶向药物

关于骨靶向药物治疗老年骨转移乳腺癌患者的研究数据有限，然而，一项对老年乳腺癌患者进行静脉注射双膦酸盐治疗的分析报告显示 ≥ 75 岁的女性接受治疗的可能性低于 < 70 岁的患者[73]。但是，考虑对患者的生存有潜在益处，该研究建议有骨转移的患者均可接受骨靶向药物治疗。需要明确的是，主治医师应权衡患者的合并症、机体功能状态以及伴随药物，选择最合适的、毒副作用最小的骨靶向药物。虽然关于骨靶向药物在老年患者中的安全性和有效性的研究数据不足，但是老年骨转移患者（尤其是 12-3 表中列出的该年龄段的患者）选择与接受骨靶向药物治疗还是有很大益处的。

老年患者发生肾功能损害的风险较高，这可能是由于肾脏水合作用减少或同时使用对肾脏有毒性的药物，如非甾体抗炎药和抗高血压药。如果有可能，在双膦酸盐治疗过程中应限制合用对肾脏有毒性的药物。国际老年肿瘤学会工作组建议在接受帕米膦酸或唑来膦酸治疗的患者中，应监测每位患者的肌酐清除率，即使血清肌酐在正常范围内，也应评估和优化肾脏水合状态并且审查患者合用的药物[20]。

此外，老年人牙齿相关疾病的发生率增加，因此在接受双膦酸盐治疗过程中可能面临更高的颌骨坏死风险。这种并发症的特征是颌面部出现骨暴露，并且 8 周后仍不能愈合。颌骨坏死可能与药物的效力、给药频率以及治疗持续时间有关，更有可能发生于近期有接受口腔相关手术治疗如拔牙的患者。每个月接受静脉注射双膦酸盐或地舒单抗治疗的患者每年发生颌骨坏死的概率约为 1%，因此，强烈建议牙医在开始骨靶向治疗前评估以及治疗先前存在的牙齿问题以降低将来发生颌骨坏死的风险[74]。

目前骨靶向治疗的持续时间以及治疗频率仍不明确，并且骨转移患者尤其是老年患者接受骨靶向治疗时需要考虑的因素包括预期生存时间、病情严重程度、发生骨相关事件的风险、后勤护理、治疗药物的可及性以及治疗费用等。若在治疗期间出现第 1 个骨骼相关事件后，不应停止骨靶向治疗，并且也不应被视为治疗失败，因为试验表明继续骨靶向治疗可明显减低出现其他骨相关事件的风险。

多项临床试验对比研究了双膦酸盐治疗的日程安排。两项招募患者参加为期 1 年按月接受双膦酸盐治疗以"巩固"骨骼的临床试验（ZOOM 和 OPTIMIZE）表明每 3 个月 1 次与每月 1 次唑来膦酸治疗的效果相似[75-76]。最近，CALGB70604（Allianc）试验将一系列不同原发性肿瘤（包括乳腺癌）的骨转移患者随机分配至唑来膦酸每月一次治疗组与每 3 个月 1 次治疗组，治疗时间为 2 年。该研究证明了较少给药频率的非劣效性；在两组中，约 29% 的患者发生 1 次以上骨相关事件[77]。每月治疗组与每 3 个月治疗组出现肾功能不全的概率（2% vs. 0.6%）与颌骨坏死的概率（2% vs. 1%）无明显区别。有人担心每 3 个月 1 次双膦酸盐治疗方案可能会增加出现需要手术干预的骨折或脊髓压迫患者的数量，然而，有证据表明，只要之前短期内有每月 1 次唑来膦酸治疗的经历，随后接受 3 个月 1 次唑来膦酸的治疗方案也是可行的。

12.4　总结

老年患者在整个乳腺癌患者群中所占的比例较大，遗憾的是目前缺乏针对老年乳腺癌患者的具有代表性的临床研究。发生骨转移的乳腺癌患者出现骨骼疾病的风险很高，从而在整个病程中使患者更加衰弱甚至减少患者的生存时间，因此对于老年乳腺癌骨转移患者，需要经验丰富的多学科医师参与以确保其得到及时而准确的诊断并能协调好局部与全身的治疗方案。

参考文献
（遵从原版图书著录格式及出现顺序）

[1] KANIS J A. Assessment of fracture risk and its application to screening for postmenopausal osteoporosis: synopsis of a WHO report. WHO Study Group. Osteoporos Int, 1994, 4（6）: 368-381.

[2] SIRIS E S, CHEN Y T, ABBOTT T A, et al. Bone mineral density thresholds for pharmacological intervention to prevent fractures. Arch Intern Med, 2004, 164（10）: 1108-1112.

[3] KANIS J A, ODEN A, JOHNELL O, et al. The use of clinical risk factors enhances the performance of BMD in the prediction of hip and osteoporotic fractures in men and women. Osteoporos Int, 2007, 18（8）: 1033-1046.

[4] CUMMINGS S R, MELTON L J. Epidemiology and outcomes of osteoporotic fractures. Lancet, 2002, 359（9319）: 1761-1767.

[5] RUGO H S, RUMBLE R, MACRAE E, et al. Endocrine therapy for hormone receptor-positive metastatic breast cancer: American Society of Clinical Oncology Guideline. J Clin Oncol, 2016, 34: 3069-3103.

[6] EASTELL R, ADAMS J E, COLEMAN R E, et al. Effect of anastrozole on bone mineral density: 5-year results from the anastrozole, tamoxifen, alone or in combination trial 18233230. J Clin Oncol, 2008, 26（7）: 1051-1057.

[7] FORBES J F, CUZICK J, BUZDAR A, et al. Effect of anastrozole and tamoxifen as adjuvant treatment for early-stage breast cancer: 100-month analysis of the ATAC trial. Lancet Oncol, 2008, 9（1）: 45-53.

[8] EASTELL R, ADAMS J, CLACK G, et al. Long-term effects of anastrozole on bone mineral density: 7-year results from the ATAC trial. Ann Oncol, 2011, 22（4）: 857-862.

[9] GOSS P E, INGLE J N, MARTINO S, et al. Randomized trial of letrozole following tamoxifen as extended adjuvant therapy in receptor-positive breast cancer: updated findings from NCIC CTG MA.17. J Natl Cancer Inst, 2005, 97（17）: 1262-1271.

[10] PEREZ E A, JOSSE R G, PRITCHARD K I, et al. Effect of letrozole versus placebo on bone mineral density in women with primary breast cancer completing 5 or more years of adjuvant tamoxifen: a companion study to NCIC CTG MA.17. J Clin Oncol, 2006, 24（22）: 3629-3635.

[11] MORDEN J P, ALVAREZ I, BERTELLI G, et al. Long-term follow-up of the intergroup exemestane study. J Clin Oncol, 2017, 35（22）: 2507-2514.

[12] COLEMAN R E, BANKS L M, GIRGIS S I, et al. Intergroup Exemestane Study group. Skeletal effects of exemestane on bone-mineral density, bone biomarkers, and fracture incidence in postmenopausal women with early breast cancer participating in the Intergroup Exemestane Study（IES）: a randomised controlled study. Lancet Oncol, 2007, 8（2）: 119-127.

[13] MCCLOSKEY E V, HANNON R A, LAKNER G, et al. Effects of third generation aromatase inhibitors on bone health and other safety parameters: results of an open, randomised, multi-centre study of letrozole, exemestane and anastrozole in healthy postmenopausal women. Eur J Cancer, 2007, 43（17）: 2523-2531.

[14] CRIVELLARI D, SUN Z, COATES A S, et al. Letrozole compared with tamoxifen for elderly patients with endocrine-responsive early breast cancer: the BIG 1-98 trial. J Clin Oncol, 2008, 26（12）: 1972-1979.

[15] AMIR E, SERUGA B, NIRAULA S, et al. Toxicity of adjuvant endocrine therapy in postmenopausal breast cancer patients: a systematic review and meta-analysis. J Natl Cancer Inst, 2011, 103: 1299-1309.

[16] SCHMIDT N, JACOB L, COLEMAN R, et al. The impact of treatment compliance on fracture risk in women with breast cancer treated with aromatase inhibitors in the United Kingdom. Breast Cancer Res Treat, 2016, 155（1）: 151-157.

[17] GNANT M, PFEILER G, DUBSKY P C, et al. Adjuvant denosumab in breast cancer（ABCSG-18）: a multicentre, randomised, double-blind, placebo-controlled trial. Lancet, 2015, 386（9992）: 433-443.

[18] NAPOLI N, RASTELLI A, MA C, et al. Genetic polymorphism at Val80（rs700518）of the CYP19A1 gene is associated with aromatase inhibitor associated Bone loss in women with ER（+）breast cancer. Bone, 2013, 55（2）: 309-314.

[19] MAZZUCA F, BOTTICELLI A, MAZZOTTI E, et al. CYP19A1 genetic polymorphisms rs4646 and osteoporosisin patients treated with aromatase inhibitor-based adjuvant therapy. Eurasian J Med, 2016; 48（1）: 10-14.

［20］ BODY J J, TERPOS E, TOMBAL B, et al. Bone health in the elderly cancer patient: a SIOG position paper. Cancer Treat Rev, 2016, 51: 46-53.

［21］ HANS D, DUROSIER C, KANIS J A, et al. Assessment of the 10-year probability of osteoporotic hip fracture combining clinical risk factors and heel bone ultrasound: the EPISEM prospective cohort of 12958 elderly women. J Bone Miner Res, 2008, 23 (7): 1045-1051.

［22］ KANIS J A, JOHNELL O, ODEN A, et al. FRAX and the assessment of fracture probability in men and women from the UK. Osteoporos Int, 2008, 19 (4): 385-397.

［23］ COLEMAN R, BODY J J, AAPRO M, et al. Bone health in cancer patients: ESMO Clinical Practice Guidelines. Ann Oncol, 2014, 25 Suppl 3: iii124-iii137.

［24］ WEAVER C M, ALEXANDER D D, BOUSHEY C J, et al. Calcium plus vitamin D supplementation and risk of fractures: an updated meta-analysis from the National Osteoporosis Foundation. Osteoporos Int, 2016, 27 (1): 367-376.

［25］ Early Breast Cancer Trialists Cooperative Group. Adjuvant bisphosphonate treatment in early breast cancer: meta-analyses of individual patient data from randomized trials. Lancet, 2015, 386 (10001): 1353-1361.

［26］ DHESY-THIND S, FLETCHER G G, BLANCHETTE P S, et al. Use of adjuvant bisphosphonates and other bone-modifying agents in breast cancer: a Cancer Care Ontario and American Society of Clinical Oncology Clinical Practice Guideline. J Clin Oncol, 2017, 35 (18): 2062-2081.

［27］ HADJI P, COLEMAN R, WILSON C, et al. Adjuvant bisphosphonates in early breast cancer: consensus guidance for clinical practice from a European Panel. Ann Oncol, 2016, 27 (3): 379-390.

［28］ HADJI P, AAPRO M S, BODY J J, et al. Management of Aromatase Inhibitor-Associated Bone Loss (AIBL) in postmenopausal women with hormone sensitive breast cancer: joint position statement of the IOF, CABS, ECTS, IEG, ESCEO IMS, and SIOG. J Bone Oncol, 2017, 7: 1-12.

［29］ COLEMAN R, DE BOER R, EIDTMANN H, et al. Zoledronic acid (zoledronate) ffor postmenopausal women with early breast cancer receiving adjuvant letrozole (ZOFAST study): final 60-month results. Ann Oncol, 2013, 24: 398-405.

［30］ BRUFSKY A, HARKER W G, BECK J T, et al. Final 5-year results of Z-FAST trial: adjuvant zoledronic acid maintains bone mass in postmenopausal breast cancer patients receiving letrozole. Cancer, 2012, 118 (5): 1192-1201.

［31］ HINES S L, MINCEY B, DENTCHEV T, et al. Immediate versus delayed zoledronic acid for prevention of bone loss in postmenopausal women with breast cancer starting letrozole after tamoxifen-N03CC. Breast Cancer Res Treat, 2009, 117: 603-609.

［32］ LLOMBART A, FRASSOLADTI A, PAIJA O, et al. Immediate administration of zoledronic acid reduces aromatase inhibitor-associated bone loss in postmenopausal women with early breast cancer: 12-month analysis of the E-ZO-FAST trial. Clin Breast Cancer, 2012, 12 (1): 40-48.

［33］ VAN POZNAK C, HANNON R A, MACKEY J R, et al. Prevention of aromatase inhibitor-induced bone loss using risedronate: the SABRE trial. J Clin Oncol, 2010, 28: 967-975.

［34］ GREENSPAN S L, BRUFSKY A, LEMBERSKY B C, et al. Risedronate prevents bone loss in breast cancer survivors: a 2-year, randomized, double-blind, placebo-controlled clinical trial. J Clin Oncol, 2008, 26: 2644-2652.

［35］ GREENSPAN S L, VUJEVICH K T, BRUFSKY A, et al. Prevention of bone loss with risedronate in breast cancer survivors: a randomized, controlled clinical trial. Osteoporos Int, 2015, 26: 1857-1864.

［36］ SESTAK I, SINGH S, CUZICK J, et al. Changes in bone mineral density at 3 years in postmenopausal women receiving anastrozole and risedronate in the IBIS-II bone substudy: an international, double-blind, randomised, placebo-controlled trial. Lancet Oncol, 2014, 15 (13): 1460-1468.

［37］ MARKOPOULOS C, TZORACOLEFTHERAKIS E, POLYCHRONIS A, et al. Management of anastrozoleinduced bone loss in breast cancer patients with oral risedronate: results from the ARBI prospective clinical trial. Breast Cancer Res, 2010, 12 (2): R24.

［38］ CONFAVREUX C B, FONTANA A, GUASTALLA J P, et al. Estrogen-dependent increase in bone turnover and bone loss in postmenopausal women with breast cancer treated with anastrozole. Prevention with bisphosphonates. Bone, 2007, 41: 346-352.

［39］ LESTER J E, DODWELL D, BROWN J E, et al. Prevention of anastrozole induced bone loss with monthly oral ibandronate: final 5 year results from the ARIBON trial. J Bone Oncol, 2012, 2: 57-62.

[40] LOMAX A J, YAP S Y, WHITE K, et al. Prevention of aromatase inhibitor-induced bone loss with alendronate in postmenopausal women: The BATMAN Trial. J Bone Oncol, 2014, 2: 145-153.

[41] ELLIS G K, BONE H G, CHLEBOWSKI R, et al. Randomized trial of denosumab in patients receiving adjuvant aromatase inhibitors for nonmetastatic breast cancer. J Clin Oncol, 2008, 26: 4875-4882.

[42] RABENDA V, MERTENS R, FABRI V, et al. Adherence to bisphosphonates therapy and hip fracture risk in osteoporotic women. Osteoporos Int, 2008, 19 (6): 811-888.

[43] BEEST F J, ERKENS J A, HERINGS R M. Determinants of noncompliance with bisphosphonates in women with postmenopausal osteoporosis. Curr Med Res Opin, 2008, 24 (5): 1337-1344.

[44] COLEMAN R E, FINKLESTEIN D, BARRIOS C, et al. Adjuvant denosumab in early breast cancer: first results from the international multicenter randomized phase III placebo controlled D-CARE study. J Clin Oncol, 2018, 36 (suppl): 501.

[45] TSOURDI E, LANGDAHL B, COHEN-SOLAL M, et al. Discontinuation of Denosumab therapy for osteoporosis: a systematic review and position statement by ECTS. Bone, 2017, 105: 11-17.

[46] COLEMAN R E. Clinical features of metastatic bone disease and risk of skeletal morbidity. Clin Cancer Res, 2006, 12 (20 Pt 2): 6243s-6249s.

[47] JAN SCHRODER J, FIETZ T, ANDREAS KOHLER A, et al. Treatment and pattern of bone metastases in 1094 patients with advanced breast cancer – results from the prospective German Tumour Registry Breast Cancer cohort study. Eur J Cancer, 2017, 79: 139-148.

[48] HOSSEINI H, OBRADOVIĆ M M, HOFFMANN M, et al. Early dissemination seeds metastasis in breast cancer. Nature, 2016, 540: 555-558.

[49] WEILBAECHER K N, GUISE T A, MCCAULEY L K. Cancer to bone: a fatal attraction. Nat Rev Cancer, 2011, 11: 411-425.

[50] DOUGALL W C, CHAISSON M. The RANK/RANKL/OPG triad in cancer-induced bone diseases. Cancer Metastasis Rev, 2006, 25: 541-549.

[51] COLEMAN R, COSTA L, SAAD F, et al. Consensus on the utility of bone markers in the malignant bone disease setting. Crit Rev Oncol Hematol, 2011, 80: 411-432.

[52] LIPTON A, THERIAULT R L, HORTOBAGYI G N, et al. Pamidronate prevents skeletal complications and is effective palliative treatment in women with breast carcinoma and osteolytic bone metastases: long term follow-up of two randomized, placebo-controlled trials. Cancer, 2000, 88 (5): 1082-1090.

[53] FIGURA N, SMITH J, YU H M. Mechanisms of, and adjuvants for, bone pain. Hematol Oncol Clin North Am, 2018, 32 (3): 447-458.

[54] WU J S, WONG R, JOHNSTON M, et al. Meta-analysis of dose-fractionation radiotherapy trials for the palliation of painful bone metastases. Int J Radiat Oncol Biol Phys, 2003, 55 (3): 594-605.

[55] SZE W M, SHELLEY M, HELD I, et al. Palliation of metastatic bone pain: single fraction versus multifraction radiotherapy – a systematic review of the randomised trials. Cochrane Database Syst Rev, 2004, 2: CD004721.

[56] FINLAY I G, MASON M D, SHELLEY M. Radioisotopes for the palliation of metastatic bone cancer: a systematic review. Lancet Oncol, 2005, 6 (6): 392-400.

[57] FINN R S, MARTIN M, RUGO H S, et al. Palbociclib and Letrozole in advanced breast cancer. N Engl J Med, 2016, 375 (20): 1925-1936.

[58] MOURIDSEN H, CHAUDRI-ROSS H A. Efficacy of first-line letrozole versus tamoxifen as a function of age in postmenopausal women with advanced breast cancer. Oncologist, 2004, 9 (5): 497-506.

[59] WILDIERS H, KUNKLER I, BIGANZOLI L, et al. Management of breast cancer in elderly individuals: recommendations of the International Society of Geriatric Oncology. Lancet Oncol, 2007, 8 (12): 1101-1115.

[60] VAN POZNAK C, SOMERFIELD M R, BARLOW W E. Role of bone-modifying agents in metastatic breast cancer: an American Society of Clinical Oncology-Cancer Care Ontario Focused Guideline Update. J Clin Oncol, 2017, 35 (35): 3978-3986.

[61] PATERSON A H, POWLES T J, KANIS J A, et al. Double-blind controlled trial of oral clodronate in patients with bone metastases from breast cancer. J Clin Oncol, 1993, 11 (1): 59-65.

[62] KRISTENSEN B, EJLERTSEN B, GROENVOLD M, et al. Oral clodronate in breast cancer patients with bone metastases: a randomized study. J Intern Med, 1999, 246 (1): 67-74.

[63] TUBIANA-HULIN M, BEUZEBOC P, MAURIAC L, et al. [Double-blinded controlled study comparing clodronate versus placebo in patients with breast cancer bone metastases]. Bull Cancer, 2001, 88 (7): 701-707.

[64] HORTOBAGYI G N, THERIAULT R L, LIPTON A, et al. Long-term prevention of skeletal complications of metastatic breast cancer with pamidronate. Protocol 19 Aredia Breast Cancer Study Group. J Clin Oncol, 1998, 16（6）: 2038-2044.

[65] THERIAULT R L, LIPTON A, HORTOBAGYI G N, et al. Pamidronate reduces skeletal morbidity in women with advanced breast cancer and lytic bone lesions: a randomized, placebo-controlled trial. Protocol 18 Aredia Breast Cancer Study Group. J Clin Oncol, 1999, 17(3): 846-854.

[66] BODY J J, DIEL I J, LICHINITSER M R, et al. Intravenous ibandronate reduces the incidence of skeletal complications in patients with breast cancer and bone metastases. Ann Oncol, 2003, 14（9）: 1399-1405.

[67] BODY J J, DIEL I J, LICHINITZER M, et al. Oral ibandronate reduces the risk of skeletal complications in breast cancer patients with metastatic bone disease: results from two randomised, placebo-controlled phase III studies. Br J Cancer, 2004, 90（6）: 1133-1137.

[68] KOHNO N, AOGI K, MINAMI H, et al. Zoledronic acid significantly reduces skeletal complications compared with placebo in Japanese women with bone metastases from breast cancer: a randomized, placebo-controlled trial. J Clin Oncol, 2005, 23（15）: 3314-3321.

[69] ROSEN L S, GORDON D, KAMINSKI M, et al. Zoledronic acid versus pamidronate in the treatment of skeletal metastases in patients with breast cancer or osteolytic lesions of multiple myeloma: a phase III, double-blind, comparative trial. Cancer J, 2001, 7(5): 377-387.

[70] ROSEN L S, GORDON D, KAMINSKI M, et al. Long-term efficacy and safety of zoledronic acid compared with pamidronate disodium in treatment of skeletal complications in patients with advanced multiple myeloma or breast cancer: a randomized, double-blind, multicenter, comparative trial. Cancer, 2003, 98: 1735-1744.

[71] BARRETT-LEE P, CASBARD A, ABRAHAM J, et al. Oral ibandronic acid versus intravenous zoledronic acid in treatment of bone metastases from breast cancer: a randomised, open label, non-inferiority phase 3 trial. Lancet Oncol, 2014, 15（1）: 114-122.

[72] STOPECK A T, LIPTON A, BODY J J, et al. Denosumab compared with zoledronic acid for the treatment of bone metastases in patients with advanced breast cancer: a randomized, double-blind study. J Clin Oncol, 2010, 28: 5132-5139.

[73] GIORDANO S H, FANG S, DUAN Z, et al. Use of intravenous bisphosphonates in older women with breast cancer. Oncologist, 2008, 13（5）: 494-502.

[74] RUGGIERO S L, DODSON T B, FANTASIA J, et al. American Association of Oral and Maxillofacial Surgeons position paper on medication-related osteonecrosis of the jaw--2014 update. J Oral Maxillofac Surg, 2014, 72（10）: 1938-1956.

[75] AMADORI D, AGLIETTA M, ALESSI B, et al. Efficacy and safety of 12-weekly versus 4-weekly zoledronic acid for prolonged treatment of patients with bone metastases from breast cancer（ZOOM）: a phase 3, open-label, randomised, non-inferiority trial. Lancet Oncol, 2013, 14（7）: 663-670.

[76] HORTOBAGYI G N, VAN POZNAK C, HARKER W G, et al. Continued treatment effect of zoledronic acid dosing every 12 vs 4 weeks in women with breast cancer metastatic to bone: The OPTIMIZE-2 Randomized Clinical Trial. JAMA Oncol, 2017, 3（7）: 906-912.

[77] HIMELSTEIN A L, FOSTER J C, KHATCHERESSIAN J L, et al. Effect of longer-interval vs standard dosing of zoledronic acid on skeletal events in patients with bone metastases: A Randomized Clinical Trial. JAMA, 2017, 317（1）: 48-58.

第十三章　晚期疾病的医学管理

Hans Wildiers

摘要：通常认为晚期或转移性乳腺癌是不可治愈的，但并不是不可治疗的。老年患者的治疗目标与年轻患者大体相同。对于大多数激素受体阳性的乳腺癌患者来说，内分泌治疗应该是首选。对激素受体阴性、内分泌治疗耐药或疾病危及生命的患者应考虑使用化疗。化疗方案和药物的选择取决于患者的特征、偏好和药物可及性。靶向治疗的使用越来越多，对老年人来说靶向治疗提供疗效的同时也具有较高安全性。

关键词：转移；晚期；系统治疗；化疗；内分泌治疗；靶向治疗

13.1　简介

全球约有三分之一的乳腺癌患者发病年龄超过65 岁，而在发达国家，这一比例超过了 40%。乳腺癌可能会在初诊和初治多年后复发，所以在涵盖"转移性乳腺癌"人群后，老年女性的比例甚至会更高。

本章对"晚期疾病"这个术语的理解为无法治愈的转移性疾病。相比之下，如果局部晚期乳腺癌得到合适的治疗，还是有可能治愈的，在此不做讨论。虽然转移性乳腺癌可以治疗，而且其通常对治疗很敏感，但它一般无法被治愈。转移性乳腺癌患者有很多治疗可以选择。由于转移性乳腺癌被认为是一种全身性疾病，局部治疗如手术、放疗或射频消融尽管在特定患者和局部症状控制中起到作用，但在全身疾病控制中的作用有限。系统治疗，如内分泌治疗和化疗，以及最近普遍选择的靶向治疗，可以将包括微转移瘤在内的全身性疾病进行治疗和控制。治疗老年患者与转移性乳腺癌的年轻患者的主要目的相同，是在保障生活质量，尽量减少疾病症状的同时延长生存期，且没有严重毒副作用。本章介绍了老年晚期/转移性乳腺癌患者可选的治疗方案。

13.2　局部治疗

转移性乳腺癌局部治疗的两个目标：通过局部治疗转移灶或原发灶来改善预后，并改善症状控制。

在特定患者中，局部治疗可作为转移灶治疗的一种选择。一些病例报告和小样本研究表明，当寡转移灶被切除或放疗后，无进展生存期可以长达多年[1]。没有随机研究，而且在这些研究中肯定存在选择偏差。在特定患者中，局部治疗可提供长期的疾病控制。然而，这种局部治疗治愈转移性乳腺癌患者的概率很小，应该在开始局部治疗之前（有时是在转移灶缩小时）明确告知患者。

原发乳腺癌病灶切除在转移性乳腺癌患者中的作用也是存在争议的。几项随机的临床试验正在进行中，印度最近的一项研究报告说，在一线化疗[2]后切除原发肿瘤没有生存获益，而土耳其的一项研究（提出但尚未发表）结果显示出了一些获益[3]。

局部治疗的第二个目标是局部症状控制。局部治疗在局部症状控制中非常有效；当骨转移出现疼痛时，镇痛放疗有很高的机会缓解疼痛；对于病理性骨折或很可能骨折的骨转移灶，骨科手术对保持良好的生活质量至关重要，乳房切除术可以缓解肿瘤侵犯皮肤带来的伤口问题。在转移性乳腺癌患者中，作为症状缓解的局部治疗，老年患者和年轻患者处理方式相同。

13.3　内分泌治疗

在约 80% 的患者中乳腺肿瘤激素受体呈阳性，在老年患者中比例更高（高达 90%）[4]。选择性ER 调节剂他莫昔芬因其良好的安全性和有效性，在过去几十年来一直是激素受体阳性晚期乳腺癌的标准治疗。如果其他内分泌疗法不合适，它仍然是可接受的一线疗法，但它通常会被 AI 取代，荟萃分析显示与他莫昔芬相比，AI 一线治疗的中位 PFS 和 OS 均增加了 2 ~ 3 个月（*HR* 0.89，95% *CI* 0.80 ~ 0.99）[5]。依维莫司联合依西美坦可以改善 PFS，但缺乏生存获益，并且主要潜在毒性限制了依维莫司在老年乳腺癌患者中的使用。氟维司群通常用于二线或者三线治疗，但 FALCON 研究表明，在转移性 ER 阳性乳腺癌未接受激素治疗的女性中，随机分为氟维司群 500 mg 及阿那曲唑组，并对其中位随访 25.0 个月，氟维司群组 PFS 显著延长（16.6 个月 vs. 13.8 个月；*HR* 进展或死亡 0.80，95% *CI* 0.637 ~ 0.999）[6]。亚组分析显示，对于在基线时未扩散到肝或肺的患者，氟维司群组 PFS 获益更大（22.3 个月 vs. 13.8 个月）。两组的生活质量相似，氟维司群和阿那曲唑最常见的副作用是关节痛（17% 和 10%）和潮热（11% 和 10%）。在不同的内分泌治疗药物之间的选择将取决于能否避免特定的副作用，这些副作用在老年患者中比年轻患者更重要（例如：血栓形成病史者不使用他莫昔芬，严重骨质疏松症者谨慎使用 AI，抗凝治疗时避免肌内注射氟维司群）。

CDK4/6 抑制剂（哌柏西利、瑞柏西利、阿贝西利）的出现显著改善了转移激素敏感性乳腺癌内分泌治疗的前景[7]。在一线治疗中，添加 CDK4/6 抑制剂可持续提高 PFS 约 12 个月，而没有显著增加毒性。美国食品药品监督管理局（Food and Drug Administration，FDA）基于关键一线研究的综合分析显示，70 岁以上患者与年轻患者的获益非常相似[8]。二线研究也表明，氟维司群联合 CDK4/6 抑制剂有显著获益。目前的主要问题之一是，是否所有患者都应该在一线使用 CDK4/6 抑制剂，还是（部分）患者可以在一线使用 AI，通常也有长期的疾病控制，只在二线治疗时添加 CDK4/6 抑制剂。在一线添加 CDK4/6 抑制剂并不会对生活质量产生不利影响，但这些药物非常昂贵，需要频繁的血液检查、就诊、药物中断或剂量修改。当然老年人可能更喜欢从简单的内分泌治疗药物开始使用，而只在二线开始使用 CDK4/6 抑制剂治疗。需要进一步研究以确定哪些患者能够安全地将 CDK4/6 抑制剂延迟到二线治疗。在毒性方面，FDA 的汇总分析显示，与

< 65 岁女性（66%）相比，3 ~ 4 级不良事件在 ≥ 70 岁患者中（82%）中更常见。此外，老年人中导致剂量减少 / 中断的不良事件数量（77% vs. 66%）和导致药物停用的不良事件数量（17% vs. 8%）也更高。同时，阿贝西利（多腹泻）的毒性特征与哌柏西利和瑞柏西利（主要是中性粒细胞减少）有些不同。腹泻会使老年患者身体衰弱，甚至二度毒性都会对本组的生活质量产生重大影响[9]。这些研究并没有专门针对老年患者进行或分析。只有 Monaleesa-2 研究[10]发表了一份单独的关于瑞柏西利在一线治疗中的年龄影响的分析，并发现在 PFS 方面获益相似，而且毒性也相似。

总之，AI 在 ≥ 70 岁患者和绝经后 < 70 岁患者中最常用作一线治疗。对于以前没有接受内分泌治疗的患者（包括在辅助治疗阶段），氟维司群是一种可选择的一线治疗。在其他情况下，氟维司群通常用作二线治疗。新的 CDK4/6 抑制剂是否需要添加到一线或二线治疗中，仍然是一个具有挑战性的问题，特别是对于经常去医院的老年人来说可能会导致进一步衰弱。他莫昔芬并没有被"放弃"，但它通常会被放在后线治疗，其在 AI、氟维司群和 CDK4/6 抑制后的效果如何尚不清楚。

13.4 化疗

由于激素受体阳性乳腺癌在老年患者中更常见，且内分泌治疗相比化疗毒性小，很大一部分（老年）患者可以在转移阶段的内分泌治疗中长期获益，当出现转移时，阻断激素受体途径通常是治疗转移的首选。然而，仍有一小部分的乳腺肿瘤（10% ~ 20%）是激素受体阴性的。此外，所有激素受体阳性肿瘤的患者最终都会对内分泌治疗产生耐药性。在这些情况下，化疗通常是最合适的治疗方法。

如何筛选出能够耐受化疗的人群对老年患者而言是一个重要问题。医师有时不愿意对老年转移性（乳腺癌）患者进行化疗，因为他们担心出现毒性而没有太多获益。然而，一项研究发现，70 岁以上的接受转移性疾病化疗的女性与年轻的女性获益相似[11]。对在皮埃蒙特肿瘤学协会进行的五项临床试验中治疗的转移性乳腺癌患者的案例比较研究，

分析年龄与结果之间的联系。将 70 名 70 岁的患者与 60 名年龄为 50 ~ 69 岁，以及 40 名 < 50 岁的患者进行了比较。参加这些试验的 ≥ 70 岁的女性在有效率、疾病进展时间、生存率和毒性作用方面与年轻的女性相似。研究人员的结论是，仅根据年龄考虑，这个年龄段的女性不应被排除在涉及晚期乳腺癌化疗的临床试验之外。对于身体情况较好的患者来说，通常化疗可能是有益的，但对虚弱的患者，化疗的缺点往往会大于优点。最困难的是找出介于两者之间的患者，也被称为"脆弱"患者。这一类患者需要一个全面的老年评估（本书其他地方讨论），以便更好地了解其全身健康状况，以对化疗适应证做出更适当的决定。基于老年评估的化疗毒性模型也已经建立[12-13]。

为老年患者选择最合适的化疗方案（药物和剂量）也是一个重要的挑战。严格按照指南推荐的方案或者治疗顺序（一线、二线、三线等）是不现实的。这与年轻人的转移性乳腺癌的情况非常相似，一些国际指南可以参考，但仍为个体化留下了很大的空间[14]。对于老年女性，一般应优先考虑更安全的化疗药物。具体方案的选择取决于不同的因素；是否需要快速起效（可能是首选最积极的治疗方案）？在虚弱的疾病进展缓慢的患者中，在任何情况下都应该避免毒性（温和的口服方案，甚至等待观察）？是否存在排除了特定治疗方案的合并症（心力衰竭患者避免蒽环类药物，或已有重大神经病变的患者避免紫杉类）？国内有哪种药物可以报销？肿瘤医师熟悉哪些治疗方案？汉伯格在 2008 年[15]回顾了老年转移性乳腺癌的临床试验，但从那之后就没有新的论文发表。应当承认，大多数试验的样本量很小，很难将这些试验的结果推广到更广泛的老年患者人群，因为选择偏倚可能非常普遍，所有这些研究中的绝大多数人 WHO 评分为 0 或 1，这并不代表一般的老年人群。此外，在大多数研究中，年龄界限是 65 岁甚至 60 岁，大部分所谓的老年患者在 70 岁以下，虽然多少可以接受，但超过这个年龄，其相关的问题会变得更加普遍。

另一个问题是，这些药物的药理学可能会随着年龄而改变[16]。机体功能和生理随着年龄的增长而发生变化。这些变化可以对吸收、分布、代谢和排泄的药代动力学过程以及药效动力学特性产生相当大的影响。对于许多治疗指数较高的药物，这些改变对临床影响不大，但对于治疗指数较低的抗癌药物，这些药理学变化可能会导致戏剧性的结果，如药物浓度过高和不可耐受的毒性，或低于治疗性药物浓度和无效的治疗。尽管老年人对这些变化比较敏感，但除了肾功能改变引起的变化外，很少根据药代动力学和药效动力学调整剂量。已经发表了一些关于年龄对药代动力学和不同化疗药物给药的影响的综述[17]。此外，常用的化疗药物也有关于肾功能对化疗影响的具体指南[18]。以下是一些关于老年人的常用治疗方案的进一步信息[16]。

关于蒽环类，在老年人使用时有一些考虑和建议。有几种降低毒性的策略，如延长输注时间、预防使用粒细胞生长因子或使用心脏保护剂右雷佐生[16]。单周表柔比星在老年转移性乳腺癌患者中得到了很好的研究。在一项 Ⅲ 期研究[19]中，一线治疗 PFS 优于吉西他滨，而且毒性可耐受。但是"老年人"被定义为年龄 ≥ 60 岁（中位年龄为 68 岁），因此这并不代表一般的老年人群。多柔比星脂质体已被证明可显著降低心脏毒性风险，同时提供类似的抗肿瘤活性。荷兰小组发表了一项（提前关闭的）Ⅲ 期试验[20]，比较了 ≥ 65 岁患者一线化疗多柔比星脂质体（pegylated liposomal doxorubicin，PLD）与卡培他滨的疗效和安全性。PLD 与卡培他滨作为一线单药化疗，在老年转移性乳腺癌患者中，即使对虚弱患者或 ≥ 75 岁患者，也具有同等的疗效和可接受的耐受性。然而，年龄 ≥ 80 岁的患者没能成功完成化疗。

SIOG 特别小组[21]最近回顾了紫杉类在转移性老年乳腺癌患者中的作用。每周紫杉醇和 3 周多西他赛是治疗的基石，具有普遍可接受的毒性。药理学研究表明，老年患者未结合紫杉醇的清除率降低，而多西他赛的清除率似乎不受年龄的影响。3 周多西他赛剂量为 100 mg/m²，不适用于老年人。白蛋白紫杉醇的疗效与溶剂紫杉醇相当，不需要类固醇药物预处理，但在老年乳腺癌患者中研究较少。在转移阶段紫杉类方案的选择取决于药物可及性、毒性概况和成本，特别是对于最近开发的新药。

由于卡培他滨较小的毒副作用和对转移灶长期有

效的控制，其在老年女性患者中很受欢迎。它主要经肾脏排泄，因此当肌酐清除率低于 60 mL/min 时，应调整剂量。推荐剂量 1250 mg/m² 对于大多数老年患者来说是不现实的，一项小型随机 Ⅱ 期研究表明，当使用 1000 mg/m² 的剂量时，与更高的推荐剂量相比具有相同的抗肿瘤活性和更好的安全性[22]。

虽然没有专门针对老年人群进行研究，但在转移性乳腺癌患者中，环磷酰胺和甲氨蝶呤节拍化疗[23]可能是一种非常有吸引力的治疗选择，特别是在一般状况差及虚弱的患者中，任何严重的毒性都可能导致严重疾病甚至死亡。

总之，没有证据表明高剂量化疗或强化疗药物的联合比使用序贯单药治疗方案更有显著获益。在老年患者中，使用温和的治疗方案是可以接受的。转移性乳腺癌的化疗目标是尽可能长时间地控制疾病，而不造成严重的毒性及伤害[16]。由于在这种情况下化疗的目的是缓和，生活质量就是至关重要的，而且严重的毒性是不可接受的。老年患者应该比年轻患者更密切地关注毒性，因为他们处理毒性的储备能力较低，毒性的发生率较高，例如，当老年人呕吐或严重腹泻时，他们脱水速度更快，会出现肾衰竭和相关并发症，从而导致恶性循环。原则上，不建议老年人减少剂量，但应根据药理参数和观察到的毒性进行调整[16, 18]。密切随访对这些人群至关重要，特别是为了避免过度治疗和副作用。应特别注意辅助治疗，例如，老年患者比年轻患者更容易发生中性粒细胞减少症，并能从粒细胞生长因子中获益更多。老年人通常比年轻患者的功能储备更少，而且更容易出现治疗的副作用。双膦酸盐或地舒单抗也可以缓解骨转移患者的症状。在本书的其他地方也对这个话题进行了讨论。

13.5　HER2 阳性乳腺癌

靶向疗法在治疗（转移性）乳腺癌方面取得了突破。曲妥珠单抗是一种针对 HER2/neu 受体的单克隆抗体，它显著提高了化疗的有效率，紫杉类和曲妥珠单抗对 HER2/neu 阳性疾病的有效率可达到 60% ~ 70%。在曲妥珠单抗联合紫杉类方案中加入帕妥珠单抗进一步改善了一线治疗 HER2 阳性总人

群的结果，是目前的标准治疗。曲妥珠单抗通常耐受性很好，主要的副作用是心力衰竭。曲妥珠单抗最容易发生心力衰竭是在与蒽环类药物联合使用时，因此，这两种药物通常不能一起使用。年龄是接受曲妥珠单抗治疗的患者发生充血性心力衰竭的危险因素，但这更多地取决于已存在并发症而不是年龄本身[24]，停用曲妥珠单抗后这一症状可以逆转。尽管有时会出现腹泻，帕妥珠单抗也具有良好的耐受性。紫杉类可用于大多数老年女性，但虚弱的患者很难接受。EORTC75111 研究[25]分析了老年虚弱的 HER2 阳性转移性乳腺癌（metastatic breast cancer，MBC）患者（双靶基础上联合或不联合化疗）。患者被随机分配到口服环磷酰胺（M）50 mg/d+ 曲妥珠单抗（T）和帕妥珠单抗（P）（TPM），以及单独用 TP 两组。中位随访时间 20.7 个月，TP 和 TPM 的中位 PFS 分别为 5.6 个月（95%CI 3.6 ~ 16.8）和 12.7 个月（95%CI 6.7 ~ 24.8）。这是一项随机的 Ⅱ 期研究而不是 Ⅲ 期研究，因此不能从中得出正式的结论，但在老年虚弱的 HER2+MBC 人群中，TPM 的中位 PFS 比单独的 TP 长 7 个月，安全性也可接受。TPM 及 T-DM1 可能会在该人群中延迟甚至取代紫杉类化疗。内分泌治疗加上抗 HER2 治疗（曲妥珠单抗或拉帕替尼）可以是激素敏感性肿瘤的另一种选择。拉帕替尼可能不如曲妥珠单抗有效，而且由于副作用和药物的相互作用而更难以使用。T-DM1 是曲妥珠单抗和紫杉类治疗失败后的标准治疗，在老年人中也有疗效和良好耐受性[25]。

13.6　结论

治疗老年转移性乳腺癌患者的目标与年轻患者并没有本质上的不同。对于大多数激素受体阳性的乳腺癌患者来说，内分泌治疗应该是首选。对激素受体阴性、内分泌治疗耐药或疾病危及生命的患者应考虑使用化疗。化疗方案和药物的选择取决于患者的特征、一般状况和药物可及性。HER2 阳性乳腺癌的治疗已经取得了重大进展，对于老年人，靶向治疗似乎提供了主要的临床疗效，且具有非常好的安全性。

参考文献
（遵从原版图书著录格式及出现顺序）

[1] THELEN A, BENCKERT C, JONAS S, et al. Liver resection for metastases from breast cancer. J Surg Oncol, 2008, 97: 25-29.

[2] BADWE R, HAWALDAR R, NAIR N, et al. Locoregional treatment versus no treatment of the primary tumour in metastatic breast cancer: an open-label randomised controlled trial. Lancet Oncol, 2015, 16: 1380-1388.

[3] SORAN A, OZMEN V, OZBAS S, et al. A randomized controlled trial evaluating resection of the primary breast tumor in women presenting with de novo stage IV breast cancer: Turkish Study (Protocol MF07-01). Ann Surg Oncol, 2018, 25 (11): 3141-3149.

[4] WILDIERS H, KUNKLER I, BIGANZOLI L, et al. Management of breast cancer in elderly individuals: recommendations of the International Society of Geriatric Oncology. Lancet Oncol, 2007, 8: 1101-1115.

[5] MAURI D, PAVLIDIS N, POLYZOS N P, et al. Survival with aromatase inhibitors and inactivators versus standard hormonal therapy in advanced breast cancer: meta-analysis. J Natl Cancer Inst, 2006, 98: 1285-1291.

[6] ROBERTSON J F R, BONDARENKO I M, TRISHKINA E, et al. Fulvestrant 500 mg versus anastrozole 1 mg for hormone receptor-positive advanced breast cancer (FALCON): an international, randomised, double-blind, phase 3 trial. Lancet, 2016, 388: 2997-3005.

[7] DE GROOT A F, KUIJPERS C J, KROEP J R. CDK4/6 inhibition in early and metastatic breast cancer: a review. Cancer Treat Rev, 2017, 60: 130-138.

[8] SINGH H, HOWIE L J, BLOOMQUIST E, et al. US Food and Drug Administration, Silver Spring, MD. A U.S. Food and Drug Administration pooled analysis of outcomes of older women with hormone-receptor positive metastatic breast cancer treated with a CDK4/6 inhibitor as initial endocrine based therapy. In San Antonio Breast Cancer Conference. San Antonio, 2017.

[9] KALSI T, BABIC-ILLMAN G, FIELDS P, et al. The impact of low-grade toxicity in older people with cancer undergoing chemotherapy. Br J Cancer, 2014, 111: 2224-2228.

[10] SONKE G S, HART L L, CAMPONE M, et al. Ribociclib with letrozole vs letrozole alone in elderly patients with hormone receptor-positive, HER2-negative breast cancer in the randomized MONALEESA-2 trial. Breast Cancer Res Treat, 2018, 167 (3): 659-669.

[11] CHRISTMAN K, MUSS H B, CASE L D, et al. Chemotherapy of metastatic breast cancer in the elderly. The Piedmont Oncology Association experience [see comment]. JAMA, 1992, 268: 57-62.

[12] HURRIA A, TOGAWA K, MOHILE S G, et al. Predicting chemotherapy toxicity in older adults with cancer: a prospective multicenter study. J Clin Oncol, 2011, 29: 3457-3465.

[13] EXTERMANN M, BOLER I, REICH R R, et al. Predicting the risk of chemotherapy toxicity in older patients: the Chemotherapy Risk Assessment Scale for High-Age Patients (CRASH) score. Cancer, 2012, 118: 3377-3386.

[14] LIN N U, THOMSSEN C, CARDOSO F, et al. International guidelines for management of metastatic breast cancer (MBC) from the European School of Oncology (ESO)-MBC Task Force: surveillance, staging, and evaluation of patients with early-stage and metastatic breast cancer. Breast, 2013, 22: 203-210.

[15] HAMBERG P, VERWEIJ J, SEYNAEVE C. Cytotoxic therapy for the elderly with metastatic breast cancer: a review on safety, pharmacokinetics and efficacy. Eur J Cancer, 2007, 43: 1514-1528.

[16] WILDIERS H, HIGHLEY M S, DE BRUIJN E A, et al. Pharmacology of anticancer drugs in the elderly population. Clin Pharmacokinet, 2003, 42: 1213-1242.

[17] LICHTMAN S M, WILDIERS H, CHATELUT E, et al. International Society of Geriatric Oncology Chemotherapy Taskforce: evaluation of chemotherapy in older patients-an analysis of the medical literature. J Clin Oncol, 2007, 25: 1832-1843.

[18] LICHTMAN S M, WILDIERS H, LAUNAY-VACHER V, et al. International Society of Geriatric Oncology (SIOG) recommendations for the adjustment of dosing in elderly cancer patients with renal insufficiency. Eur J Cancer, 2007, 43: 14-34.

[19] FEHER O, VODVARKA P, JASSEM J, et al. First-line gemcitabine versus epirubicin in postmenopausal women aged 60 or older with metastatic breast cancer: a multicenter, randomized, phase III study. Ann Oncol, 2005, 16: 899-908.

[20] SMORENBURG C H, DE GROOT S M, VAN LEEUWEN-STOK A E, et al. A randomized phase III study comparing pegylated liposomal doxorubicin with capecitabine as first-line chemotherapy in elderly patients

with metastatic breast cancer: results of the OMEGA study of the Dutch Breast Cancer Research Group BOOG. Ann Oncol, 2014, 25: 599-605.

[21] BIGANZOLI L, AAPRO M, LOIBL S, et al. Taxanes in the treatment of breast cancer: have we better defined their role in older patients? A position paper from a SIOG Task Force. Cancer Treat Rev, 2016, 43: 19-26.

[22] BAJETTA E, PROCOPIO G, CELIO L, et al. Safety and efficacy of two different doses of capecitabine in the treatment of advanced breast cancer in older women. J Clin Oncol, 2005, 23: 2155-2161.

[23] COLLEONI M, ORLANDO L, SANNA G, et al. Metronomic low-dose oral cyclophosphamide and methotrexate plus or minus thalidomide in metastatic breast cancer: antitumor activity and biological effects. Ann Oncol, 2006, 17: 232-238.

[24] ALBANELL J, CIRUELOS E M, LLUCH A, et al. Trastuzumab in small tumours and in elderly women. Cancer Treat Rev, 2014, 40: 41-47.

[25] WILDIERS H, TRYFONIDIS K, DAL LAGO L, et al. Pertuzumab and trastuzumab with or without metronomic chemotherapy for older patients with HER2-positive metastatic breast cancer (EORTC 75111-10114): an open-label, randomised, phase 2 trial from the Elderly Task Force/Breast Cancer Group. Lancet Oncol, 2018, 19 (3): 323-336.

第十四章　老年女性乳腺癌的评价

Lodovico Balducci

摘要：衰老是一个复杂的情况，在此过程中，类似于地毯的设计，多条线不可分割地交织在一起。对老年人的管理涉及多种复杂情况，应对可能不适合经典指南或路径的每个患者设计个性化的治疗方案。

在这一章中，我们分析了一个有关老年人复杂的临床病例的决策过程来确定医疗决策应依据的要素。

关键词：老年女性；复杂性；乳腺癌；管理

衰老是一个复杂的过程[1]。"复杂"一词，来源于拉丁语的褶皱，意指交织在一起，类似于地毯的设计，是多条线不可分割地交织的结果。老年人的管理涉及多种复杂情况，应对可能不适合经典指南或路径的每个患者设计个性化的治疗方案[1-2]。

在这一章中，我们分析了一个有关老年人复杂的临床病例的决策过程来确定医疗决策应依据的要素。

临床病例：护士帮一名 82 岁女性洗澡时发现其右侧乳房存在一个小结节。针刺活检显示为激素受体阳性、HER 阴性的分化良好的浸润性导管癌。患者无手术意愿，遂被转入肿瘤内科治疗。

系统回顾显示为三级性能状态。她依赖于所有的 IADL 和 ADL。由于原发性血小板增多症所导致的血小板增多引起的 1 次右脑中动脉血管事故，她已经偏瘫了 10 年，同时患有心房颤动、肾结石和 Ⅱ 型糖尿病。

既往史显示 5 年前患 Ⅱ 期结肠癌，曾接受腹腔镜手术治疗。

体格检查发现她有左侧偏瘫、构音障碍，右侧乳房有直径 1 cm 的结节。腋窝淋巴结未触及。

CBC 显示血红蛋白 10.1 gm/dL、平均血细胞体积 79 fL、铁 7 mg、铁蛋白 15 mg。在这个病例里，一些关于诊疗的方法如下（表 14-1）。

表 14-1 可能的管理选择

选择	优点	缺点
观察	无治疗性并发症 低成本	患者的焦虑
手术	切除肿块 病理分期	患者及家属不愿做手术 麻醉和手术并发症的风险 无全身性的效果 成本问题
手术＋辅助激素治疗	切除肿块 降低复发风险	患者及家属不愿做手术 手术和相关并发症 成本问题
放射治疗 体外放射治疗 近距离放射治疗 放射外科治疗	消除肿块	局部炎症 复发风险 成本问题 是否必要 无全身性的效果

选择	优点	缺点
激素治疗 选择性雌激素受体调节剂 AI 氟维司群	如果有效，可以消除肿块，控制系统性疾病	相关并发症 成本问题
AI+CDK4/6 抑制剂	更有可能控制癌症	相关并发症 成本问题

以上所有的方案都被认为是可以接受的，因为癌症很可能不会减少患者的预期寿命，而且患者可能耐受其中所有形式的治疗。其主要并发症可能包括局部疾病进展，但依旧可进行观察，因为医师可以仔细监测肿瘤的生长速度，随后再进行治疗。

在与患者及其女儿讨论了可选方案之后，决定使用 AI 进行治疗，同时给予地舒单抗以预防骨质疏松。当提出毒性最小、成本最低的观察方案时，患者和女儿变得非常焦虑，她们无法想象若为癌症却不进行治疗的可行性。

这个病例的检查表明，管理老年人癌症的决定基于癌症相关死亡的风险、癌症并发症的风险、治疗并发症的风险和患者的偏好[1]。为了回答这些问题，有必要估计每个个体的生理年龄，包括预期寿命和功能储备，以及患者的社会背景和患者的目标。

14.1　生理学年龄的测定

预期寿命和功能储备（承受压力的能力）的测定是基于 CGA（表 14-2）。目前，一些模型已经整合了 CGA 在预测死亡率和功能依赖性方面的结果，其中最有效的是电子预测（e-prognosis）[3-4]，这是一种允许使用不同的模型和在不同公式中使用洛克伍德脆弱指数（Rockwood frailty index）的在线方法[5-6]。将每个人的机体功能和医疗缺陷相加，得出脆弱指数。最初此方法包含近百个参数，但在最近的版本中，参数的数量已经减少到 31 个[6]。

表 14-2　老年综合评估

项目	评估
功能	体力状态 ADL：自控、穿衣、洗澡、吃饭、行动、使用浴室的能力 IADL：使用交通工具、服药、理财、做饭、购物的能力
老年综合征	痴呆 抑郁 精神错乱 跌倒 眩晕 退化 忽视和滥用行为
社会状态	居住条件 护理人员的可用性 护理人员的有效性

项目	评估
营养状态	系统性检查 营养不良 营养不良的风险
合并症	疾病数量 每种疾病的严重性
联合用药	药物数量 药物相互作用 药物过量
感觉功能	听觉 视觉

与本章密切相关的是基于老年的评估来预测手术和癌症药物治疗并发症风险的模型[7-9]。

一般来说，ADL 的依赖性，以及 1 个或多个老年综合征的存在，都与预期寿命和功能储备的显著降低有关，因此，这些患者中的大多数并不适合接受积极的细胞毒性化疗，在乳腺癌的病例中，反而可能会受益于姑息性干预，包括激素治疗、CDK4/6 抑制剂和免疫检查点抑制剂。

CGA 的重要性远不止于对生理年龄的评估。事实上，CGA 最初的作用是通过满足老年患者的多种需求来防止与年龄相关的进行性功能恶化。预防营养不良、提供足够的护理人员、治疗抑郁症、补偿功能性残疾或可改善癌症治疗的结果[10]。

一些实验室检查（表 14-3）也可用于评估患者的生理年龄。由于衰老可能是一种慢性、进行性的炎症，对炎症状态的评估是死亡率和残疾的可靠预测因子。炎症指数来自于不同循环细胞因子与死亡风险关系的多变量分析[11]。这项研究在随访超过 20 年的基安蒂研究和巴尔的摩纵向研究的两组患者中得到了验证。

表 14-3 测定生理年龄的实验室检查

检查	表现	优缺点
淋巴细胞端粒的长度	外周血	由于个体间的差异，不足以确定个体的生理年龄
炎症指数	外周血，白细胞介素 6 和肿瘤坏死因子 1 受体的比值	在两组健康人群中预测了死亡率和功能依赖性的风险 可能受癌症影响
氧化损伤		不优于 CGA
基因组时钟	DNA 甲基化评估	预测所有致死风险、与疾病相关的死亡以及癌症的风险
P14 INK4a	外周血和组织	与残疾和疾病相关 尚未在大数量患者群体中进行验证
维生素 D 水平	外周血水平	与所有引起死亡和疾病的风险呈负相关 在三项随机对照研究中补充维生素 D3 降低了死亡率

氧化损伤被评估为活性氧代谢物（d-ROM）和总硫醇水平（TTL）的导数，在 Check 和 German 患者队列中用来预测死亡风险[12]。

衰老与 CpG 位点 DNA 甲基化的增加有关。甲基化的程度被称为表观遗传时钟，它预测了总体死亡率、癌症和认知能力下降以及癌症和心血管相关

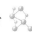

死亡率的风险[13]。正如预期的那样，在 5 组健康个体中，表观遗传时钟在年龄最大的老年人（90 岁及以上）中与年龄的相关性越来越小。从生理学的角度来看，大概那些活到最老的人也是最健康和最年轻的。

P16INK4a 在衰老组织中的积累与器官功能下降和存活率降低有关。循环淋巴细胞中该蛋白浓度的增加可能是生理年龄的标志物[14-15]。

25-OH 维生素 D 的循环水平与各种原因的死亡率下降有关，这是几个患者年龄较大的队列的一致结果[16]。至少有三项随机对照研究表明，在老年群体中补充维生素 D 可以降低死亡率[17]，这种关联的机制看起来是确定的，但目前尚不清楚。

哪种生物学标志物可以通过提供一个对生理年龄的更准确的估计来补充老年评估呢？由于知识匮乏，这个问题仍然悬而未决。众所周知，老年评估在预测死亡风险方面与氧化应激损伤评估不分伯仲[12]。在少数 90 岁以上的人群中，脆弱指数 31 在预测死亡率方面似乎优于基因组时钟[6]，显然，这个问题还需要进一步的研究。有望将炎症指数、基因组时钟、维生素 D 水平以及 P16INK4a 纳入接受临床研究的老年人的评估中。

14.2 对社会环境的评估

显然，我们本章描述的患者不能独自生存，因为她在日常生活的自理中都需要帮助，这种依赖性需要家庭看护。依赖一种或多种 IADL 的患者可能在没有家庭护理人员的情况下生存下来，但也确实需要一个能够为他们购物、准备或提供膳食、管理他们的财务以及带他们去诊所的人。即使是健康状况良好、完全独立的老年人，在接受癌症治疗时也应该能够依赖护理人员。年龄确实与细胞毒性化疗并发症风险的增加有关，后者可能包括功能依赖性的发展[18]，例如，有发热性中性粒细胞减少症感染的老年人可能会出现精神错乱，或者无法开车去医院，甚至无法打电话求助。疲劳是癌症化疗的一种常见并发症，它可能导致老年人身体功能失调和

功能依赖[19]。

护理人员的作用远远不止弥补患者的功能缺陷和提供及时的医疗保健，同时负责在癌症治疗的痛苦过程中提供情感支持。在多个家庭成员在场的情况下，护理人员成为家庭的代言人，负责与经济提供者保持联系，并减少家庭内部发生不可避免的冲突。我们描述的患者有一个精神错乱的配偶，他需要一个满足他所有 IADL 的护理人员，3 个孩子之中只有女儿和患者住在同一个城镇。幸运的是，他们想办法雇佣一个住家的护理人员，但是医疗决策的责任落在了女儿身上，她是患者的授权委托人。

一般来说，负责家庭照料老年患者的是自身无健康问题的配偶或子女，最常见的是女儿，她需要平衡年迈父母的生活需求以及职业和家庭的需求[20]，例如，在我们的病例中，女儿是教师，嫁给了经常出差的高管，主要负责照顾她的 2 个十几岁的孩子，这种情况被称为"埃涅阿斯综合征"。在梵蒂冈拉斐洛的神话中，特洛伊英雄埃涅阿斯背着他的父亲，手抱着他的孩子，逃离了摧毁这座城市的大火[21]。

在护理的过程中伴随着巨大的压力，这些压力可能导致患抑郁症和其他疾病以及死亡风险的增加[22-24]。同时，护理的成本也十分高，因为护理人员可能会失去自己的工作，也可能增加医疗费用，因此我们需要进行咨询和心理治疗。

老年患者经济的提供者应该解决以下一些问题（表 14-4）。如前所述，依赖日常生活基本功能的患者需要 1 名家庭护理人员，依赖 IADL 的患者需要 1 名能够完成患者自己无法完成相关活动的护理人员。即使是生活完全独立的患者也可以从护理他们生活的人那里获益，例如，老年人之所以有营养不良的风险，常常因为他们不喜欢独自吃饭，而营养不良可能会增加手术和医疗并发症风险。患者的需求可能部分取决于治疗，经受手术、细胞毒性化疗或放疗的患者可能需要护理人员，即使他们在治疗开始时生活能够完全独立。

表 14-4　与护理人员有关的问题

患者的功能和医疗需求是什么？
患者在治疗过程中是否有出现功能依赖的风险？
有护理人员吗？
护理人员充足吗？
护理人员竞争的优先事项是什么？
护理人员有风险吗？

所有护理人员应能在短时间内随时待命，处理紧急情况，应该能够提供交通工具，"代替"患者做出医疗决定，并弥补患者的功能缺陷。

护理人员失代偿的风险因素包括年龄、医疗条件和竞争的优先权/相互竞争的优先事项。虽然医疗条件可能对老年护理人员的健康构成重大威胁，但对于从事高要求职业和有着高要求年轻家庭的年轻护理人员而言，相互竞争的优先事项可能是主要因素[22]。

护理人员是成功治疗的关键，也是与经济提供者进行沟通的最佳人选。这有利于经济提供者去评估护理人员并提供相应的建议和支持。

14.3　治疗目标

尽管观察是最安全和成本最低的治疗手段，手术切除是治疗的次佳选择，我们根据患者及其家人的偏好选择了内分泌治疗。医疗保健的迅速发展为治疗适应患者的个人目标提供了多种的机会，因此，一旦根据预期寿命和功能储备确定了治疗方案，治疗目标就成为讨论中不可分割的组成部分，常见的例子包括辅助治疗的选择和危及生命的转移灶的管理。

对于高龄和高复发风险的人来说，是否在激素疗法中加入辅助化疗的决定是非常主观的。很难评估辅助化疗为一位 80 岁肿瘤激素受体高表达且累及前哨淋巴结的患者带来的获益。若担心疾病风险的患者很可能会选择接受化疗，即使获益微乎其微。激进一些的方案可能会选择放弃化疗而接受在未来 5 年内稍微增加的复发风险。正确的治疗是以患者的个人目标为基础的。

患者的广泛肝转移有可能在接下来的 6 个月内要了她的命，尽管采取了多种形式的系统性治疗，但病情仍在恶化，她可能会选择相对平静、无痛苦的肝衰竭死亡方式，因为她生活中没有未竟的事业，如果她想要坚持到一个重要的期限，例如周年纪念或家庭庆祝活动，她也可能决定接受某种形式或区域性的治疗，这种治疗可能会将死亡推迟 6~9 个月。

尽管一些治疗因效果不佳或毒性太大显得不合适，但就个体而言，正确的治疗应是基于其个人诉求的。

14.4　晚期治疗并发症

重要的是，年龄与系统性治疗导致的晚期并发症风险的增加有关，且没有可靠的工具来预测这些并发症[25]。

年龄超过 70 岁是选择性雌激素受体调节剂（如他莫昔芬或托瑞米芬）引起子宫内膜癌和深静脉血栓形成的危险因素。AI 可能会增加老年女性骨质疏松性骨折的风险。

疲劳可能是老年患者应用细胞毒性药物最常见的长期并发症，可能导致功能依赖、功能失调和早期死亡。预防疲劳包括在整个治疗过程中保持锻炼以及将血红蛋白维持在 10 mg/dL 以上。

紫杉类或铂类药物引起的周围神经病变在年轻人中是可逆的，但在老年人中可能是持久性的，并导致活动减少、功能依赖和退化。

由蒽环类和曲妥珠单抗引起的慢性心肌病的发病率随年龄增长而增加，尽管其对功能、死亡率和生活质量的影响尚未得到很好的证实。

最后，年龄是细胞毒性化疗引起的骨髓增生异常和 AML 的一个危险因素。在老年女性中，这种治疗的使用应仅限于那些化疗能显著降低复发风险的患者，至少应降低 5% 以上。

14.5　结论

老年女性乳腺癌的处理是复杂的，需要个性化的治疗方法（图 14-1）。

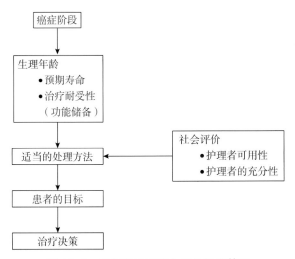

图 14-1 老年患者癌症个性化治疗算法

第一步是功能年龄的评估，即预期寿命和功能储备。这方面的基本工具是 CGA。一些衰老的实验室标志物，如炎症指数、表观遗传时钟、循环淋巴细胞中 P16INK4 的测定以及循环中 25-OH 维生素 D 的水平，可能使这一估计更加精确。

第二步是评估社会状况，特别是是否有足够的护理者。

合理的治疗方法之间的选择最终由患者个人决定。

参考文献
（遵从原版图书著录格式及出现顺序）

［1］VALLET-REGI M，MANZANO M，RODRIGUEZ MAÑAS L，et al. Management of cancer in the older aged person：an approach to complex medical decisions. Oncologist，2017，22：335-342.

［2］ZULLIG L L，WHITSON H E，HASTINGS S N，et al. A systematic review of conceptual frameworks of medical complexity and new model development. J Gen Intern Med，2016，31：329-337.

［3］YOURMAN L C，LEE S J，SCHONBERG M A，et al. Prognostic indices for older adults：a systematic review. JAMA，2012，307：182-192.

［4］MCCLYMONT K M，LEE S J，SCHMBERG M A，et al. Usefulness and effects of online prognostic calculators. J Am Ger Soc，2014，62：2444-2445.

［5］HOOGENDIJK E O，ROCKWOOD K，THEOU O，et al. Tracking changes in frailty throughout later life：results from a 17 year old study in the Netherland. Age Aging，2018，47（5）：727-733.

［6］KIM S，MYERS L，WYCKOFF J，et al. The frailty index outperform DNA methylation age and its derivatives as an indication of biological age. GeroScience，2017，39：83-92.

［7］SUH D H，KIM J W，KIM H S，et al. Pre- and intra-operative variables associated with surgical complications in elderly patients with gynecologic cancer：the clinical value of comprehensive geriatric assessment. J Ger Oncol，2014，5：315-322.

［8］EXTERMANN M，BOLER I，REICH R，et al. Predicting the risk of chemotherapy toxicity in older patients：the Chemotherapy Risk Assessment Score in High Age（CRASH）patients. Cancer，2012，118：3377-3385.

［9］HURRIA A，TOGAWA K，MOHILE S，et al. Predicting chemotherapy toxicity in older patients with cancer：a multi-institutional study. J Clin Oncol，2011，29：3457-3465.

［10］MOHILE S，DALE W，SOMERFIELD M R，et al. Practical assessment and management of vulnerabilities in older patients receiving chemotherapy：ASCO guideline for geriatric oncology. J Clin Oncol，2018，21：JCO2018788687.

［11］VARADHAN R，YAO W，MATTEINI A，et al. Simple biologically informed inflammatory index of 2 serum cytokines predicts 10 year all cause mortality in older adults. J Gerontol A Biol Sci Clin Sci，2014，69：165-173.

［12］SCHÖTTKER B，BRENNER H，JANSEN E H，et al. Evidence for free radical/oxidative stress theory of ageing from the CHANCES consortium：a meta-analysis of individuals participant data. BMC Med，2015，13（1）：300.

［13］MARIONI R E，SUDERMAN M，CHEN B，et al. Tracking the epigenetic clock across the human life course：a meta-analysis of longitudinal cohort data. J Gerontol A Biol Sci Med Sci，2019，74（1）：57-61.

［14］BAKER D J，CHILDS B G，DURIK M，et al. Naturally occurring P16（INK4a）positive cells shorten healthy lifespan. Nature，2016，530（7589）：184-189.

［15］ZHAO R，CHOI B Y，LEE M H，et al. Implications of genetic and epigenetic alterations of CDKN2A（P16INK4a）in cancer. EBioMedicine，2016，8：30-39.

［16］SCHÖTTKER B，JORDE R，PEASEY A，et al. Vitamin D and mortality：a meta-analysis of individual participant data from a large consortium of Cohort studies from Europe and the United States. BMJ，2014，348：g3656.

［17］BJELAKOVIC G，GLUUD L L，NIKOLOVA D，et al.

Vitamin D supplementation and prevention of mortality in older adults. Cochrane Database Syst Rev, 2014, 1: CD007470.

[18] BALDUCCI L, COLLOCA G, CESARI M, et al. Assessment and treatment of elderly patients with cancer. Surg Oncol, 2010, 19: 117–123.

[19] ZENGARINI E, RUGGIERO C, PEREZ–ZEPEDA M U, et al. Fatigue: relevance and implications in an aging population. Exp Gerontol, 2015, 70: 78–83.

[20] WIET S G. Future of caring for an aging population: trends, technology, and caregiving. Stud Health Technol Inform, 2005, 118: 220–230.

[21] DOMINGUEZ L J. Medicine and the arts. L' incendio di Borgo commentary. Acad Med, 2009, 84: 1260–1261.

[22] SVENDSBOE E, TERUM T, TESTAD I, et al. Caregiver burden in family cares of people with dementia with Lewis body and Alzheimer disease. Int J Geriatr Psychiatry, 2017, 32 (4): 470.

[23] MAKIZAKO H, SHIMADA H, TSUSUMIMOTO K, et al. Social frailty in community dwelling older adults as a risk factor for disability. J Am Med Dir Assoc, 2015, 16 (11): 1003.e7–1003.e1.003E11.

[24] OLIVA–MORENO J, TRAPERO–BERTRAN N, PEÑA–LONGOBARDO L M, et al. The valuation of informal care in the cost of illness studies: a systematic review. PharmacoEconomics, 2017, 35: 331–345.

[25] BALDUCCI L, FOSSA S D. Rehabilitation of older cancer patients. Acta Oncol, 2013, 52: 233–238.

第十五章　老年女性乳腺癌患者的护理

Vrutika Prajapati, Sarah Rotstein, and Sharmy Sarvanantham

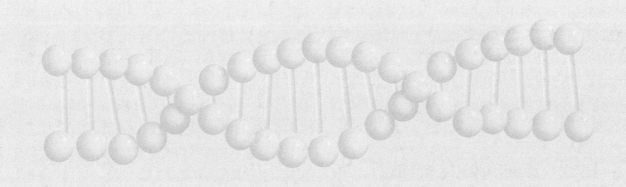

摘要：WHO 统计显示乳腺癌是全球女性中最常见的癌症。2016 年患乳腺癌的女性中约有 568 000 人死亡。随着女性年龄的增长，女性罹患乳腺癌的风险增加。女性一生中罹患乳腺癌的风险平均为 1/8。然而年龄越大，风险越高。这意味着 30 岁的女性罹患乳腺癌的风险为 1/227，然而到 70 岁的时候，其罹患乳腺癌的风险为 1/26。被诊断出患有癌症的老年人的需求往往得不到满足。作为照顾老年人的多学科团队的一部分，护士发挥着重要作用。护士在乳腺癌患者的整个护理轨迹中扮演独特的角色，包括但不限于提供临床护理、社会心理支持，帮助患者系统性地应对疾病等。本章将强调护士通过护理轨迹为老年乳腺癌女性提供护理的重要性。

关键词：肿瘤科护士；导诊护士；护士；乳腺癌；老年女性；乳腺癌治疗；高级执业护士

15.1 简介

WHO 统计显示乳腺癌是全球女性中最常见的癌症[1]。2016 年患乳腺癌的女性中约有 568 000 人死亡[2]。随着女性年龄的增长，女性罹患乳腺癌的风险增加[3]。女性一生中罹患乳腺癌的风险平均为 1/8[4]。然而年龄越大，风险越高。这意味着 30 岁的女性罹患乳腺癌的风险为 1/227，然而到 70 岁的时候，其罹患乳腺癌的风险为 1/26[4]。被诊断出患有癌症的老年人的需求往往得不到满足[5]。作为照顾老年人的多学科团队的一部分，护士发挥着重要作用[6]。护士在乳腺癌患者的整个护理轨迹中扮演独特的角色，包括但不限于提供临床护理、社会心理支持、帮助患者系统性地应对疾病等[7]。本章将强调护士通过护理轨迹为老年乳腺癌女性提供护理的重要性。

15.2 诊断阶段和心理问题

女性可能会通过以下方式发现乳房异常：乳腺癌筛查成像、自我乳房检查或临床检查。发现的异常通常需要进一步的诊断成像和活检（如果需要），以达到最终诊断。从检测异常到诊断检查到最终诊断的时间可能从几天到几个月不等。这意味着女性在诊断阶段可能会有大量时间处于困扰中[8]。困扰

的部分原因是对最坏结果的不确定性和恐惧[9]，这种困扰会对女性接受后续所需护理的能力产生负面影响[10]。此外，老年女性在诊断阶段的特殊护理障碍也会造成本人的困扰。正如老年乳腺癌幸存者所描述的障碍包括：知识有限、健康合并症以及与医疗保健提供者的多次见面[11]。

15.3 诊断阶段的护理问题

及时准确的信息共享对于患者在诊断阶段的体验非常重要。对诊断过程有充分了解的女性会经历较少的心理困扰[12]。然而，女性对报告感觉准备不足，并对收到信息的数量和（或）质量表示不满，例如，接受活检报告的患者对手术过程、为什么需要手术、预期会发生什么或术后护理涉及什么都不了解，还有缺乏联系人来解决任何疑虑或问题会阻碍信息共享，也同时增加患者的痛苦[13]。护士具备知识、技能和判断力来教育和告知患者，从而减轻患者的压力和焦虑。

此外，现有的健康合并症会使老年患者难以进行后续诊断程序，例如，老年患者可能患有影响其活动能力的合并症，例如关节炎手术通常需要保持静止的手术体位从而导致不适[14]。对于年长的女性来说，攀爬高的检查台可能会带来身体上的挑战，因为这会导致疼痛，也会使她们面临跌倒的风险。此外，对于患有认知障碍（如痴呆症）的女性

来说，这可能是一种可怕的经历，她们可能不明白正在发生什么[14]。作为患者倡导者的护士可以识别患者的具体挑战和局限性，进而可以利用这些知识来满足患者的需求并确定他们的护理目标。

最后，通常需要多次预约就诊才能做出诊断。老年女性可能面临就诊的实际挑战，因为她们可能需要依靠家人来接送，而这会因为意识到给家庭带来负担而产生内疚感，此外，多次预约就诊可能会严重干扰有其他事务的老年女性的生活，例如，一位年长的女性可能是她配偶的唯一照看者，导致她很难去几次预约就诊，从而使她感到痛苦并影响治疗决策[11]。

15.4 诊断阶段护士的角色

一般认为，一旦确诊，诊断期间女性患者的经历会影响治疗结果[8]，因此，关注老年患者群体特有的问题尤为重要，如增加患者获得护理的机会、减少患者焦虑、确保积极的患者体验等，这要求护士认识到整体护理的重要性。整体护理需要考虑患者的各个方面，包括他们的价值观、信仰、文化和护理需求。整体护理有助于护士确定个体患者的需求和目标，并将其纳入诊断和治疗过程。

在诊断阶段，护士的有效实践有助于加快诊断进度，为患者提供支持、教育和引导，例如，在加拿大大型癌症中心快速诊断诊所工作的执业护士。快速诊断诊所旨在快速为患者提供乳房异常的评估和诊断，以减少患者因等待而产生的焦虑。经证明，快速诊断可以有效缩短最终诊断的等待时间。快速诊断诊所的运作需要各级跨专业医疗保健成员协作，其中，执业护士、放射科医师、病理学家、外科医师共同发挥作用，才能有效加快诊断过程。由于执业护士在以下具体环节中进行规划和服务，因而此角色不可或缺：执业护士及时将患者转诊至快速诊断诊所分诊，使患者能够迅速得到诊治；执业护士对患者进行评估并加速必要的诊断检查，包括活检，可在当天进行就诊，并取得及时的结果；执业护士还为患者提供诊断，并为诊断为乳腺癌的患者提供转诊和预约外科医师的便利，对患者来说，这意味着减少了担忧的时间、需要时可得到更

及时的治疗。

同样，专业肿瘤科护士如导诊护士也至关重要，导诊护士可以帮助患者减少护理障碍、促进及时诊断、提高患者满意度、降低女性患者焦虑等[15]。经证明，由导诊护士主导的项目能有效减少外科治疗的等待时间[16]。护士可与跨学科团队合作，重点评估个体需求，帮助解决患者知识的差距，澄清误解，减少焦虑。通过这一过程，患者可在知情后做出相应决定，对自身护理状况负责。

老年患者往往不会意识到罹患乳腺癌的风险随着年龄增长而增加，因此，当被诊断为癌症时，患者最初的反应往往是震惊、难以理解和难以接受[17]。故而在诊断阶段，护理人员应对老年患者进行相关风险教育，告知他们患乳腺癌的风险随年龄增长而增加，特别是那些乳腺癌发病风险高的患者。

15.5 手术

针对乳腺癌患者的初步治疗通常是手术，适用于包括老年女性在内的各个年龄组的乳腺癌患者[18]。乳腺癌手术是一种公认的低风险手术，老年女性的死亡率为 0~0.3%[19]。尽管手术在老年女性患者中很常见，但仍有 17%~33% 的 80 岁以上患者并未进行手术[20]。患者未进行手术的原因可能不尽相同，但老年患者往往合并症更多[11]，这可能会影响他们的手术方案和恢复状态[21]。对于接受乳腺癌手术的老年患者来说也是如此。在术前、围手术期和术后期间，护理起到至关重要的作用。随着对患者手术过程的详细讨论，护理的作用也将进一步凸显。

15.6 术前期

患者与外科医师的初次会诊期间，护士可以起到不可或缺的作用。由于老年患者更可能有较为复杂的既往史，护士可以辅助医师获得更完整的既往史，此外，由于老年女性对卫生专业人员、医护人员各自在团队中的角色以及社会结构的看法较为传统，老年女性患者可能更愿意与护士沟通，而不是将相关信息告知外科医师。通过向患者提问正确的问题和相应的治疗技巧，护士可以从中提取对手术

方案至关重要的特定信息[11]。此外，多重用药在老年患者中也很常见。护理团队可帮助医师收集完整的用药史，或帮助药剂师、麻醉师或血栓专家标记可能需要术前咨询的患者。

跨专业乳腺团队也可以考虑整合一个小型的综合性老年评估，护士可以很好地从实践方向辅助评估。综合性老年评估可为患者治疗进展进行深入评估，有助于标记手术并发症高风险患者、不适合手术患者或更可能延迟康复的患者等，通过该评估，团队可在考虑到患者最大利益的情况下重新制定治疗方案[6]。

由于早期癌症患者通常可以选择乳腺肿块切除等相关的手术，对于接受乳腺手术的患者来说，做出手术决定可能是一个心理挑战。对于老年女性患者则还有其他需要考虑的因素，例如，她们是否能够护理手术引流管，或者活动受限是否会使患者的日常治疗变得困难。在制定最终手术方案之前的初始咨询期间，护士可以提醒跨专业团队重视以上这些问题。对于接受乳房切除术的老年女性患者，也应讨论并适当提供乳房重建的方案。由于手术团队可能认为患者年龄较大，是否进行重建无关紧要，或者认为患者可能不是重建的合适人选，手术团队往往不与老年女性患者讨论乳房重建。值得注意的是，在接受乳房切除术的患者中，进行乳房重建的老年女性患者数远低于年轻患者。对护士来说，可为患者介绍乳房重建术并确保患者知悉所有的可选治疗方案。经证明，乳房重建能提高乳房切除术后患者的生活质量，而且年龄本身不会增加重建后并发症的风险[22]。

从最初的咨询阶段开始，护士执行以患者为中心的护理方案。其中，由于缺乏信息是接受乳腺癌治疗的老年患者的一大障碍，因此，由护士主导的患者教育尤为重要。老年女性患者可能掌握过时的信息，例如，使用腋窝淋巴结解剖作为护理标准，或者可能受到手术导致癌症扩散等传言的影响，因此患者教育至关重要，但要达到效果还需要时间。外科医师可能较为繁忙，没有时间详细核查所有患者的问题或进行术前指导。在加拿大某大型癌症中心，外科护士协调员向患者提供大部分的术前和术后的初始教育，在这一过程中起到重要作用。护士

还可准备书面材料，帮助患者自行理解。由护士主导的术前培训还能以其他方式对老年患者进行宣教，如由多学科团队以不同的方式向患者再次提供信息，多学科团队包括营养师、社会工作者、理疗师等。另外，跨专业团队可在心理社会支持等方面满足部分患者的需求。

除了在术前阶段发挥教育作用外，术后患者也会组建康复组织，护理团队可为这部分患者联系社区资源，例如，护士可以为患者联系恢复期可能需要的家庭护理、志愿者司机等。在缓解患者对手术的担忧或恐惧方面，护士也可发挥作用。Burton和她的团队发现，这些担忧或恐惧主要集中在术后身体缺陷、对医院的恐惧以及对患者个人独立性的影响上。护士们可以通过开放对话帮助患者消除这些忧惧，并阐明其中涉及的问题。

对患者来说，从疾病诊断到术前的过程中，甚至确定手术方案后，患者精神压力都很大。老年女性患者也不例外，她们十分依赖朋友和家人，因此，护士可以为患者提供重要的心理和社会支持。此外，护士可以作为患者的支持者，并在适当的情况下引导患者与跨专业团队的其他成员接触，如社会工作者或精神病学专家等。另一个术前可以考虑的因素是治疗相关的费用，例如，即使在公共医疗系统中，术后需要穿戴的内衣或其他用于术后镇痛的药物也可能是自费的，因此，护士可以介入其中，为传统的术后需要穿戴的内衣提供成本更低或免费的替代品，或者为患者引入可以覆盖或降低相关成本的项目。同样，护士可以参与跨专业团队，以最好地满足患者的需求。

15.7 围手术期

在围手术期，护理也起着至关重要的作用。老年人术后谵妄和跌倒的风险较高[23-24]，一线护士通过使用工具和临床判断，对高危患者进行评估并标记，提前做好相关准备，例如，在临床实践中，护士可使用Morse跌倒风险量表和谵妄混乱评估方法等工具来实现上述准备。由于老年人对阿片类药物的耐受性较差，护士还可以监测该类药物的副作用[25]。通过这些评估，护士能够主动做出反应，

并根据需要提供早期干预和治疗。

另外，对于接受手术的老年人来说，皮肤破损也令人担忧。护士可以使用 Braden 量表或 Waterlow 评分量表，对高危患者进行标记并提供必要的干预。此外，患者术后早期应尝试下床走动，同时护士可鼓励患者进行尝试，这可有效减少术后并发症，如压疮和坠积性肺炎[26]。若患者没有家庭支持或家庭护理，护士可建议延长住院时间，或者在适当的情况下帮助患者联系康复中心。另外，护士还须再次对患者进行术后注意事项的相关教学，以确保患者出院后可以进行自我护理。

15.8 术后期

患者出院回家后，护理人员仍然起到多重作用。如果手术后患者带着引流管离开，为确保患者的引流管护理状态，护士可去患者家中或当地诊所查看患者。护士可借此加强对患者的宣教，以确保患者能够独立进行引流管护理。同时，由于部分老年患者行动不便，这也能最大限度地减少他们的复诊次数，例如，在加拿大某大型癌症中心，外科护士协调员会在手术后几天给患者通电话，询问他们出院后的自我护理计划，并评估术后并发症。通过电话沟通，外科护士协调员强调之前的相关教学，并提醒患者他们可以合理表达术后的困扰，这对于老年患者来说十分重要，因为老年患者可能对相关症状或困扰更加难以启齿[27]。

15.9 内科肿瘤学和放射肿瘤学治疗的注意事项

对于不适合接受手术或拒绝接受手术的激素受体阳性乳腺癌患者，目前主要采取内分泌治疗方案。辅助治疗包括放射治疗和全身治疗，全身治疗包括内分泌治疗、化疗以及靶向治疗。虽然大多数老年女性在肿瘤生物学上更适合内分泌治疗，但也有部分较晚期的老年女性更需要化疗[19, 27-28]。全身治疗可在辅助或新辅助环境下进行[29-30]。

总的来说，老年患者情况更复杂、身体更脆弱，因为他们患有多种合并症、正在服用多种药物、存在躯体功能受限、心理认知困难且支持系统有限[31]，因此，对于老年女性乳腺癌患者，需要纳入更多的考虑、采取谨慎的治疗方案。尽管在临床乳腺癌诊断中，老年女性占很大比例，但由于现有的合并症和有限的预期寿命，在临床试验中不能精准描述她们的表现。这可能对循证护理有一定的影响，可能导致该类人群治疗过度或不足[32]。通常，患者的实际年龄并不等同于生理年龄，因此，我们应在考虑风险和收益的同时，为患者制定个性化的治疗方案。根据加拿大两大癌症中心的回顾性图表总结，80 岁以上的女性接受治疗的积极性低于年轻女性，无病生存率和整体生存率也较低，因此，本研究强调使用临床判断、肿瘤生物学评估及患者合并症评估来制定治疗决策。

有证据表明，在与医疗保健专业人员讨论治疗方案时，老年女性往往比较被动[33]，尽管她们希望了解预后和治疗结果，但不太可能寻求帮助和指导[34]。护士能够很好地解决患者在决策过程中的相关需求。护士可与医疗团队合作，以治疗的益处和风险对患者进行深入教育，这有助于患者自主知情并进行相关决策[34-35]。根据患者的医疗、心理和功能状态不同，可使用 CGA 等工具辅助治疗决策[36]。

15.10 全身治疗

与年轻女性相比，65 岁以上的女性患者不太可能接受乳腺癌的标准治疗，其中包括化疗。然而研究表明，如果治疗能增加患者的生存率，并且患者在治疗结束时基线功能基本恢复，则患者愿意接受治疗带来的相关药物毒性等副作用[37]。由于老年女性病史复杂或担心治疗可能产生的副作用，患者通常选择较保守的治疗方案。另外，患有激素受体阳性疾病的老年女性通常会接受内分泌治疗，因为这对她们来说更方便，也更容易管理。然而，由于多重用药和患者的依从性，这仍然会为患者的管理带来诸多挑战。

研究表明，护士可积极参与改善治疗方案的制定，包括鼓励患有晚期癌症的老年女性接受化疗[38]。此外，护士与医疗团队合作，特别是与药房团队合作，确保正确筛查患者用药概况，评估其合并症的影响，并注意药物的相互作用。

15.11 放射治疗

经临床充分证实，保乳手术后放射治疗对患者有益，在特定情况下行乳房切除术后的放射治疗也对患者有益[39]。然而，研究也评估了其他较弱的放疗方案，特别是早期乳腺癌的放疗方案[40]。有证据表明，对于 65 岁以上的 T_1N0M0 期激素受体阳性的肿瘤患者，采用保乳手术治疗，肿瘤切缘阴性，术后可以不必进行放射治疗，尽管采用较保守的方案时局部复发率更高。但对于患有早期乳腺癌的老年女性，绝对局部复发风险较低，因此有理由考虑采用此类方案。护士通过对患者全面评估，在考虑患者需求和愿望的同时，可以协同治疗团队选择有关放射治疗的最佳治疗方案。

15.12 护士在全身和放射治疗中的作用

患者通过多次预约和咨询外科、放射科和肿瘤内科护士联系人或协调员，得到护士及时的护理服务、协调服务和持续护理。一旦制定了治疗方案，护士就应密切合作，向患者和家属提供相关宣教，包括治疗目标、治疗方案和治疗可能带来的副作用。在癌症患者的整个治疗过程中，护士发挥着关键作用，包括评估患者的身体和情绪状态并就此与患者进行沟通。护士还为患者提供其他支持，如交通、额外的家庭护理支持、推荐营养师和社工等。如前所述，癌症治疗和随访通常需要患者频繁回访癌症中心，这增加了患者及其家属的负担，尤其是放射治疗，通常需要 3 ~ 6 周的辅助治疗。护士可为患者联系适当的资源，在此过程中发挥至关重要的作用。尽管患者可能会拒绝其他服务，如社会支持，但重要的是为患者提供相关宣教，让患者了解他们能为患者提供什么、对患者有什么好处，并鼓励患者接受这些服务。

护士参与教育患者，内容包括每种抗肿瘤药物可能产生的副作用，以及如何降低这些副作用的严重程度的自我护理活动，例如，向患者提供书面信息、与患者一起核查材料、回答患者提问等。护士须在开始治疗前向患者提供宣教，并在整个治疗阶段持续不间断进行，例如，在加拿大的一个大型癌症中心，乳腺癌护士与肿瘤团队密切合作，在临床上观察新患者，并向患者提供有关治疗的相关信息。这些由护士主导的宣教活动向患者强调了治疗疗效和副作用管理。这些副作用会对患者的生活质量产生负面影响[41]。相关材料表明，向患者提供有关治疗副作用及其管理的相关信息后，患者能够更好地应对相关问题。

化疗和放疗通常在门诊进行，这要求患者在家处理与治疗相关的症状，因此，护士对患者进行与治疗相关的常见症状的宣教，并在症状管理方面提供持续的医疗支持，这一点至关重要。一些癌症中心配有护士专用的分流电话，用于与症状管理相关的呼叫。通过分流，护士能够与患者进行有效沟通，并解决他们的问题及可能产生的担忧，包括新发症状、恶化症状、治疗副作用或护理方案等。护士对患者的严重程度进行评估，并使用基于实证的临床路径提出适当的干预措施。这些干预措施包括指导患者居家处理症状、到肿瘤学专家处就诊，以及引导患者到急诊室。研究表明，使用电话进行症状管理有诸多好处，包括改善与医疗专业人员的沟通、改善症状管理、使患者感到放心、使患者能在家中管理自身症状[42-43]。

15.13 姑息治疗

由于合并症，或患者选择不接受治疗或停止治疗，有时患有乳腺癌的老年女性并不进行治疗。虽然乳腺癌通常可以治疗，但并不总是如此，因此，护士可以提倡及早为晚期乳腺癌患者开展姑息治疗，这可以使患者在接受癌症治疗的同时，提高自身生活质量，在这一阶段，促进与跨专业团队的合作也十分重要[44]。护士可以帮助患者获得姑息治疗的机会，症状管理和疼痛管理是姑息治疗的重点，一线护士在此过程中至关重要，可以确保患者居家、在医院或康复中心时对症状和疼痛进行适当管理[45]。

15.14　结论

护士对于为患有乳腺癌的老年女性提供最佳护理至关重要。为老年女性乳腺癌患者规划护理方案时，无论患者的疾病轨迹如何，护理都是需要考量的关键因素。护士可以帮助医疗团队加快诊断过程，缓解患者与治疗相关的焦虑。在整个过程中，护士扮演着资源支持、安慰、联系人、宣教者和倡导者等角色，可以减轻老年女性患者在整个癌症发展过程中所面临的压力和挑战。

参考文献
（遵从原版图书著录格式及出现顺序）

［1］World Health Organization. Breast cancer：prevention and control. 2018a. http://www.who.int/cancer/detection/breastcancer/en/index1.html. Accessed 10 June 2018.

［2］World Health Organization. Health statistics and information systems：Disease burden and mortality estimates. World Health Organization，Geneva Global Health Estimates 2016：Deaths by Cause，Age，Sex，by Country and by Region，2000–2016. Geneva，World Health Organization. 2018b. http://www.who.int/healthinfo/global_burden_disease/estimates/en/. Accessed on 10 June 2018.

［3］Centers for Disease Control and Prevention. What are the risk factors for breast cancer？. 2017. https://www.cdc.gov/cancer/breast/basic_info/risk_factors.htm. Accessed 20 May 2018.

［4］National Cancer Institute. Breast cancer risk in American women. 2012. https://www.cancer. gov/types/breast/risk–fact–sheet. Accessed 10 June 2018.

［5］PUTS M T，PAPOUTSIS A，SPRINGALL E，et al. A systematic review of unmet needs of newly diagnosed older cancer patients undergoing active cancer treatment. Support Care Cancer，2012，20：1377–1394.

［6］THAVARAJAH N，MENJAK I，TRUDEAU M，et al. Towards an optimal multidisciplinary approach to breast cancer treatment for older women. Can Oncol Nurs J，2015，25：384–395.

［7］TREVILLION K，SINGH–CARLSON S，WONG F，et al. An evaluation report of the nurse navigator services for the breast cancer support program. Can Oncol Nurs J，2015，25：409–421.

［8］Montgomery M，McCrone S H. Psychological distress associated with the diagnostic phase for suspected breast cancer：systematic review. J Adv Nurs，2010，66：2372–2390.

［9］RACZ J M，HOLLOWAY C M B，HUANG W，et al. Improving patient flow and timeliness in the diagnosis and management of breast abnormalities：the impact of a rapid diagnostic unit. Curr Oncol，2016，23：e260–e265.

［10］ALLEN J D，SHELTON R C，HARDEN E，et al. Follow–up of abnormal screening mammograms among low–income ethnically diverse women：findings from a qualitative study. Patient Educ Couns，2008，72：283–292.

［11］PIETERS H C，HEILEMANN M V，GRANT M，et al. Older women's reflections on accessing care across their breast cancer trajectory：navigating beyond the triple barriers. Oncol Nurs Forum，2011，38：175–184.

［12］PINEAULT P. Breast cancer screening：women's experiences of waiting for further testing. Oncol Nurs Forum，2007，34：847–853.

［13］HARDING M M，MCCRONE S. Experiences of non–navigated women undergoing breast diagnostic evaluation. Clin J Oncol Nurs，2013，17：E8–E12.

［14］WALTER L C，SCHONBERG M A. Screening mammography in older women：a review. J Am Med Assoc，2014，311：1336–1347.

［15］FERRANTE J M，CHEN P，KIM S. The effect of patient navigation on time to diagnosis，anxiety，and satisfaction in urban minority women with abnormal mammograms：a randomized controlled trial. J Urban Health，2007，85：114–124.

［16］BALISKI C，MCGAHAN C E，LIBERTO C M，et al. Influence of nurse navigation on wait times for breast cancer care in a Canadian regional cancer center. Am J Surg，2014，207：686–692.

［17］DRAGESET S，LINDSTRØM T C，GISKE T，et al. Being in suspense：women's experiences awaiting breast cancer surgery. J Adv Nurs，2011，67：1941–1951.

［18］BURTON M，COLLINS K，LIFFORD K，et al. The information and decision support needs of older women（ >75 yrs）facing treatment choices for breast cancer：a qualitative study. Psychooncology，2014，24：878–884.

［19］WILDIERS H，KUNKLER I，BIGANZOLI L，et al. Management of breast cancer in elderly individuals：recommendations of the International Society of Geriatric Oncology. Lancet Oncol，2007，8：1101–1115.

［20］ANGARITA F A, CHESNEY T, ELSER C, et al. Treatment patterns of elderly breast cancer patients at two Canadian cancer centres. Eur J Surg Oncol, 2015, 41: 625-634.

［21］YEOM H, HEIDRICK S. Effect of perceived barriers to symptom management on quality of life in older breast cancer survivors. Cancer Nurs, 2009, 32: 309-319.

［22］OH D, FLITCROFT K, BRENNAN M, et al. Patterns and outcome of breast reconstruction in older women- a systematic review of the literature. Eur J Surg Oncol, 2016, 42: 604-615.

［23］SAXENA S, LAWLEY D. Delirium in the elderly: a clinical review. Postgrad Med J, 2009, 85: 405-413.

［24］MATA L, AZEVEDO C, POLICARPO A, et al. Factors associated with the risk of fall in adults in the postoperative period: a cross-sectional study. Rev Lat Am Enfermagem, 2017, 25: e2904.

［25］BUCKERIDGE D, HUANG A, HANLEY J, et al. Risk of injury associated with opioid use in older adults. J Am Geriatr Soc, 2010, 58: 1664-1670.

［26］MORRIS B A, BENETTI M, MARRO H, et al. Clinical practice guideline for early mobilization hours after surgery. Orthop Nurs, 2010, 29: 317-318.

［27］CRIVELLARI D, AAPRO M, LEONARD R, et al. Breast cancer in the elderly. J Clin Oncol, 2007, 25: 1882-1890.

［28］DIAB S G, ELLEDGE R M, CLARK G M. Tumor characteristics and clinical outcome of elderly women with breast cancer. J Natl Cancer Inst, 2000, 92: 550-556.

［29］DUNNWALD L K, ROSSING M A, LI C I. Hormone receptor status, tumor characteristics, and prognosis: a prospective cohort of breast cancer patients. Breast Cancer Res, 2007, 9: 1-10.

［30］Smith B D, Buchholz T A. Radiation treatments after breast-conserving therapy for elderly patients. J Clin Oncol, 2013, 31: 2367-2368.

［31］BURDETTE-RADOUX S, MUSS H B. Adjuvant chemotherapy in the elderly: whom to treat, what regimen? Oncologist, 2006, 11: 234-242.

［32］MALIK M K, TARTTER P I, BELFER R. Undertreated breast cancer in elderly. J Cancer Epidemiol, 2013, 7: 1-7.

［33］GRACE J Y, ELLEN G L, CARYN A, et al. Older women, breast cancer, and social support. Support Care Cancer, 2010, 18: 1521-1530.

［34］POSMA E R, WEERT J, JANSEN J, et al. Older cancer patients' information and support needs surrounding treatment: an evaluation through the eyes of patients, relatives and professionals. BMC Nurs, 2009, 8: 1-15.

［35］WONG J, D'ALIMONTE L, ANGUS J, et al. Development of patients' decision aid for older women with stage I breast cancer considering radiotherapy after lumpectomy. Int J Radiat Oncol Biol Phys, 2012, 84: 30-38.

［36］PUTS M T, SANTOS B, HARDT J, et al. An update on a systematic review of the use of geriatric assessment for older adults in oncology. Ann Oncol, 2014, 25: 307-315.

［37］FRIED T R, BRADLEY E H, TOWLE V R, et al. Understanding the treatment preferences of seriously ill patients. N Engl J Med, 2002, 346: 1061-1066.

［38］GOODWIN J S, SATISH S, ANDERSON E T, et al. Effect of nurse case management of the treatment of older women with breast cancer. J Am Geriatr Soc, 2003, 51: 1252-1259.

［39］BROWN L, MUTTER R, HALYARD M. Benefits, risks, and safety of external beam radiation therapy for breast cancer. Int J Women's Health, 2015, 7: 449-458.

［40］WICKBERG A, LILJEGERN G, KILLANDER F, et al. Omitting radiotherapy in women $\geqslant$ 65 years with low-risk early breast cancer after breast conserving surgery and adjuvant endocrine therapy is safe. Eur J Surg Oncol, 2018, 44: 951-956.

［41］DIKKEN C, SITZIA J. Patients' experiences of chemotherapy: side-effects with 5-fluorouracil = folinic acid in the treatment of colorectal cancer. J Clin Nurs, 1998, 7: 371-379.

［42］MAGUIRE R, MILLER M, SAGE M, et al. Results of a UK based pilot study of a mobile phone based advanced symptom management system (ASyMS©) in the remote monitoring of chemotherapy related toxicity. Clin Eff Nurs, 2005, 9: 202-210.

［43］MCCANN L, MAGUIRE R, MILLER M, et al. Patients' perceptions and experiences of using a mobile phone-based advanced symptom management system (ASyMS©) to monitor and manage chemotherapy related toxicity. Eur J Cancer Care, 2009, 18: 156-164.

［44］MAZANEC P, MARYJO P P. Integrating palliative care into active cancer treatment. Semin Oncol Nurs, 2014, 30: 203-211.

［45］DAHLIN C. Palliative care: delivering comprehensive oncology nursing care. Semin Oncol Nurs, 2015, 31: 327-337.

第十六章　老年乳腺癌患者相关的研究、临床试验和循证医学证据

M.E.Hamaker and N.A.de Glas

摘要：基于循证医学证据的治疗是当前肿瘤治疗的金标准。通过收集、评价和总结所有可用的科学研究来制定诊疗指南，并且随后其治疗建议可作为制定评估、比较和改善治疗质量的标准。老年患者往往需要个体化的治疗方案，这与指南主要侧重于疾病治疗的最佳准则和质控标准的特性相冲突，而没有考虑到老年癌症人群的异质性。尽管致力于在老年患者中进行循证治疗是有价值的，但当前科学研究和治疗指南中的几个主要问题可能会限制循证治疗在老年患者群体中的适用性。这些问题包括临床试验的外部效度、试验参与度、观察性研究中的适应证偏倚以及老年患者的相关结果评价标准。

关键词：研究；循证医学；内部和外部效度；临床试验；观察性研究；患者相关结果监测

基于循证医学证据的治疗是当前肿瘤治疗的金标准。通过收集、评价和总结所有可用的科学研究来制定诊疗指南，并且随后其治疗建议可作为制定评估、比较和改善治疗质量的标准。老年患者往往需要个体化的治疗方案，这与指南主要侧重于疾病治疗的最佳准则和质控标准的特性相冲突，而没有考虑到老年癌症人群的异质性。尽管致力于在老年患者中进行循证治疗是有价值的，但当前科学研究和治疗指南中的几个主要问题可能会限制循证治疗在老年患者群体中的适用性。这些问题包括临床试验的外部效度、试验参与度、观察性研究中的适应证偏倚以及老年患者的相关结果评价标准。本章节将对这些问题进行讨论。

16.1 内部效度与外部效度

内部和外部效度是评估临床试验质量的关键术语。内部效度是指观察到的效果对研究参与者的真实程度[1]，它可能受到非随机分配治疗方法、缺乏盲选、失访和其他问题的负面影响，这些问题将不在本章中进一步讨论。提高内部效度的最好方法之一是进行双盲随机对照试验[1]。随机对照试验证明了在一定的限制条件下，通过仔细观察可以得到什么样的结果[2]，这与在日常实践中可以实现的结果是不同的，因为这也受到外部效度的影响[3]。

外部效度是指研究结果在多大程度上真实反映了目标人群的预期结果，而与研究人群无关[1]。通常内部效度和外部效度是矛盾的，通过入组和排除标准选择患者等为提高内部效度而采取的措施可能会限制试验的普适性[3]。

16.2 老年患者的试验参与性

研究人群的临床试验结果强烈影响了对老年患者人群的适用性。为了提高试验结果的普适性，研究人群应该与日常临床实践中的患者相似[4]，因此，老年癌症患者参与临床试验对于获得老年患者癌症治疗的证据非常重要。

然而，纳入和排除标准可能过度排除老年患者，这些患者往往基于年龄本身或基础疾病而被排除在外，而老年患者中基础疾病的存在非常普遍[3, 5-8]。在对美国国立卫生研究院41项研究的回顾分析中，有73%的特定疾病患者因不符合纳入标准而被排除在参与试验之外[9]。在另一项评估了5家主要医学期刊的109项临床试验的研究中，20%的研究排除了特定年龄以上的患者。此外，这些研究中有近一半使用了对老年患者不均衡排除的标准[5]，因此，只有研究人员提高其试验对老年乳腺癌患者的包容度，才能改善老年乳腺癌患者治疗的证据质量[10]。

即使研究人员致力于纳入老年受试者，并使用适合的纳入和排除标准来实现这一目标，患者群体最终也可能会被高度选择[3, 5, 11]，而且在研究项目中招募老年患者和维持老年患者持续参与试验往往存在困难。即使有适合老年患者的试验，医师似乎也不愿建议老年患者参与临床试验[12-14]，例如，在一份问卷调查中，50% 的肿瘤学家报告认为一定年龄以上的患者不适合参加临床试验[13]，因此，在针对非特定年龄疾病的临床试验中，只有 9% 的参与者年龄超过 65 岁，1% 的参与者年龄超过 75 岁[15]，老年患者在调查研究方法和提高试验参与度的机会的研究中所占比例更低[16]。

与更年轻、更健康的人群相比，由于老年患者伴随疾病（作为竞争性死因）和对治疗的耐受能力有限可能导致治疗效果不显著，这也是排除老年患者的一个重要原因[17]。虽然这一方面似乎是一个有效的论点，但它也强调了对老年患者参与试验的重要性，因为这限制了试验结果对一般老年人群的适用性。

16.3 乳腺癌试验的外部效度

目前，很少有研究评估乳腺癌试验的外部效度。一项研究将评估绝经后乳腺癌患者辅助激素治疗的随机双盲团队试验的参与者与未选择的相应年龄的乳腺癌患者进行了比较。该研究表明，即使试验的纳入和排除标准适用于一般人群，试验参与者的肿瘤更小，合并疾病较少，社会经济地位更高（全部 $P < 0.01$）。有利于试验患者的死亡率风险比为 1.39（$95\%CI$ 1.05 ~ 1.82，$P=0.02$），因此，本试验的患者没有充分反映老年乳腺癌患者的平均水平，对本试验的外部效度产生了负面影响[11]。

更多来自其他类型癌症的数据如荷兰 CAIRO 的研究评估了不同类型的化疗对转移性结肠癌患者的疗效[4]，将这项试验的结果与接受相同治疗而未参与试验的患者进行比较。在这一比较中，完全符合纳入标准但未参与试验的患者得到了与试验患者相似的获益；然而，不符合条件的非参与者的结果明显较差，死亡风险比为 1.70（$95\%CI$ 1.33 ~ 2.17，$P < 0.01$）[4]。挪威一项针对转移性结直肠癌患者的研究也发现了类似的结果，接受相同治疗的试验患者比非试验患者的生存期延长了 40%[18]。

虽然有很多关于随机对照试验效度区间和系统回顾的研究，但对于外部效度的研究却很少[3]，例如，在评估新药时，FDA 或欧洲药品管理局（European Medicines Agency，EMA）等机构不需要证据证明新药达到了临床意义的效果，研究人群注册研究很好地反映了日常临床实践[3]。

只有记录和报告研究参与者的关键基线特征，才能准确地评估研究人群与在日常实践中治疗的目标人群的相似程度。对于老年患者，这些指标应该包括认知能力和身体功能［如执行日常生活（工具性）的活动能力］、基础疾病及其治疗，以及虚弱状态[16]，因此，国际老年肿瘤学会、联盟和欧洲癌症研究与治疗组织建议所有肿瘤学研究报告的基线特征应该包括详细的年龄分布和老年参数[19]，但这些数据往往没有得到上报，例如，在 2012 年发表的一项评估 300 个随机对照试验的系统综述中，只有少数研究专门针对老年患者，报告了研究参与者的身体功能（22% 的研究）和心理功能（14%）[20]，因此，目前尚不清楚研究结果适用于哪些患者。

此外，出于实际原因，荟萃分析和治疗指南等二次发表需要对研究方案进行总结。在此过程中，有关患者选择的重要信息经常丢失，这使试验人群与真实患者进行比较变得更加困难[3]。

16.4 观察性研究的效度

出于增加老年乳腺癌患者治疗证据的目的而进行临床试验的替代方案是使用观察性数据。然而，观察性研究对两种治疗方法的比较存在的局限性影响了其效度。在观察性研究中，由医师决定患者的治疗方案，而非随机分配的，往往有一些原因决定了患者需要接受特定治疗，因此导致观察性研究中"适应证偏倚"现象的发生[21]，例如，接受化疗的老年乳腺癌患者比未接受化疗的患者相对更健康，老年缺陷更少，这也是相对合理的，因此，较差的预后可能是患者的先天缺陷导致了疗效较差，而不是化疗方案不足或治疗遗漏。另一方面，疾病更具侵袭性的患者往往会接受更积极的治疗，因此，可能是肿瘤特异性导致更糟糕的结果，而不是治疗方案的选择所导致。这两方面都造成了观察性研究的偏倚，因为疗效的差异可能被错误地归因于治疗方案的选择，而不是影响治疗选择的患者或肿瘤特征。虽然可以对这些所谓的混杂因素进行调整，但总有许多因素无法测量，同时也无法调整。即使使用倾向得分的概念，它可以被视为所有测量的混杂因素的平均值，也不能解决未测量的混杂因素的问题。

最近的一项综述显示，在 2009 年至 2013 年发表的所有老年乳腺癌观察性研究中，71% 的研究直接比较了两种治疗方法，从而导致适应证的偏倚[22]，因此，目前有很大比例的研究在使用无效的统计方法实施计算和发表文章。在剩下 29% 的研究中使用了某种形式的工具变量，这是一个方法上有效的替代方案，以避免研究中出现适应证偏倚。工具变量是与治疗分配相关但与结果无关的因素[23]，它可以是地理区域、国家或时间段[22, 24]。在研究中使用工具变量必须满足的重要条件是，此工具变量必须确定治疗分配，并且不能通过任何治疗差异以外的其他方式与结果相关联，因此，患者群体必须具有可比性，获得卫生保健系统治疗的机会应该是相似的。研究证明，通过在观察性研究中使用有效的工具变量，就有可能接近随机临床试验中达到的效度[25]。

EURECCA 项目使用基于人群的癌症登记来比较欧洲国家的治疗结果[26]。由于证据有限，目前在国家内部和国家之间的治疗策略存在很大差异，这使得研究人员能够比较这些差异对长期结果的影响[27-28]。

16.5 老年乳腺癌患者预后模型的效度

外部效度的问题也与乳腺癌治疗中使用的预后模型高度相关。有许多这样有效的模型可用来计算结果，如总生存率、乳腺癌生存率和复发风险等[29]。一些模型还包含了预期的治疗益处，并可在临床决策中为患者提供建议。在这里，我们概述了预测老年乳腺癌患者效度的最常用的模型。

首先，有几种可用于乳腺癌的临床预测模型。在 2016 年之前，乳腺癌中最著名、最常用的预测模型是辅助在线[30]。该模型是从 SEER 数据库中提取的大型数据集中开发的，囊括 1988 年至 1992 年间被诊断为乳腺癌的 36～69 岁的患者[31]，因此，该模型没有纳入 70 岁及以上的患者。尽管该模型

在多个人群的外部验证研究中表现良好[32-33]，但最近在荷兰进行的一项基于人群的大型研究表明，该模型在 65 岁及以上患者的预测中并不可靠[34]，特别是复发的风险被严重高估了，极有可能是由于低估了竞争性死亡率。还有，辅助在线使用的非标准的合并症评分极大影响了它的预测。

此外，PREDICT 工具可以预测乳腺癌患者 5 年和 10 年的总生存率，该工具是在一个英国队列研究中开发的，其包括近 1800 名 65 岁及以上的女性患者[35]。最近有研究表明，该工具对老年乳腺癌患者总体生存率的预测要优于辅助在线[36]。然而，必须注意的是，该预测工具不包含合并症，仅预测总体生存结果，特别是在具有高竞争性死亡风险的老年患者中，因此限制了其适用性。

较早的临床预测工具包括诺丁汉预后指数、OPTIONS 和乳腺癌列线图。这些模型都在外部队列研究中得到验证，其中仅包括少数 70 岁或以上的患者，这限制了它们的外部效度。最近的一项系统综述进行了总结：76 岁及以上的亚组、66～75 岁的亚组观察值和预测值差异最大，特别是在 OPTIONS 工具和乳腺癌列线图中[29]。

其次，乳腺癌中有几种基因组图谱，其中最著名的是 MammaPrint（70 基因）和 Oncotype Dx（21 基因）。70 基因是在荷兰的一个队列中开发的，包括最高年龄为 70 岁的乳腺癌患者[37]。验证研究中仅包括极少数 70 岁及以上的患者[29, 38]。21 基因是在一个包括 300 名 60 岁及以上患者的队列中开发的，没有详细的年龄分布描述。这一基因图谱在几个外部队列研究中得到了验证，其中同样只描述了少量老年患者[29, 39-40]。最大的验证研究包括 411 名 70 岁及以上的患者，但没有报告该亚组基因组谱的具体表现[41]。

第三，身体功能、认知和营养状况等老年评估参数已证明可高度预测对老年癌症患者化疗的毒性反应[42]。目前已开发了两种工具专门用于预测老年患者的Ⅲ级或更高的毒性反应：高龄患者化疗风险评估表（Chemotherapy Risk Assessment Scale for High-Age Patients，CRASH-SCORE），预测血液学和非血液学毒性[43]；癌症和老龄研究小组（Cancer and Ageing Research Group，CARG）评分，预测总体为Ⅲ

级或更高的毒性[44-45]。这些工具不是专门针对乳腺癌的，但可以帮助筛选足以适合化疗的患者。

老年参数也可以预测老年患者的预后（与癌症相关的预后无关）。在 Eprognosis 网站上可以找到许多可用于估计生存率的工具，包括一系列的时间量表（6个月至10年）和设施（社区住宅、疗养院、医院）[46-47]。然而，这些通常还没有在老年癌症患者中得到具体的开发或验证。

16.6 与患者相关的结果衡量标准

在评估现有证据对老年乳腺癌患者决策的价值时，需要解决的最后一个问题是与患者相关的结果测量。虽然临床结果最容易用来进行客观评估，但这些结果未必能很好地反映以患者为主的反馈[3]。FDA 和 EMA 都强调在评估肿瘤治疗结果时纳入患者观点的重要性[48]。

研究表明，当涉及治疗结果时，患者和医师有不同的优先考虑。一项针对 350 名乳腺癌患者的研究表明，相比于生存率等临床指标，医师更看重与患者相关的结果[49]。其他研究表明，虽然医师更关注治疗对身体的效果，但患者最优先考虑的是他们的心理、情绪、总体健康和活力[50-51]。老年患者与年轻患者一样愿意接受延长生命的化疗[52]，但对毒性的接受程度较低[53]，特别是当这可能影响他们的自理能力、认知功能或社交环境时[19, 54-55]。

在权衡各种治疗方案时，有关患者治疗效果的信息与肿瘤治疗效果一样重要。然而，大多数肿瘤学研究仍然主要关注在临床结果上，如生存期、无进展生存期和药物毒性[56-57]。在美国国立卫生研究院（迄今为止世界上最大的临床试验注册机构）临床试验注册处对目前 463 项乳腺癌试验的综述中，只有 20% 的试验包括了与患者相关的终点，主要是生活质量；另外只有 5% 的研究纳入功能状态或认知功能的评价[58]，此外，与生活质量有关的结果常常未见发表。在对 201 项预后不良的恶性肿瘤患者的 III 期试验的分析中，只有不到一半的研究对生活质量进行评估并将这些试验结果纳入被发表的论文中[59]。关于生活质量和寿命延长的研究通常基于生存结果得出的总体结论，即使生活质量结果显示治疗组之间存在相反的受益模式[60-61]。特别是当初步试验结果为阴性时，关于生活质量的结果似乎与从备选选项中进行的选择无关紧要，因此，尽管它们对老年癌症患者的决策很重要，但在目前的研究中，与患者相关的结果衡量标准还没有得到充分的考虑。

16.7 结论

越来越多的人认识到，需要对老年癌症患者进行量身定制的治疗。然而，由于老年患者参与临床试验的不足，影响了外部效度，很难在临床指南中或基于预后模型对这类患者群体提供具体的治疗建议。此外，观察性研究数据经常受到适应证混淆的影响，与老年人群最相关的测量结果往往没有纳入研究。表 16-1 总结了几篇主要论文中的关于老年癌症患者临床试验设计和观察性研究的建议。如果研究进程和方法没有明显的改变，治疗的调整仍将基于专家意见，而不是确凿的科学证据。

表 16-1 对老年患者临床试验设计和观察性研究的建议

项目	建议
临床试验研究	老年病学评估来描述人群[62]
	选择相关的终点[51]
	考虑复合终点[51]
	使用适当的纳入标准（不要太严格）以提高入组率[10]
	考虑放弃进行试验的年龄上限[10]
观察性研究	避免直接比较治疗结果导致适应证偏倚[22]
	使用替代研究设计，如工具变量或研究时间趋势[22]

参考文献
（遵从原版图书著录格式及出现顺序）

［1］ HIGGINS J P T, GREEN S E. Cochrane Handbook for Systematic Reviews of Interventions. Version 5.1.0［update March 2011］. the Cochrane Collaboration, 2011.

［2］ HORTON R. Common sense and figures: the rhetoric of validity in medicine（Bradford Hill Memorial Lecture 1999）. Stat Med, 2000, 19: 3149-3164.

［3］ ROTHWELL P M. External validity of randomised controlled trials: "to whom do the results of this trial apply?". Lancet, 2005, 365: 82-93.

［4］ MOL L, KOOPMAN M, VAN GILS C W, et al. Comparison of treatment outcome in metastatic colorectal cancer patients included in a clinical trial versus daily practice in The Netherlands. Acta Oncol, 2013, 52: 950-955.

［5］ ZULMAN D M, SUSSMAN J B, CHEN X, et al. Examining the evidence: a systematic review of the inclusion and analysis of older adults in randomized controlled trials. J Gen Intern Med, 2011, 26: 783-790.

［6］ SCHIPHORST A H, PRONK A, BOREL RINKES I H M, et al. Representation of the elderly in trials on laparoscopic surgery for colorectal cancer.［sumitted］2014.

［7］ HAMAKER M E, STAUDER R, VAN MUNSTER B C. Exclusion of older patients from ongoing clinical trials for hematological malignancies: an evaluation of the National Institutes of Health Clinical Trial Registry. Oncologist, 2014, 19: 1069-1075.

［8］ SCHULKES K J, NGUYEN C, VAN DEN BOS F, et al. Selection of patients in ongoing clinical trials on lung cancer. Lung, 2016, 194: 967-974.

［9］ CHARLSON M E, HORWITZ R I. Applying results of randomised trials to clinical practice: impact of losses before randomisation. Br Med J（Clin Res Ed）, 1984, 289: 1281-1284.

［10］ LICHTMAN S M, HARVEY R D, DAMIETTE SMIT M A, et al. Modernizing clinical trial eligibility criteria: recommendations of the American Society of Clinical Oncology-Friends of Cancer Research Organ Dysfunction, Prior or Concurrent Malignancy, and Comorbidities Working Group. J Clin Oncol, 2017, 35: 3753-3759.

［11］ 11. VAN DE WATER W, KIDERLEN M, BASTIAANNET E, et al. External validity of a trial comprised of elderly patients with hormone receptor-positive breast cancer. J Natl Cancer Inst, 2014, 106: dju051.

［12］ TOWNSLEY C A, SELBY R, SIU L L.Systematic review of barriers to the recruitment of older patients with cancer onto clinical trials. J Clin Oncol, 2005, 23: 3112-3124.

［13］ BENSON A B III, PREGLER J P, BEAN J A, et al. Oncologists' reluctance to accrue patients onto clinical trials: an Illinois Cancer Center study. J Clin Oncol, 1991, 9: 2067-2075.

［14］ KEMENY M M, PETERSON B L, KORNBLITH A B, et al. Barriers to clinical trial participation by older women with breast cancer. J Clin Oncol, 2003, 21: 2268-2275.

［15］ BEERS E, MOERKERKEN D C, LEUFKENS H G, et al. Participation of older people in preauthorization trials of recently approved medicines. J Am Geriatr Soc, 2014, 62: 1883-1890.

［16］ CHERUBINI A, GASPERINI B. How to increase the participation of older subjects in research: good practices and more evidence are needed! Age Ageing, 2017, 46: 878-881.

［17］ LEWIS J H, KILGORE M L, GOLDMAN D P, et al. Participation of patients 65 years of age or older in cancer clinical trials. J Clin Oncol, 2003, 21: 1383-1389.

［18］ SORBYE H, PFEIFFER P, CAVALLI-BJORKMAN N, et al. Clinical trial enrollment, patient characteristics, and survival differences in prospectively registered metastatic colorectal cancer patients. Cancer, 2009, 115: 4679-4687.

［19］ WILDIERS H, MAUER M, PALLIS A, et al. End points and trial design in geriatric oncology research: a joint European organisation for research and treatment of cancer-Alliance for Clinical Trials in Oncology-International Society of Geriatric Oncology position article. J Clin Oncol, 2013, 31（29）: 3711-3718.

［20］ VAN DEUDEKOM F J, POSTMUS I, VAN DER HAM D J, et al. External validity of randomized controlled trials in older adults, a systematic review. PLoS One, 2017, 12: e0174053.

［21］ VANDENBROUCKE J P. When are observational studies as credible as randomised trials?［abstract］Vandenbroucke JP. Lancet, 2004, 363: 1728-1731.

［22］ DE GLAS N A, KIDERLEN M, DE CRAEN A J, et al. Assessing treatment effects in older breast cancer patients: systematic review of observational research methods. Cancer Treat Rev, 2015, 41（3）: 254-261.

［23］ BAIOCCHI M, CHENG J, SMALL D S. Instrumental

variable methods for causal inference. Stat Med, 2014, 33: 2297–2340.

[24] DE GLAS N A, JONKER J M, BASTIAANNET E, et al. Impact of omission of surgery on survival of older patients with breast cancer. Br J Surg, 2014, 101: 1397–1404.

[25] HADLEY J, YABROFF K R, BARRETT M J, et al . Comparative effectiveness of prostate cancer treatments: evaluating statistical adjustments for confounding in observational data. J Natl Cancer Inst, 2010, 102: 1780–1793.

[26] BREUGOM A J, BASTIAANNET E, BOELENS P G, et al. Adjuvant chemotherapy and relative survival of patients with stage II colon cancer – a EURECCA international comparison between the Netherlands, Denmark, Sweden, England, Ireland, Belgium, and Lithuania. Eur J Cancer, 2016, 63: 110–117.

[27] VAN DE WATER W, BASTIAANNET E, DEKKERS O M, et al. Adherence to treatment guidelines and survival in patients with early-stage breast cancer by age at diagnosis. Br J Surg, 2012, 99: 813–820.

[28] KIDERLEN M, BASTIAANNET E, WALSH P M, et al. Surgical treatment of early stage breast cancer in elderly: an international comparison. Breast Cancer Res Treat, 2012, 132: 675–682.

[29] ENGELHARDT E G, GARVELINK M M, DE HAES J H, et al. Predicting and communicating the risk of recurrence and death in women with early-stage breast cancer: a systematic review of risk prediction models. J Clin Oncol, 2014, 32: 238–250.

[30] Adjuvant Online. Adjuvant!Online, 2018.

[31] RAVDIN P M, SIMINOFF L A, DAVIS G J, et al. Computer program to assist in making decisions about adjuvant therapy for women with early breast cancer. J Clin Oncol, 2001, 19: 980–991.

[32] MOOK S, SCHMIDT M K, RUTGERS E J, et al. Calibration and discriminatory accuracy of prognosis calculation for breast cancer with the online Adjuvant! program: a hospital-based retrospective cohort study. Lancet Oncol, 2009, 10: 1070–1076.

[33] OLIVOTTO I A, BAJDIK C D, RAVDIN P M, et al. Population-based validation of the prognostic model ADJUVANT! for early breast cancer. J Clin Oncol, 2005, 23: 2716–2725.

[34] DE GLAS N A, VAN DE WATER W, ENGELHARDT E G, et al. Validity of Adjuvant! Online program in older patients with breast cancer: a population-based study. Lancet Oncol, 2014, 15: 722–729.

[35] WISHART G C, BAJDIK C D, DICKS E, et al. PREDICT Plus: development and validation of a prognostic model for early breast cancer that includes HER2. Br J Cancer, 2012, 107: 800–807.

[36] DE GLAS N A, BASTIAANNET E, ENGELS C C, et al. Validity of the online PREDICT tool in older patients with breast cancer: a population-based study. Br J Cancer, 2016, 114: 395–400.

[37] VAN'T VEER L J, DAI H, VAN DE VIJVER M J, et al. Gene expression profiling predicts clinical outcome of breast cancer. Nature, 2002, 415: 530–536.

[38] BUYSE M, LOI S, VAN'T VEER L, et al. Validation and clinical utility of a 70-gene prognostic signature for women with node-negative breast cancer. J Natl Cancer Inst, 2006, 98: 1183–1192.

[39] HABEL L A, SHAK S, JACOBS M K, et al. A population-based study of tumor gene expression and risk of breast cancer death among lymph node-negative patients. Breast Cancer Res, 2006, 8: R25.

[40] YOROZUYA K, TAKEUCHI T, YOSHIDA M, et al. Evaluation of Oncotype DX Recurrence Score as a prognostic factor in Japanese women with estrogen receptor-positive, node-negative primary Stage I or IIA breast cancer. J Cancer Res Clin Oncol, 2010, 136: 939–944.

[41] SPARANO J A, GRAY R J, MAKOWER D F, et al. Prospective validation of a 21-gene expression assay in breast cancer. N Engl J Med, 2015, 373: 2005–2014.

[42] WILDIERS H, HEEREN P, PUTS M, et al. International society of geriatric oncology consensus on geriatric assessment in older patients with cancer. J Clin Oncol, 2014, 32: 2595–2603.

[43] EXTERMANN M, BOLER I, REICH R R, et al. Predicting the risk of chemotherapy toxicity in older patients: the Chemotherapy Risk Assessment Scale for High-Age Patients (CRASH) score. Cancer, 2011, 118 (13): 3377–3386.

[44] HURRIA A, TOGAWA K, MOHILE S G, et al. Predicting chemotherapy toxicity in older adults with cancer: a prospective multicenter study. J Clin Oncol, 2011, 29: 3457–3465.

[45] HURRIA A, MOHILE S, GAJRA A, et al. Validation of a prediction tool for chemotherapy toxicity in older adults with cancer. J Clin Oncol, 2016, 34: 2366–2371.

[46] YOURMAN L C, LEE S J, SCHONBERG M A, et al. Prognostic indices for older adults: a systematic review. JAMA, 2012, 307: 182–192.

[47] Eprognosis. www.eprognosis.org. 2018.

[48] BASCH E, JIA X, HELLER G, et al. Adverse symptom event reporting by patients vs clinicians: relationships with clinical outcomes. J Natl Cancer Inst, 2009, 101: 1624-1632.

[49] KOOL M, VAN DER SIJP J R, KROEP J R, et al. Importance of patient reported outcome measures versus clinical outcomes for breast cancer patients evaluation on quality of care. Breast, 2016, 27: 62-68.

[50] ROTHWELL P M, MCDOWELL Z, WONG C K, et al. Doctors and patients don't agree: cross sectional study of patients' and doctors' perceptions and assessments of disability in multiple sclerosis. BMJ, 1997, 314: 1580-1583.

[51] AKISHITA M, ISHII S, KOJIMA T, et al. Priorities of health care outcomes for the elderly. J Am Med Dir Assoc, 2013, 14: 479-484.

[52] EXTERMANN M, ALBRAND G, CHEN H, et al. Are older French patients as willing as older American patients to undertake chemotherapy? J Clin Oncol, 2003, 21: 3214-3219.

[53] YELLEN S B, CELLA D F, LESLIE W T. Age and clinical decision making in oncology patients. J Natl Cancer Inst, 1994, 86: 1766-1770.

[54] CHOULIARA Z, MILLER M, STOTT D, et al. Older people with cancer: perceptions and feelings about information, decision-making and treatment-a pilot study. Eur J Oncol Nurs, 2004, 8: 257-261.

[55] FRIED T R, BRADLEY E H, TOWLE V R, et al. Understanding the treatment preferences of seriously ill patients. N Engl J Med, 2002, 346: 1061-1066.

[56] VAN BEKKUM M L, VAN MUNSTER B C, THUNNISSEN P L, et al. Current palliative chemotherapy trials in the elderly neglect patient-centred outcome measures. J Geriatr Oncol, 2015, 6: 15-22.

[57] HAMAKER M E, STAUDER R, VAN MUNSTER B C. On-going clinical trials for elderly patients with a hematological malignancy: are we addressing the right end points? Ann Oncol, 2014, 25: 675-681.

[58] DE GLAS N A, HAMAKER M E, KIDERLEN M, et al. Choosing relevant endpoints for older breast cancer patients in clinical trials: an overview of all current clinical trials on breast cancer treatment. Breast Cancer Res Treat, 2014, 146: 591-597.

[59] HAMAKER M E, SCHULKES K J, TEN BOKKEL H D, et al. Evaluation and reporting of quality of life outcomes in phase III chemotherapy trials for poor prognosis malignancies. Qual Life Res, 2017, 26: 65-71.

[60] DE KORT S J, WILLEMSE P H, HABRAKEN J M, et al. Quality of life versus prolongation of life in patients treated with chemotherapy in advanced colorectal cancer: a review of randomized controlled clinical trials. Eur J Cancer, 2006, 42: 835-845.

[61] ZIKOS E, GHISLAIN I, COENS C, et al. Health-related quality of life in small-cell lung cancer: a systematic review on reporting of methods and clinical issues in randomised controlled trials. Lancet Oncol, 2014, 15: e78-e89.

[62] HURRIA A, DALE W, MOONEY M, et al. Designing therapeutic clinical trials for older and frail adults with cancer: U13 conference recommendations. J Clin Oncol, 2014, 32: 2587-2594.

彩　插

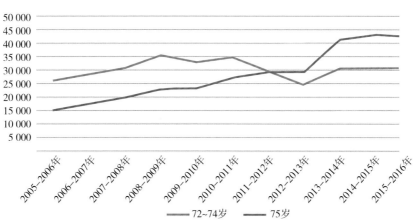

图 2-1　按年龄和年龄组划分的 NHS 乳腺筛查自我转诊率

[NHS BSP 数据（2017 年）]

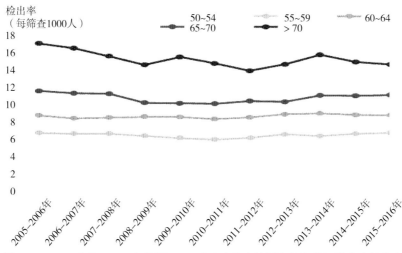

图 2-2　2005 年至 2016 年英国 NHS 乳腺癌筛查计划中各年龄组的癌症检出率

（每 1000 名接受筛查女性的检出率）[23]

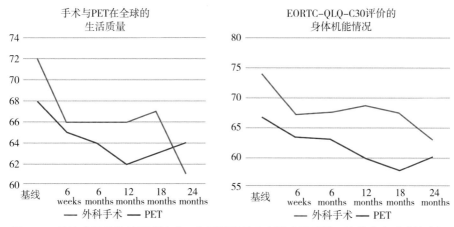

图 5-5　从治疗开始的基线到治疗 2 年后随访的患者的生活质量，比较患者手术治疗组

（红线）及 PET 组（蓝线）患者的匹配队列研究的倾向性评分

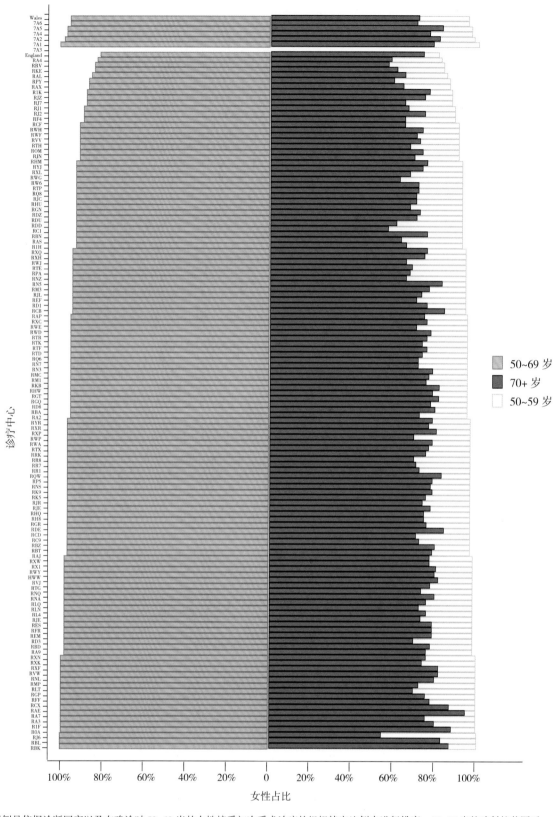

图例是依据诊断国家以及在确诊时 50~69 岁的女性接受初次手术治疗的组织特定比例来进行排序。50~69 岁的映射柱状图反

映了 50~69 岁年龄组的比例高于 70 岁以上年龄组的比例，用于帮助进行对比。

图 5-3 通过诊断治疗中心和患者确诊年龄对早期浸润性乳腺癌接受初始外科治疗后的风险比例的调整

（引用图示获得许可 [10]）

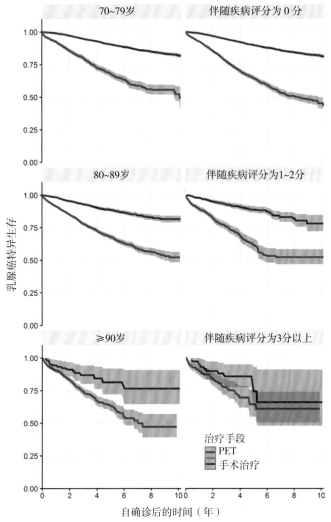

这些生存曲线表明，尽管随着年龄或合并症增加，接受 PET 的患者乳腺癌特异生存期仍然较差（引图已经获得许可 [56]）。

图 5-4 英国癌症登记数据 (2002—2012 年) 按年龄分组 (左) 和合并症评分 (右) 对进行手术和 PET 治疗患者的乳腺癌特异生存期的亚组分析

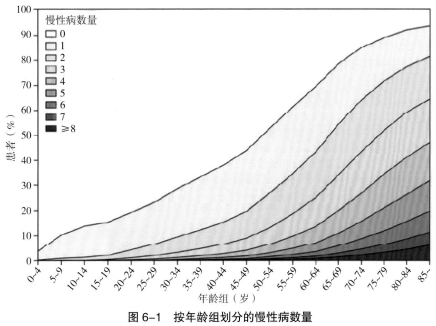

图 6-1 按年龄组划分的慢性病数量

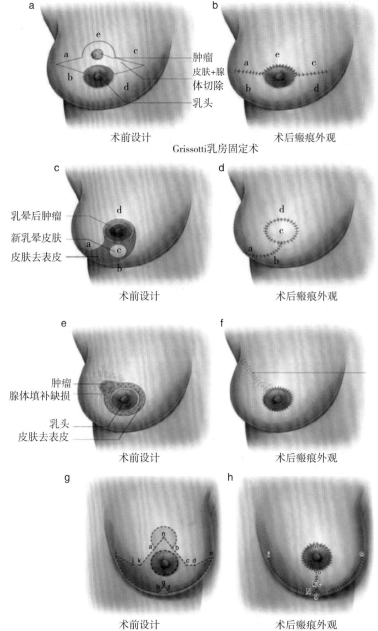

图 8-1 一些最常见的治疗性乳房整形技术总结，显示术前设计和术后瘢痕外观。
蝙蝠翼法（a,b），Grissotti 法，网球拍法（e,f），倒"T"法（g,h）

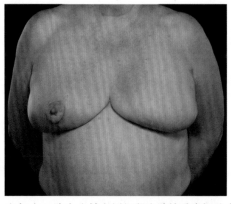

图 8-2 老年（71 岁）女性左侧保留皮肤的乳房切除术和真皮
悬吊加植入物重建，加上右侧对称性缩乳（经同意复制）